La bioéthique au XXIe siècle

Ouverture philosophique

Collection dirigée par

Dominique Chateau, Jean-Marc Lachaud et Bruno Péquignot

Une collection d'ouvrages qui se propose d'accueillir des travaux originaux sans exclusive d'écoles ou de thématiques.

Il s'agit de favoriser la confrontation de recherches et des réflexions, qu'elles soient le fait de philosophes « professionnels » ou non. On n'y confondra donc pas la philosophie avec une discipline académique ; elle est réputée être le fait de tous ceux qu'habite la passion de penser, qu'ils soient professeurs de philosophie, spécialistes des sciences humaines, sociales ou naturelles, ou... polisseurs de verres de lunettes astronomiques.

Dernières parutions

Jean-Michel CHARRUE, *La philosophie néo-platonicienne de l'éducation, Hypatie, Plotin, Jamblique, Proclus*, 2019.

Christian MARTIN, *L'amour de l'art ou l'évanescence du discours,* 2019.

Lauréline CHRETIEN, *Amour libre et anarchie, La révolution sexuelle selon E. Armand,* 2019.

Marie-Pierre FRONDZIAK, *Croyance et soumission, De la critique de la religion à la critique sociale, réflexions à partir de Spinoza et Freud*, 2019.

Karim BEN HAMIDA, *L'utopie du cerveau global. Le web 2.0 et la construction sociale de la connaissance*, 2019.

Enrique DUSSEL, *Vingt thèses de politique,* 2018.

Fabrice MOUSSIESSI, *Essai d'épistémologie comparative chez Imré Lakatos. Pour une nouvelle interprétation de la rationalité scientifique,* 2018.

Alberto DA SILVA, Florence DRAVET, Gabriela DE FREITAS, Gustavo DE CASTRO (dir.), *L'imaginaire de la catastrophe dans la communication et les arts*, 2018.

Dominique PAUL, *Entre chair et lumière. De la possibilité d'une distance critique par l'objet-image*, 2018.

Charles MAURICE, *La Société émancipatrice*, 2018.

Sous la direction de
Abraham RUDNICK

La bioéthique au XXIe siècle

Traduit de l'anglais par Kouider NIZAR

Préface de BERTRAND SAINT-SERNIN

L'Harmattan

Ouvrages du traducteur

La négation dans la philosophie des sciences de Karl Popper, ANRT, 2004.

Traduction

La théorie physique, son objet et sa structure, Pierre Duhem, OAT, 2010.

5-7, rue de l'Ecole-Polytechnique, 75005 Paris

http://www.editions-harmattan.fr

ISBN : 978-2-343-16924-8
EAN : 9782343169248

À mes trois enfants, Ilhem, Zohra et Younes, la prunelle de mes yeux.

Remerciements

Je voudrais adresser mes plus sincères remerciements à Monsieur Bertrand Saint-Sernin, un homme aux grandes qualités intellectuelles, morales et humaines, pour son soutien désintéressé et indéfectible à la réalisation de cette traduction.

Je remercie également Madame Anne Fagot-Largeault pour ses encouragements et ses remarques constructives.

Préface à la traduction du livre sur la Bioéthique contemporaine

Ce qui frappe, dans ce livre, c'est la diversité des auteurs et des institutions auxquelles ils appartiennent. Issus de nations dont les civilisations diffèrent, ils impressionnent par l'ampleur des références sur lesquelles ils s'appuient. Ils représentent des universités du Brésil, du Canada, de Chine, d'Italie, d'Iran et de Nouvelle-Zélande ; certains exposent en outre les positions de pays qui ne sont pas les leurs, mais dont ils connaissent les problèmes éthiques. Tantôt, ils parlent seuls ; d'autres fois, ils forment des duos ; une fois même un trio, indiquant ainsi que les perspectives individuelles, toujours limitées, prennent plus de poids grâce aux relations. J'ai été particulièrement touché par ce que les auteurs disent du début et de la fin de la vie, même si d'autres questions éthiques sont également traitées.

Les religions, notent deux chercheurs de l'université médicale de Téhéran, n'ont pas toutes la même attitude à l'égard des cellules souches ou en changent à travers le temps. Thomas d'Aquin, comme Aristote, ne fait commencer la vie du fœtus mâle que 40 jours après la conception, alors que de nos jours, sans doute à cause du nombre des avortements au XVIIIe et au XIXe siècles, catholiques et orthodoxes estiment que l'être vivant doit être respecté dès la conception.

Des études minutieuses sur l'histoire du fœtus montrent comment il évolue, à partir de quand il ne peut plus donner lieu à une pluralité d'individus, quand le cœur commence à battre, quand le sexe se décide, etc. Il s'ensuit des décisions variables selon les pays et les éthiques sur le sort qui doit être réservé au fœtus, à l'embryon et à partir de quand après la conception.

La fin de vie pose des problèmes éthiques plus difficiles encore. Jing Bao Nie, qui enseigne en Nouvelle-Zélande, au Hunan et à Pékin, insiste sur le fait que les patients ont cessé de s'en remettre passivement aux médecins ; beaucoup sont devenus des acteurs de leur destin. En même temps, les patients en fin de vie ne veulent pas tous être informés de leur sort ; leur attitude doit être respectée, ce qui n'est pas sans poser des problèmes, surtout quand on ignore leurs souhaits réels ou qu'ils les ont formulés à une époque où ils étaient capables de décider par eux-mêmes, capacité que certaines maladies altèrent ou font disparaître.

Il faut alors qu'une autre personne réponde à leur place, ce qui n'est pas toujours simple. En Chine, alors que, de plus en plus, les malades, notamment quand ils sont atteints de cancer, souhaitent qu'on leur dise la vérité sur leur état, certains médecins et, plus encore, les infirmiers hésitent à le faire et préfèrent informer d'abord la famille. Toutefois, cette attitude est en train de changer, car les patients disent que la dissimulation de la vérité les isole.

Cependant, plus la fin de la vie approche, moins regarder la mort en face va de soi. Quand le cardinal Lustiger avertit ses confrères de l'Académie française qu'il assistait pour la dernière fois à l'une de leurs séances, car il se savait atteint d'un cancer qui l'emporterait bientôt, il suscita la surprise. Ses confrères n'avaient pas envie qu'on leur parle aussi directement de la mort. Dina Dreyfus, qui fut la première épouse de Claude Lévi-Strauss, me fit la même remarque. Tant qu'on est jeune, la mort semble abstraite ; quand on devient vieux, on aimerait qu'elle attende.

Un ami médecin m'a raconté qu'un de ses patients, atteint d'un cancer et ayant besoin de prendre ses dispositions, lui demanda de combien de temps il disposait : six mois, lui répondit le médecin. Quand il revint voir ce dernier, il lui avoua que le plus dur avait été pour lui de connaître le temps qui lui restait. En revanche, un de mes vieux amis, hospitalisé depuis des mois à l'hôpital Sainte-Perrine, demanda à son médecin si c'était la fin. « Oui », lui répondit ce dernier : mon ami s'endormit et mourut dans la nuit.

En général, les gens âgés fuient l'angoisse de la mort. Jean-Luc Marion raconte qu'Augustin disait : *modo*, *modo*, qu'il traduit par « mollo, mollo », nous ne sommes pas pressés de mourir.

Le vieillard, s'il est philosophe et donc, sauf exceptions, agnostique, se demande : comment vivre dignement et paisiblement tout en sachant qu'on restera incertain de son sort ultime ? Il sent qu'il doit conserver sa dignité quand la force et la créativité disparaissent. Toutefois, quand on vieillit, ce n'est pas sans mal qu'on évite de fuir la mort et de peser sur les autres. La vieillesse, insistons-y, ne conduit pas à la sagesse. Celle-ci est une conquête. Le courage physique, qui est une chance plus qu'un mérite, n'empêche pas la peur de se glisser dans des recoins obscurs.

Si donc, comme ceux qui instituèrent l'agrégation de philosophie dans l'Académie de Paris en 1766 après l'éviction des jésuites par Louis XV, nous pensons que la science doit avoir autant de place dans ce concours que la morale et la métaphysique, quelles formes d'expérience l'âge facilite-t-il ?

Il ne peut s'agir de la science, car, l'âge venant, on comprend moins facilement ce que l'on saisissait sans peine quand on était jeune. Un proverbe arabe l'indique : « Enseigner les jeunes, dit-il, c'est écrire sur la pierre ; enseigner les vieux, c'est écrire sur la mer. »

Pourtant, le philosophe doit rester en contact avec la science de son temps. Il peut donc être tenté de chercher dans la science la fin de ses incertitudes, en prétendant que l'athéisme est scientifiquement démontrable et que nous disparaissons entièrement avec la mort biologique. C'est oublier que l'athéisme est une croyance et que, depuis Platon au moins, on sait que croire et savoir sont deux actes distincts. L'athéisme n'est donc pas scientifique.

Mais si l'on croit en Dieu, comment éviter que cette croyance tombe dans l'irrationalisme ? C'est la question que se sont posée les Pères cappadociens, notamment Basile de Césarée et son frère Grégoire de Nysse, dans la seconde moitié du IVe siècle. Ils étaient issus d'une famille de médecins. Basile, dans ses *Homélies sur l'Hexaemeron* ou *Homélies sur les six jours de la création* ; Grégoire, dans *De la création de l'homme*, jugent que l'on peut sans impiété modifier la nature.

Dieu avait le choix entre deux stratégies pour créer l'univers : procéder par des actions singulières, adaptées à chaque cas, mais qui eussent été si nombreuses et si complexes que l'esprit humain n'aurait pu ni les embrasser ni les unifier ; ou bien recourir à des lois peu nombreuses, qui rendent l'univers moins parfait, mais plus compréhensible. Dieu a opté pour la seconde stratégie, qui ouvre l'univers à la science et justifie qu'on cherche à le modifier.

Au moment où naît la science moderne, dans le premier tiers du XVIIe siècle, Nicolas Malebranche (1638-1715), prêtre de l'Oratoire et membre de l'Académie des sciences de Paris, reprend à son compte ce rationalisme. Il aura de nombreux successeurs qui se diviseront en deux groupes : les uns, comme Joseph Fourier et Auguste Comte, estimant que seules les lois de la nature nous sont accessibles ; d'autres, plus rares, tel Antoine Augustin Cournot (1801-1877), jugeant que le pari du réalisme est tenable et que, au moins par endroits, nous pouvons saisir la nature et la raison des choses.

Mais, quelle que soit notre position à l'égard des sciences, nous voyons bien que vieillesse et sagesse n'ont aucun lien organique. Toutefois, il vaut la peine de se demander s'il y a des expériences qui ne peuvent être faites qu'à partir d'un certain âge. Ce qui est clair, c'est que le monde change. La construction de la bombe atomique et la fabrication industrielle des premiers antibiotiques dans les années 1940 mirent en évidence qu'il faut distinguer la recherche proprement dite de la conduite stratégique et politique de l'action. On crut d'abord que cette structure duale était liée à la guerre et disparaîtrait la paix revenue. En fait, cette organisation a persisté et s'est répandue : l'individu a gardé son importance, mais des agents collectifs ont émergé, en particulier dans le domaine de la recherche.

En effet, les questions éthiques que soulève la fin de vie sont liées à la science et à la technologie : ces dernières, notamment la science, se sont de plus en plus fragmentées et spécialisées, de sorte que la recherche de la vérité n'apparaît plus comme une voie simple, que les spécialistes pourraient baliser. Tout se passe comme si chacun d'eux ne détenait qu'un petit élément du savoir et du savoir-faire globaux, et que ces derniers ne sont pas réductibles à la somme des spécialités scientifiques et techniques. Il faut donc procéder autrement pour aller vers la vérité.

Le rare mérite de cet ouvrage est d'exposer avec clarté des problèmes complexes, d'insister sur la prise de décision, et de montrer à quel point il est difficile de trouver un équilibre entre ce qui est actuel ou près d'advenir, d'une part, et ce qui risque de ne pas advenir ou demeure lointain, de l'autre, même si on ne peut pas légitimement l'ignorer. Le chapitre IX, tout en pariant sur la priorité qu'il faut donner à l'actuel, nous fait voir la difficulté de trouver un juste équilibre entre le proche et le lointain.

Bertrand Saint-Sernin
Institut de France,
Académie des sciences morales et politiques

Chapitre I.
Introduction à la bioéthique du XXIe siècle

Abraham Rudnick et Kyoko Wada
Départements de psychiatrie et de philosophie,
Faculté des sciences de la santé,
Université de Western Ontario, Canada

1. Introduction

Le domaine des soins de santé se développe rapidement, ainsi que ses corrélats, tels que la technologie des soins, la recherche, l'éducation, l'administration, la communication, etc. Une telle évolution nécessite une réflexion éthique, car une évolution qui n'est pas guidée par des considérations éthiques présente des risques inutiles. Cela est particulièrement vrai en ce qui concerne le domaine de soins de santé, qui a un impact sur certains des domaines les plus fondamentaux de la vie humaine. La bioéthique aborde les questions de l'éthique des soins, elle consiste en approches qui tentent de résoudre des conflits moraux, considérés comme des conflits entre des valeurs morales qui peuvent être toutes acceptables dans certaines circonstances, mais qui exigent que l'on procède par priorité lorsqu'elles sont combinées avec d'autres valeurs morales dans des circonstances particulières. De telles approches incluent l'application de théories, telles que le conséquentialisme, qui se réfère aux conséquences (comme le bonheur) ; la déontologie, qui fait référence aux obligations ou aux intentions (comme l'obligation de ne pas mentir) ; l'éthique de la vertu, qui se reporte à des traits de caractère (comme l'honnêteté) ; le principlisme, qui repose sur les quatre principes : le respect de l'autonomie (l'autodétermination), la bienfaisance (les intérêts), la non-malfaisance (le moins de mal), et la justice (comme l'équité, par exemple), etc. (Beauchamp & Childress, 2009 ; Rudnick, 2001 ; Rudnick, 2002).

La bioéthique traverse plusieurs domaines et son champ est en pleine extension. Certains de ses domaines émergents abordent la bioéthique organisationnelle, la bioéthique mondiale, etc. Ce livre porte sur un échantillon de domaines aussi bien émergents qu'établis de la bioéthique. Les chapitres ont été choisis en fonction de différentes considérations, comme l'intérêt des auteurs. Pourtant, bien qu'il ne soit pas exhaustif, ce livre illustre la portée et l'impact de la bioéthique au XXIe e siècle. Dans ce cadre, certains chapitres vont au-delà des faits et de la théorie en se livrant à une certaine spéculation (les chapitres traitant des sujets plus spéculatifs se trouvent vers la fin de ce livre). Nous pensons qu'il est nécessaire pour la bioéthique d'être constructive, étant conscients que la spéculation doit être contrôlée par le bon sens aussi bien que par le fait établi et la théorie. C'est ainsi que procèdent pour la plupart les travaux en bioéthique (Rudnick, 2007).

Il y a des domaines de la bioéthique qui ne sont pas abordés dans ce livre, comme la neuroéthique, l'éthique de l'amélioration, l'éthique de la génétique, etc. Nous ne pouvons aborder ici la plupart d'entre eux.

Nous voudrions néanmoins décrire la neuroéthique comme un paradigme probable d'un domaine émergent en bioéthique. La neuroéthique peut être définie en partie comme l'éthique de la neuroscience (http://en.wikipedia.org/wiki/Neuroethics). Plus précisément, elle peut être considérée en partie comme l'éthique de l'évaluation et de la manipulation du cerveau grâce à des technologies avancées, telles que la stimulation magnétique transcrânienne (SMT) et la stimulation (électrique) cérébrale profonde (SCP) ; ces technologies peuvent provoquer d'importants changements cérébraux voulus ou non voulus. Une telle évaluation et manipulation du cerveau a des conséquences sur l'identité personnelle, l'autodétermination, l'influence sociale sur les soins de santé, etc. Une grande partie de ces conséquences, sinon la totalité, ne sont pas nouvelles; pourtant en neuroéthique elles sont peut-être plus importantes qu'ailleurs et pourraient exiger de nouvelles approches et solutions. Cette bioéthique émergente peut contribuer à l'éthique de manière plus générale, que ce soit en créant de nouveaux problèmes et/ou en trouvant de nouvelles solutions à d'anciens problèmes que les pratiques de soins de santé émergentes et établies et leurs technologies connexes soulèvent sous différentes formes. Nous espérons que ce livre pourra apporter cette contribution dans les domaines qu'il aborde et au-delà. L'éditeur (le premier auteur de ce chapitre introductif), voudrait souligner qu'en raison du processus de publication du livre, il ne peut assumer l'entière responsabilité du contenu et du style de ce livre. Une telle publication en libre accès est une partie assez nouvelle de la bioéthique au XXIe siècle et, à ce titre, le livre illustre un aspect de son thème.

2. Présentation des chapitres

Au chapitre II, Beca et Astete examinent la question de la prise de décision par rapport aux patients qui n'ont aucun espoir plausible de guérison. Ils mettent l'accent sur des exemples où le maintien de la vie n'est peut-être plus important, mais risque plutôt de prolonger la souffrance du patient et des membres de sa famille. Comme l'illustre l'un des quatre exemples présentés, certains membres de la famille peuvent avoir un espoir peu réaliste de guérison, quelles que soient les circonstances. Il peut aussi être stressant pour les professionnels de la santé de retirer ou de limiter toute sorte de procédures susceptibles de prolonger la vie. Les auteurs adoptent l'approche principliste pour affronter les difficultés liées à la prise de décision de fin de vie (bien que la justice distributive liée à l'allocation des ressources puisse être considérée comme faisant partie du principlisme, elle n'est pas abordée dans ce chapitre). Ils affirment que, en en termes d'autonomie, les valeurs du patient doivent être respectées ; cependant, il se peut que le patient ne soit pas tout à fait capable de prendre ses propres décisions, et que le décideur de substitution (SDM) ne connaisse pas nécessairement ses valeurs. Compte tenu des diverses difficultés inhérentes à ce processus de prise de décision, les auteurs plaident pour une prise de décision partagée par plusieurs agents, tels que les professionnels de la santé et les représentants de l'éthique, ainsi que le patient et son décideur de substitution. La prise de décision partagée cherche un équilibre entre les avantages et les inconvénients, un équilibre qui peut garantir les meilleurs intérêts du patient. Une telle approche peut sembler mettre davantage l'accent plus sur la bienfaisance que sur l'autonomie. Mais, comme c'est la norme bioéthique aujourd'hui, l'argumentation des auteurs présente la bienfaisance comme ce qui est bien pour le patient en fonction de ses valeurs (quand elles sont connues). En conséquence, l'autonomie l'emporte, à moins que ni les valeurs anciennes ni les valeurs actuelles du patient ne soient connues (auquel cas, l'autonomie pourrait s'avérer non pertinente).

Au chapitre III, Russell soutient que les considérations éthiques concernant les milieux de la santé mentale et des addictions ne sont pas indépendantes, mais coexistent avec des considérations cliniques, juridiques, organisationnelles, etc. Sept exemples de complexités éthiques sont présentés au début pour illustrer les problèmes découlant des soins de personnes souffrant de maladies mentales et/ou d'addictions ; ces problèmes sont abordés plus loin dans le chapitre. Ces exemples ne sont pas aussi dramatiques que les médias les présentent souvent au grand public, mais sont riches en problèmes rencontrés dans la pratique quotidienne de la santé, de l'éducation et de la gestion. Dans ces exemples, nous rencontrons des patients ainsi qu'un large éventail d'autres agents, comme les membres de leur famille, un propriétaire, un juge, un directeur clinique d'une organisation, et d'autres personnes qui sont liées au patient par leurs problèmes de santé mentale et d'addiction ou autrement. Après avoir traité les questions d'être humain, d'être une personne, d'être un membre de la communauté et d'être un prestataire de soins, qui comportent toutes des considérations éthiques, l'auteur examine la raison pour laquelle d'autres facteurs sont importants d'un point de vue éthique. Parmi ceux-ci figurent la science, la technologie, les facteurs cliniques, la législation et la réglementation, les contextes organisationnels et les facteurs systémiques, tels que la stigmatisation et la discrimination, les déterminants sociaux de la santé et le système de santé.

Au chapitre IV, Putoto et Pegoraro abordent la question de l'allocation des ressources, qui constitue l'une des questions les plus importantes et les plus urgentes dans le domaine de la santé aujourd'hui, tant dans les pays développés que dans les pays en voie de développement. Comme les ressources sont limitées, nous devons faire un choix difficile pour atteindre l'objectif de soins de santé efficients et efficaces. Le rationnement, défini par les auteurs comme « la répartition des ressources entre les programmes et les personnes en compétition », doit être fait de manière explicite et à différents niveaux, c'est-à-dire de l'élaboration des politiques aux soins personnalisés. Cependant, comme l'affirment les auteurs, nous sommes loin de parvenir à un consensus quant à savoir qui décide et quelles devraient être les stratégies directrices. Plusieurs approches du rationnement sont possibles. Les expériences de quelques juridictions sont classées en trois modèles. Le premier modèle, utilisé en Orégon (États-Unis), identifie explicitement une liste de traitements qui doivent bénéficier d'un financement public. Le deuxième modèle, utilisé aux Pays-Bas et en Suède, adopte certains principes pour définir les traitements disponibles ou les priorités dans la prestation des soins de santé. Le troisième modèle, utilisé en Nouvelle-Zélande et en Grande-Bretagne, repose sur des directives spécifiques concernant les traitements, et le rationnement se fait aux niveaux local et individuel. Cependant, comme l'indiquent les auteurs, aucun de ces modèles n'est dépourvu de problèmes, et quel que soit le modèle que nous utilisons, il y aura toujours des ambiguïtés. Une discussion plus détaillée sur le rationnement est nécessaire en ce qui concerne l'allocation des ressources.

Au chapitre V, Ravez analyse la critique éthique de l'utilisation des technologies de la procréation. Il présente également sa proposition concernant les problèmes découlant de ces nouvelles technologies pour les couples qui veulent avoir un enfant. En procédant à un examen de la documentation, notamment celle écrite en français, il classe la critique éthique de la procréation médicalement assistée (MAP)[1] en trois catégories : la médicalisation de la procréation, la dissociation de la filiation biologique et sociale et le statut controversé de l'embryon. Ravez reconnaît que ces critiques ne sont pas exemptes de contre-arguments et peuvent ne pas être forcément limitées à la PMA. En outre, ces critiques peuvent rejeter l'efficacité de ces nouvelles technologies qui peuvent permettre à un couple de satisfaire son désir légitime d'avoir un enfant. Il affirme que nous ne devrions pas nier la souffrance des couples stériles et propose un cadre pour aborder les questions éthiques liées à la procréation médicalement assistée. Selon lui, nous devons d'abord écouter les couples qui souffrent de stérilité et voir comment leur stérilité peut être liée ou non à leur souffrance. Deuxièmement, nous devons respecter la complexité de la vie. Avoir un enfant ne peut être réduit à un simple phénomène biologique, mais implique d'autres éléments importants, tels que les relations familiales et les aspects psychologiques. Troisièmement, ces nouvelles technologies devraient être considérées comme moyen d'aider les couples stériles à avoir des enfants (plutôt que présélectionner ou améliorer leurs enfants, par exemple). Le cadre nous invite à reconnaître la souffrance de ceux qui sont stériles ; parallèlement, il fournit certaines exigences pour réguler de façon éthique la procréation médicalement assistée.

Au chapitre VI, Zahedi-Anaraki et Larijani abordent les questions éthiques liées à la recherche sur les cellules souches et à ses applications cliniques potentielles. Comme les cellules souches ont la capacité de se différencier en une variété de cellules qui peuvent être utilisées à des fins thérapeutiques, la recherche a suscité tant d'espoir et d'enthousiasme pour leur contribution positive au traitement des

---

[1] Je traduis ici « *Medically assisted procreation*) » par procréation médicalement assistée (PMA). On peut également traduire cette expression par assistance médicale à la procréation (AMP) [Le traducteur].

maladies actuellement incurables. Parallèlement, de telles recherches, notamment celles qui utilisent les cellules souches embryonnaires, ont été critiquées, car elles soulèvent des questions éthiques, dont certaines concernent l'identité individuelle et la dignité humaine. Le chapitre commence par les définitions et les caractéristiques de plusieurs types de cellules souches. Les questions éthiques abordées dans ce chapitre comprennent la dignité humaine par rapport à la manipulation et à la destruction d'embryons humains, les problèmes de sécurité dans les applications cliniques de l'utilisation des cellules souches, le consentement éclairé pour la conduite de procédures relatives aux cellules souches, les arguments de la pente glissante concernant la création et l'utilisation d'embryons humains, l'allocation des ressources et la commercialisation de thérapies à base de cellules souches. En outre, les auteurs se réfèrent à la législation et aux directives régissant la recherche sur les cellules souches par les organismes de réglementation nationaux et internationaux ainsi que les positions exprimées par les autorités religieuses, comme le Christianisme, le Judaïsme et l'Islam. Les auteurs concluent en indiquant la nécessité pour la recherche sur des alternatives aux cellules souches embryonnaires, telles que les cellules souches pluripotentes induites, pour des réglementations réalistes en matière de recherche sur les cellules souches, pour le contrôle de la commercialisation et pour plus d'engagement du public.

Au chapitre VII, Nie plaide contre la simplification excessive et la dichotomie des opinions sur les différences culturelles entre la Chine et les pays occidentaux. Plus précisément, il s'oppose à l'opinion populaire selon laquelle la pratique médicale chinoise approuve traditionnellement l'absence totale ou indirecte de la révélation d'informations personnelles sur la santé aux patients, contrairement à la pratique médicale occidentale. Il soutient que la Chine avait une tradition de révélation directe au patient, contrairement à certaines traditions occidentales, et que la majorité des Chinois souhaitent aujourd'hui connaître la vérité sur leur état de santé. Nie suggère que cette réalité historique et sociologique est négligée dans « l'argument des différences culturelles », qui conduit au stéréotype largement accepté qui considère que la Chine est très différente des pays occidentaux à cet égard. Selon Nie, les professionnels de la santé en Chine font en fait des efforts pour évoluer vers une révélation honnête et directe de la maladie du patient. Il soutient que le changement d'attitude en faveur d'une révélation complète ne peut pas être une simple imitation de la pratique occidentale actuelle, mais plutôt un retour à la pratique médicale chinoise traditionnelle. De manière plus générale, il rejette les stéréotypes culturels et s'efforce d'explorer la bioéthique interculturelle en accordant une plus grande attention aux aspects normatifs et partagés de l'éthique et à la complexité et à l'hétérogénéité interne de chaque culture.

Au chapitre VIII, Pyrrho illustre les questions éthiques posées par les nanotechnologies, qui peuvent inclure de nombreuses possibilités technologiques susceptibles d'avoir un impact sur un large éventail d'industries. Ce qui semble inquiétant, d'abord, c'est le manque de consensus sur la définition des nanotechnologies, si ce n'est qu'elles traitent des particules à l'échelle nanométrique. Plus important encore, elles concernent les propriétés chimiques et physiques provenant de la taille de ces particules. En l'absence d'une plus grande clarté conceptuelle sur les nanotechnologies, les différents acteurs les interprètent différemment. En dépit des inévitables incertitudes, les auteurs estiment qu'il est important d'analyser et d'examiner les problèmes éthiques potentiels posés par cette technologie prometteuse avant que les progrès scientifiques réels aient lieu. Ils examinent les implications éthiques autogènes et hétérogènes des nanotechnologies. Les premières concernent les conséquences scientifiques des nanotechnologies, alors que les secondes concernent leur incidence sur les questions culturelles, sociales, économiques, environnementales et politiques.

Au chapitre IX, King, Whitaker et Jones illustrent les progrès scientifiques qui nécessitent des spéculations par rapport à leurs applications technologiques potentielles. Une telle technologie peut soulever de graves questions éthiques. Alors que certaines spéculations peuvent devenir réelles dans un avenir proche, d'autres risquent d'être fort peu probables, comme les médicaments prophylactiques parfaitement adaptés à une personne en fonction de ses données génétiques. Les auteurs se demandent donc s'il vaut la peine pour les bioéthiciens de s'engager dans une bioéthique spéculative où les problèmes sont fondés sur de simples possibilités de conséquences résultant de technologies potentielles. L'éthique spéculative peut être un terme provocateur. Dans ce chapitre, la médecine génomique, la nanotechnologie, la médecine régénératrice et la cryonie sont analysées, avec un espace important accordé à la cryonie comme un exemple extrême engageant la spéculation. La critique à l'égard de l'engagement des éthiciens dans l'éthique spéculative concerne les problèmes épistémologiques et les conséquences morales de ces problèmes, par exemple, être moins attentif aux préoccupations éthiques actuelles qui devraient être abordées dans le présent. Cependant, certains détracteurs soutiennent le rôle positif de l'éthique spéculative dans l'orientation de la science. Les auteurs s'opposent à une telle défense de l'éthique spéculative, en prétendant qu'on ne peut envisager toutes les possibilités et qu'on ne peut déterminer les possibilités qui méritent une considération éthique. Les auteurs concluent que les bioéthiciens devraient faire preuve de prudence quant à l'engagement éthique dans les questions spéculatives, bien qu'il ne soit pas toujours facile de savoir s'il s'agit de faits scientifiques ou de fiction.

3. Remerciements

Je remercie Ian Gallant et Luljeta Pallaveshi pour leur assistance technique à l'édition de ce livre.

4. Références

Beauchamp TL, Childress JF. (2009). *Principles of Biomedical Ethics*, 6th ed. Oxford: Oxford University Press. ISBN-10: 0195335708, USA.

Rudnick A. (2001). A meta-ethical critique of care ethics. *Theoretical Medicine and Bioethics,* Vol. 22, No.6, (September, 2001), pp. 505-517, ISSN 1386-7415, eISSN 1573-0980.

Rudnick A. (2002). The ground of dialogical bioethics. *Health Care Analysis*. Vol.10, No. 4, pp. 391-402, ISSN 1065 3058, eISSN 1573-3394.

Rudnick A. (2007). Processes and pitfalls of dialogical bioethics. *Health Care Analysis*, Vol.15, No.2, (June, 2007), pp. 123-135, ISSN 1065 3058, eISSN 1573-3394.

Chapitre II. La prise de décision relative au traitement de fin de vie

Juan Pablo Beca et Carmen Astete
Centre de Bioéthique, Faculté de médecine
Université allemande de développement clinique
Santiago, Chili.

1. Introduction

Tout être humain a une vie personnalisée et se crée un sens qui est subjectif et qui dépend des faits culturels, des croyances, de la foi et des expériences biographiques. La fin de vie pourrait signifier une longue période de la vie humaine, mais les décisions de fin de vie sont des décisions proches de la mort. La mort est la perte de la vie personnelle et elle peut être vérifiée. Néanmoins, elle peut être considérée comme un mystère et elle est ouverte à différents points de vue. Ce qui est incontestable, c'est que notre vie humaine est finie et qu'elle prendra donc toujours fin. La mort est non seulement inévitable, mais elle fait partie de chaque vie individuelle ou elle représente le dernier chapitre de chaque histoire personnelle. Être conscient de la finitude de sa propre vie est une qualité unique de la personne humaine en tant qu'entité historique et temporelle. Pour saisir sa dignité intrinsèque et trouver un sens profond de la vie humaine, il est important d'assimiler et d'accepter la finitude de la vie et la certitude de la mort. Quand nous aurons compris cela, il devient plus facile de mourir en paix. Callahan dit que la fin de vie et la mort devraient être plus acceptables pour ceux qui ont réalisé leurs projets personnels et accompli leurs obligations morales (Callahan, 1995). Il est encore socialement inapproprié de parler de fin de vie ou de mort. C'est également le cas des médecins et des autres professionnels de santé.

La mort et le mourir ne sont pas la même chose. Le mourir n'est pas généralement un instant, il est plutôt variable, complexe et souvent long. La fin de vie peut avoir lieu à tout âge et peut survenir en raison d'une variété de conditions physiques, de maladies chroniques ou aiguës, de maladies dégénératives ou d'accidents. Souvent, le mourir survient avec beaucoup de douleurs et de souffrances, avec une crise personnelle émotionnelle et spirituelle, une anxiété et une détresse morale. Cela suscite de nombreuses questions et problèmes pour ceux qui quittent la vie et leurs proches. Quelles que soient ses croyances personnelles, chacun affronte le mystère de la vie et de la mort avec des doutes ou des questions qui n'ont pas de réponses définitives. Il s'agit d'un problème récurrent qui ne devrait pas changer avec la technologie du XXIe siècle ; ce chapitre ne portera donc pas sur les aspects technologiques de l'éthique de fin de vie.

La plupart des patients en fin de vie reçoivent des soins de santé, mais ces soins sont généralement fournis sans objectifs clairs et sans connaissance suffisante de leurs souhaits et de leurs espoirs. Les soignants possèdent généralement une très grande compétence technique, mais ils ne savent pas ce qui est le mieux pour chaque patient particulier. Nous sommes tous conscients des nombreux changements de la médecine au XXe siècle, depuis le moment où rien de très efficace dans le traitement de la maladie ne pouvait être fait, jusqu'à nos jours où nous sommes en mesure de guérir de nombreuses maladies et de prolonger la vie pendant des jours, des mois, voire des années, bien que la maladie n'ait pas été guérie. Ce progrès a amené la médecine à se concentrer sur la guérison et à négliger sa mission historique de prendre soin de ceux qui souffrent et de ceux qui sont dans leur processus de mort, à l'exception de la médecine palliative. De nombreux auteurs ont analysé cette divergence des efforts de guérison et de soins. L'une des études les plus précises a été le projet du Hastings Center pour rétablir les objectifs de la médecine (Hanson & Callahan, 1999), où deux des quatre sont : *... la guérison et les soins de ceux qui souffrent d'une maladie, et les soins de ceux qui ne peuvent être guéris ... et ...... la recherche d'une mort paisible* ...... Une forte proportion de patients à la fin de leur vie reçoivent des traitements qui ne leur apportent rien en termes de guérison, de soulagement de la souffrance ou d'accomplissement de souhaits personnels, ce qui prolonge leur détresse et leur souffrance. On ne sait pas pourquoi il a été si difficile d'améliorer les soins de fin de vie.

Les situations auxquelles les patients, les familles et les soignants doivent faire face lorsqu'ils s'occupent des patients en fin de vie, sont nombreuses et variables. Les questions pertinentes sont la nécessité de contrôler la douleur, l'anxiété et d'autres symptômes ; comment connaître les vœux, les craintes et les souhaits du patient ; quelle est la meilleure façon de respecter ses valeurs et directives anticipées, si elles existent ; comment répondre aux besoins émotionnels et spirituels ; comment la famille et les autres proches peuvent être soutenus ; et comment les soignants peuvent être aidés par rapport à leur propre détresse. Chacune de ces questions et d'autres questions connexes exigent des réponses précises et des décisions difficiles à prendre. Il n'y a pas de réponses faciles, précises ou générales. Ce chapitre a pour objectif d'analyser la complexité de la prise de décision en fin de vie et de suggérer quelques pistes pour l'améliorer, afin qu'elle puisse aider les patients et leurs proches. Quatre situations représentatives seront décrites, qu'il faut garder à l'esprit en lisant ce chapitre. Ensuite, différents types de décisions et d'enjeux connexes seront examinés, ainsi que par qui et comment elles devraient être prises (l'euthanasie et le suicide médicalement assisté ne seront pas examinés ici). Des suggestions sur la façon d'améliorer les décisions de fin de vie seront faites. L'hypothèse sous-jacente ici est que le sujet est en partie une question éthique car les décisions de fin de vie suscitent généralement des conflits de valeurs, comme prolonger la vie ou réduire la souffrance.

2. Quatre cas représentatifs

Les situations suivantes qui sont présentées soulèvent des questions sur les décisions de fin de vie qui ont été prises et les problèmes que les professionnels de santé, les patients et les membres de la famille ont dû affronter. Les lecteurs devraient garder à l'esprit ces situations en lisant le reste de ce chapitre.

2.1 Le cas 1

Un patient âgé de 68 ans souffrant de cancer gastrique diagnostiqué huit mois plus tôt présentait plusieurs métastases péritonéales et hépatiques, malgré plusieurs séances de chimiothérapie et radiothérapie. Il était un professionnel indépendant, marié, père de deux garçons, deux filles et huit petits-enfants, qui étaient tous très proches les uns des autres. Il a compris sa maladie et accepté sa mort imminente, en se fondant sur sa grande foi religieuse. Après sa dernière hospitalisation, il a décidé d'être soigné à domicile et son état général s'est rapidement détérioré. Il était presque émacié, malgré l'alimentation parentérale partielle. Quatre ans plus tôt, en raison d'une arythmie cardiaque réfractaire au traitement médical, le patient s'est fait implanter un stimulateur cardiaque, réglé pour continuer à fonctionner si ses propres fréquences tombent en dessous de 70 battements par minute. Étant donné l'état terminal du patient, certains membres de l'équipe soignante ont exprimé des doutes quant aux effets du stimulateur cardiaque pendant son processus de mort. Le patient a fait part de son intention de faire don de son stimulateur cardiaque après la mort, mais n'a pas demandé sa désactivation. Les cardiologues n'étaient pas sûrs de l'effet du stimulateur cardiaque dans une éventuelle prolongation du dernier moment du patient. Néanmoins, ils s'opposaient à la désactivation, qu'ils considéraient comme incertaine d'un point de vue éthique. La famille était initialement en faveur de la désactivation, mais elle y a finalement renoncé à cause de l'incertitude des spécialistes. L'état de santé du patient s'est progressivement détérioré, le plongeant dans un état de stupeur et plus tard dans un coma. Cette phase moribonde a duré dix jours, avec une fréquence cardiaque invariablement fixée à 70 battements par minute, qui s'explique par l'action du stimulateur cardiaque. Bien que les médecins et les membres de la famille aient fondé leur décision sur ce qu'ils jugeaient meilleur sur les plans clinique et éthique, le patient avait une agonie artificiellement prolongée et la famille a profondément souffert durant cette période.

2.2 Le cas 2

Un directeur industriel de 46 ans, en parfaite santé, a eu un grave accident de voiture en conduisant seul sur une autoroute. Une fois que les mesures d'urgence ont été prises avec au moins une heure de retard par le personnel ambulancier, il a été transféré dans un petit hôpital communautaire dans des conditions déplorables, inconscient et avec de multiples fractures visibles. Il a été intubé et, après la stabilisation hémodynamique initiale, il a été transféré par hélicoptère dans un hôpital de soins tertiaires. Au moment de son hospitalisation, il était inconscient, avec une tension artérielle très basse, une acidose métabolique sévère, et une défaillance multisystémique rapidement développée nécessitant une assistance respiratoire. Ses fractures ont été immobilisées et deux jours plus tard, il a subi une dialyse. Son évaluation neurologique a révélé un coma profond et quelques crises occasionnelles, et les séries de tomodensitométries montraient d'importantes lésions de démyélinisation, des lésions du cervelet et des noyaux gris centraux, toutes secondaires à une encéphalopathie ischémique prolongée. N'ayant constaté aucun changement au bout de cinq jours, les neurologues ont clairement indiqué que le rétablissement du patient ne serait pas possible et qu'en cas de survie, il passerait dans un état végétatif ou un autre état similaire.

La femme du patient, ses deux adolescents et sa mère, ont été informés de la chance quasi impossible de rétablissement et du pronostic en cas de survie. Les mesures à prendre, y compris le retrait des traitements, ont été débattues avec eux et avec le neurologue dans le cadre d'une consultation éthique. Il n'y avait ni testament de vie ni d'autres manifestations des préférences du patient en cas de mort imminente avec risque de graves dommages neurologiques. Sa femme s'est dite convaincue que s'il pouvait choisir il aurait décidé d'arrêter tout traitement parce qu'il n'aurait pas accepté de vivre avec de tels dommages neurologiques graves. Le personnel médical des soins intensifs, bien qu'il soit très incertain quant au retrait des traitements, a accepté sa demande. Quelques heures plus tard, après avoir accordé à sa famille quelque temps pour rester avec lui en privé et réservé l'administration des sacrements à un prêtre catholique, l'assistance respiratoire a été interrompue.

2.3 Le cas 3

Il s'agit d'une femme de 60 ans, veuve, mère d'une seule fille mariée ayant un fils de deux ans. Elle avait un lupus érythémateux disséminé sévère qui a commencé depuis plusieurs années, avec des réapparitions d'une aggravation progressive. Elle avait aussi une maladie cœliaque mal contrôlée et était sous-alimentée. Elle vivait seule et a dû vendre sa petite entreprise de textile parce qu'elle n'était plus en mesure de la diriger. Son état de santé s'est détérioré à cause de douleurs musculaires et articulaires généralisées, de faiblesses et d'importantes lésions cutanées. Elle est devenue une personne très isolée, bien qu'elle bénéficie de bons soins médicaux, d'un traitement médical bien contrôlé, d'un soutien psychologique et d'une assistance domestique nécessaire. Elle avait de bonnes relations avec sa fille, mais elle n'était pas très proche d'elle, et elle n'était pas très liée à son petit-fils. Elle a été hospitalisée avec une rechute grave du lupus, une pneumonie et une insuffisance rénale initiale avec des signes d'encéphalopathie. Une fois que sa déshydratation et son état métabolique se sont stabilisés et l'infection contrôlée, elle a développé une insuffisance rénale progressive nécessitant une dialyse. Elle a été informée que c'était une procédure désormais nécessaire, qui était peut-être indéfinie dans le temps, et que la dialyse pourrait être faite comme un service ambulatoire trois fois par semaine. Elle sembla avoir compris l'information mais n'a pas accepté de subir la dialyse. Les médecins traitants ont été déçus, en considérant sa décision comme le résultat d'une confusion mentale et ont demandé à sa fille de décider. La fille a clairement indiqué que sa mère avait depuis longtemps considéré sa qualité de vie comme très mauvaise et qu'elle refusait de nouveaux traitements, bien qu'elle n'ait jamais écrit de testament de vie ni désigné formellement un décideur de substitution. Elle a ajouté que le seul autre membre de la famille qui pourrait connaître les préférences du patient était son frère, mais a accepté que ce soit elle qui devait représenter les souhaits de sa mère. Elle a indiqué qu'elle croyait qu'il fallait se battre pour rester en vie, mais que la vie ne peut pas être imposée par d'autres comme une obligation, et qu'elle pensait que sa mère partageait cette idée. Elle a consulté son oncle et l'affaire a été soumise à une consultation éthique. Finalement, elle a décidé de rejoindre sa mère dans son refus de la dialyse ou de tout autre traitement nouveau, permettant la progression de la maladie. Elle a dit que, bien qu'elle trouve cette situation extrêmement difficile et triste, elle devait respecter les souhaits de sa mère, même si elle n'est pas tout à fait d'accord avec eux.

2.4 Le cas 4

Il s'agit d'une fillette de deux ans et demi, placée sous assistance respiratoire depuis sa naissance à cause d'une hypotonie généralisée sans réflexes musculaires, sans capacité de déglutition et sans mouvements respiratoires spontanés. Elle ne pouvait bouger que les paupières. Elle était consciente et pouvait établir un contact visuel lorsqu'elle était éveillée. Elle était alimentée par une sonde nasogastrique et plusieurs essais de sevrage avaient échoué.

Elle était le premier bébé d'un jeune couple d'un faible niveau socioéconomique et éducatif, mais ils avaient une connaissance suffisante de la maladie incurable de leur fille. Ils étaient très attachés à elle et lui rendaient visite tous les jours à l'unité des soins intensifs d'un hôpital pour enfants.

Les premières biopsies musculaires ont révélé une atrophie généralisée des fibres musculaires, ce qui suggère le diagnostic de myopathie mitochondriale. On a consulté le Comité d'éthique au sujet de la limitation du traitement et demandé que la biopsie musculaire soit renouvelée pour avoir un diagnostic génétique complet comme une exigence essentielle. Le Comité a recommandé qu'à ce moment seulement un retrait de traitement puisse être décidé conjointement avec les deux parents, pour permettre la mort du bébé sous sédation appropriée et apporter un soutien à sa famille. Les parents ont refusé d'accorder leur consentement pour des études ou traitements invasifs supplémentaires, en affirmant qu'ils voulaient seulement éviter toute souffrance à leur bébé, qu'ils n'étaient pas prêts à arrêter l'assistance respiratoire et qu'ils s'attendaient finalement à un miracle.

3. Les décisions de fin de vie

Les progrès de la médecine, de la technologie médicale, des procédures de diagnostic, des antibiothérapies, des traitements de survie et d'autres interventions en médecine de soins intensifs, au cours des dernières décennies, ont créé un grand nombre de nouvelles décisions et de nouveaux problèmes possibles auxquels les médecins doivent faire face lorsqu'ils traitent des patients en phase terminale. Pour chaque intervention ou traitement possible et pour chaque problème que rencontrent les patients, il y a des décisions concrètes à prendre. Ce n'est pas seulement un problème qui se pose dans les soins intensifs ou dans le traitement des patients atteints de maladie grave ou en phase terminale, mais également lorsque les soignants traitent des maladies chroniques ou dégénératives à tout âge ou lorsque les personnes âgées sont proches du stade final de leur vie.

Afin d'examiner les décisions cliniques au moment où un patient semble entrer dans le stade final de sa vie, la clarté s'avère nécessaire concernant le diagnostic et le pronostic. Une fois qu'on aura clarifié ces aspects, il devient nécessaire de déterminer si le patient n'a aucune possibilité réelle de guérir et est donc à sa phase finale. Ce n'est qu'alors que les décisions de fin de vie devraient être prises, en se concentrant sur ce qui peut être considéré comme le meilleur pour le patient ou, en d'autres termes, en cherchant à savoir quel serait le meilleur intérêt du patient. Il est difficile de répondre à cette question, car il existe de nombreuses pistes d'action possibles qui peuvent être considérées comme de bonnes et légitimes pistes pouvant aider ces patients (en reconnaissant la primauté du choix du patient lorsqu'il est connu).

Pour chaque patient confronté à une mort possible, les décisions en matière de soins de santé peuvent être nombreuses, allant des soins infirmiers et des procédures de diagnostic à la gestion ou aux procédures plus complexes en soins intensifs. Bien qu'une grande majorité des décisions de soins de fin de vie consistent à limiter les soins ou les traitements intensifs afin d'éviter que les souffrances ne soient prolongées, nous noterons d'abord d'autres décisions qui devraient être prises auparavant. La première est la nécessité de fournir des informations précises au patient ou à son décideur de substitution sur sa maladie, son diagnostic, son pronostic, ses chances de survie et ses éventuels handicaps ou sur le temps nécessaire à la rééducation prolongée s'il survit. C'est un problème en soi car ce doit être un processus de révélation de la vérité, mais ce processus doit également être compatissant et adapté aux capacités émotionnelles et cognitives du patient qui sont parfois diminuées. En termes bioéthiques, la fourniture d'informations devrait compenser le droit du patient de connaître et de comprendre sa maladie par le devoir du médecin de ne pas lui nuire en augmentant le stress ou l'anxiété par des informations inadéquates ou inutiles. Certains patients préfèrent ne pas être informés, ce qui devrait être respecté comme leur droit. Parfois, si les patients sont émotionnellement fragiles ou frappés d'une incapacité partielle, ils ne sont informés qu'après qu'on a consulté les membres de leur famille, du moins dans certaines cultures. En d'autres termes, cela exige une bonne et bienveillante communication. Les membres de la famille ou les proches peuvent également recevoir des informations, mais pas nécessairement les mêmes que celles du patient. Les données biographiques privées devraient être confidentielles, mais parfois certains membres de la famille ont besoin de connaître plus de détails ou d'informations précises afin de prendre leurs propres décisions. Les patients sont souvent incapables de jugement en raison de leur état antérieur, ou de l'état aigu de leur maladie ou traitements, dont la sédation. Parfois, les patients incapables de jugement n'auront pas désigné quelqu'un comme décideur de substitution avec une procuration durable. L'information doit donc souvent être donnée à leurs familles en tant que décideurs de substitution, comme dans le cas 3, ou par rapport aux patients pédiatriques, comme dans le cas 4. Une décision complexe consiste à déterminer la personne qui peut le mieux se substituer au patient dans la prise de décision. Cela signifie déterminer la personne qui connaîtrait et respecterait le mieux les valeurs et les souhaits du patient. Pour cette décision, il faut se familiariser avec la famille, sa dynamique et le rôle de chacun de ses membres, ce qui est généralement méconnu lorsqu'il n'y a pas de médecin de famille qui connait le patient et la famille depuis longtemps.

Avant de préciser des décisions particulières, il est important de noter les décisions générales auxquelles sont confrontés les patients et les familles. Dans une situation de phase terminale ou de mort imminente, le patient devrait être admis à un hôpital, une maison de soins, un autre type d'établissement ou recevoir des soins appropriés à domicile. Ce sont des décisions cruciales qui impliquent des caractéristiques sociales, des ressources et des soins familiaux et qui devraient être toutes fondées sur les souhaits du patient. C'est beaucoup plus facile si le patient décide, ou s'il exprime formellement ses souhaits par des directives anticipées quand il n'est pas en mesure de décider. Dans de nombreux groupes sociaux et cultures, la situation habituelle est que les désirs des patients sont vagues ou inconnus et que leurs proches doivent exprimer ce qu'ils pensent du choix qu'auraient fait les patients. À ce stade, les médecins ne font pas partie de cette décision, mais ils ont la responsabilité de planifier le traitement si, par exemple, la décision est de soigner le patient à domicile.

Les décisions particulières à prendre à la fin de la vie des patients sont principalement liées à ce qu'on appelle les « limitations de traitement ». La première et la plus évidente de ces limitations est le refus de traitement par le patient, qui est fréquent dans les cas de cancer avec métastases, de greffe d'organes ou même d'insuffisance rénale, lorsque ces maladies sont vécues comme une situation de fin de vie. Le rejet de traitement par les patients devrait être considéré comme légitime et devrait donc être pleinement respecté, sur la base du principe d'autonomie, à moins que leur capacité ne soit incertaine ou réduite. La rationalité d'une limitation des traitements est d'éviter ce qu'on appelle « l'acharnement thérapeutique », l'approche qui consiste à tout mettre en œuvre pour prolonger la vie et éviter la mort, indépendamment de ses lourdeurs, ses souffrances et ses coûts (Académie Royale de Médecine de Catalogne, 2005). La limitation de traitement repose sur des jugements de futilité et de proportionnalité, qui concluent que des interventions supplémentaires ne font que prolonger la phase terminale, en prolongeant la douleur et en augmentant la souffrance. C'est le principal problème qui se posait de manières différentes dans les quatre cas présentés plus haut. Cela signifie ne pas commencer de nouveaux traitements ou procédures, ou retirer certains d'entre eux. Cela ne peut être décidé en bloc, car chaque traitement, qu'il soit plus ou moins complexe, a son propre objectif et devrait donc aussi nécessiter une décision particulière. Dans ces conditions extrêmement sensibles, les interventions mineures, telles qu'une ligne intraveineuse, une sonde gastrique ou un test biochimique, revêtent des significations particulières pour les patients et les membres de la famille. Souvent, les médecins ne sont pas conscients de ces significations et de la grande anxiété qu'elles peuvent causer. Il est également important de noter que les décisions de ce genre ne doivent pas être prises comme des décisions uniques et définitives, car il s'agit d'un processus continu et évolutif où l'état, les symptômes et les besoins du patient peuvent évoluer tous les jours, voire toutes les heures. Au cours de cette étape, les patients et leurs familles ont besoin du soutien et de l'orientation des médecins et des autres professionnels.

Les décisions de limitation de traitement commencent généralement par un ordre de ne pas réanimer, qui signifie ne pas faire ce qui est systématiquement défini comme protocoles d'urgence lorsque le cœur cesse de battre. Une autre décision de limitation, si le patient est déjà hospitalisé, est de décider de ne pas l'hospitaliser dans les unités de soins intensifs. D'autres décisions consistent à ne pas effectuer des interventions chirurgicales, que ce soient des chirurgies majeures ou mineures, telles que la gastrostomie ou la trachéotomie, et à ne pas commencer à consommer les médicaments vasoactifs, les antibiotiques ou d'autres traitements. Dans ces cas, une décision cohérente consisterait également à ne pas effectuer de tests complémentaires de laboratoire ou d'imagerie.

D'autres décisions, comme celles qui consistent à ne pas commencer une hémodialyse ou une assistance respiratoire, sont généralement plus difficiles à prendre, tant pour le personnel soignant que pour les membres de la famille. Toutes ces décisions ont été décrites comme un refus de traitements, mais elles peuvent également être des décisions pour arrêter ou retirer ces traitements ou d'autres traitements de survie. Pour beaucoup de ces traitements impliqués dans la prise de décision de fin de vie, il est plus compliqué et plus éprouvant de décider de retirer plutôt que de refuser le traitement. Même si l'intention des deux décisions est dans l'intérêt du patient, et nous savons qu'il n'y a pas une grande différence entre elles sur le plan moral, les décisions du refus et du retrait de traitement sont vécues comme des décisions différentes. La décision la plus difficile (le retrait de traitement) est peut-être d'arrêter l'assistance respiratoire, car la mort peut survenir peu de temps après que cette opération a été effectuée et, inévitablement, beaucoup vont penser qu'elle est la cause de la mort. Il s'agissait du problème difficile rencontré dans les situations 2 et 4. L'interruption de l'assistance respiratoire est associée à beaucoup de craintes et de mythes, comme s'il s'agissait d'une sorte d'euthanasie ou de quelque chose d'illégal ou risqué qui pourrait faire traduire les médecins en justice. De la même manière, la désactivation des stimulateurs cardiaques est une décision complexe et difficile comme cela s'est produit dans la situation 1. Une autre situation particulière, qui a été largement débattue après les cas Terri Schiavo et Eluana Englaro, est le retrait de la nutrition artificielle et de l'hydratation (A.S.P.E.N., 2010). Ces procédures sont perçues comme un devoir obligatoire de soins humains fondamentaux par certains ou comme une intervention technique inutile par d'autres.

Les décisions décrites plus haut ne signifient pas que le patient est abandonné ou qu'« il n'y a rien à faire ». Les décisions de limitation de traitement font partie des actions qui favorisent le bien-être du patient, afin de permettre une mort paisible. Les décisions de fin de vie comprennent donc l'élaboration d'un plan pour contrôler efficacement la douleur et les symptômes avec tous les médicaments et les sédatifs nécessaires.

D'autres types de décisions sont liées aux besoins spirituels du patient, car le fait d'être atteint d'une maladie grave et d'être proche de la mort provoquent une crise spirituelle personnelle souvent méconnue. La spiritualité est considérée comme l'ensemble des espoirs, des craintes, de la foi et des valeurs qui guident les projets et le sens de la vie et de la mort. Elle implique la souffrance spirituelle ou existentielle qui comprend le désespoir, le sentiment d'être un fardeau pour les autres, la perte du sentiment de dignité et de volonté de vivre. Elle inclut les besoins religieux du patient, mais elle ne s'y limite pas (Chochinov & Cann, 2005 ; Sulmasy, 2006). Les besoins spirituels du patient doivent être définis par lui-même. Mais les médecins et les autres professionnels de santé ont la responsabilité de s'assurer que ces besoins sont reconnus et évalués et que les réponses appropriées sont proposées aux patients. Inclure le soutien spirituel et émotionnel comme une partie importante de la médecine de fin de vie centrée sur la prise en charge du patient et de sa famille facilitera considérablement la mort paisible du patient.

Lorsqu'on aborde la question de la prise de décision en fin de vie, il faut tenir compte du fait que ces décisions doivent parfois être prises alors qu'il n'est pas possible de connaître les valeurs et les souhaits des patients. Cela se produira toujours chez les nouveau-nés atteints de maladies incurables, mais aussi chez les enfants lorsque leurs parents doivent prendre des décisions en leur nom, comme dans la situation 4. Chez les adultes incapables de jugement à cause d'un Alzheimer avancé ou d'autres maladies neuropsychiatriques, les décisions devront également être prises par des décideurs de substitution, mais les valeurs précédentes des patients doivent être respectées. Certains patients et leurs familles ont besoin d'une assistance professionnelle en communication afin qu'ils puissent mieux comprendre leur maladie et leur pronostic, et exprimer ensuite leurs doutes et leurs préférences. C'est ce qu'on appelle un modèle fondé sur une interprétation guidée et assistée de la relation entre le médecin et le patient (Emanuel & Emanuel, 1992).

Les décisions concernant les soins de fin de vie sont influencées par de multiples facteurs liés aux patients, à leurs familles, à leur environnement social, à leurs cultures, à leur religion, aux ressources disponibles, aux politiques de santé, etc. Les décisions peuvent varier en fonction de l'âge, de la capacité, de l'état émotionnel et de la compréhension du diagnostic et du pronostic de chaque patient. Les décisions peuvent également varier en cas de maladie chronique ou aiguë, et en cas de complications supplémentaires aux états antérieurs, et davantage encore si elles sont prises après des hospitalisations prolongées. Les décisions dépendent aussi des craintes, des espoirs, des culpabilités ou des intérêts de la famille. Il faut également tenir compte des différences entre les points de vue des membres de la famille. Les décisions relatives à des situations similaires peuvent varier en fonction des différentes cultures, par exemple dans des environnements anglo-saxons, latino-américains, européens ou asiatiques, où les notions sur la signification de la vie humaine, et sur la mort et le mourir peuvent être différentes. Les cultures influencent les décisions des patients, des familles et des professionnels de la santé. Leur pensée religieuse peut déterminer ce qu'ils veulent pour eux-mêmes ou pour leurs proches lorsqu'ils s'approchent de la phase finale de leur vie. Qu'ils croient en la vie éternelle ou non, à la réincarnation ou à une certaine forme de transcendance fondée sur leur foi, leur croyance a une influence cruciale sur leurs décisions. Les décisions dépendent aussi en grande partie de la situation économique des patients et des familles, surtout s'ils doivent payer eux-mêmes les derniers soins sans couverture sociale publique ou privée. Les politiques de santé peuvent déterminer dans une large mesure le type et la quantité de soins que les gens recevront à la fin de leur vie, selon les lignes directrices de l'hôpital et les ressources disponibles. Enfin, et surtout, les décisions concernant la quantité et le type de soins dépendent en grande partie des recommandations des médecins et des autres professionnels, qui sont également influencées par leurs propres cultures, valeurs, expériences et sensibilités personnelles.

Une autre question cruciale pour la prise de décision de fin de vie est de déterminer si les soins et les traitements donnés au patient sont efficaces ou futiles, et s'ils sont proportionnés ou non. Ces déterminations, définies parfois comme la probabilité de bienfait, ne peuvent être définies comme des déterminations exactes. L'évaluation technique et médicale de la futilité peut être fondée sur des preuves médicales et l'expérience, mais les proportionnalités des charges ou des coûts sont des évaluations non médicales qui devraient également être considérées.

Avant de décrire les problèmes de décisions de fin de vie, il convient de définir ce qu'on entend par euthanasie. Bien qu'elle ne fasse pas l'objet de ce chapitre, l'euthanasie s'inscrit dans un débat actuel. Différents pays et cultures ont des notions, des significations sociales et des législations différentes sur cette question. Ce que beaucoup de gens entendent par euthanasie et ce que certaines législations européennes ont approuvé se réfère à des procédures bien définies pour provoquer la mort dans des circonstances spécifiques de patients en phase terminale. La terminologie fréquemment utilisée de l'euthanasie directe ou indirecte, volontaire ou non volontaire, active ou passive, prête à confusion. Il convient donc de préciser ici que l'euthanasie (médicale) doit être considérée uniquement comme un ensemble de procédures qui provoquent intentionnellement et volontairement la mort du patient, à cause d'une maladie incurable et de souffrances insupportables. Elle est donc directe et volontaire (Institut Borja de Bioética, 2005). Cela diffère de l'acceptation de la mort comme une conséquence prévisible mais inévitable de la limitation des traitements futiles ou disproportionnés afin d'éviter la souffrance et l'acharnement thérapeutique. Le fondement éthique en est la différence morale entre le fait de provoquer la mort et la laisser suivre son cours naturel et la doctrine bien connue du double effet. La limitation de traitement ne devrait donc pas être confondue avec l'euthanasie.

4. Les problèmes de prise de décision en fin de vie

Les décisions concernant les patients qui sont en phase terminale à cause de maladies aiguës ou chroniques, ainsi que ceux qui finissent leur vie avec différentes maladies dégénératives, peuvent être difficiles et problématiques. Ces problèmes concernent, à différents degrés, les patients, leurs décideurs de substitution, les médecins et d'autres professionnels de la santé. Une liste de ces problèmes est présentée au tableau 1. Les décisions portent sur les points de vue des patients et de leurs familles sur le sens de la vie, le processus du mourir et la mort elle-même. D'une certaine manière, du moins dans le monde occidental, nous vivons comme si nous étions immortels, ne reconnaissant pas notre finitude. Il est difficile en l'état actuel des choses d'admettre une maladie grave, et c'est encore plus difficile si ses chances de guérison sont plutôt faibles. Dans une telle situation, de nombreux patients plongent dans une crise existentielle personnelle, remettant en question les accomplissements de leur vie, et développant des craintes et des espoirs complexes. Certains d'entre eux espèrent avoir suffisamment de temps pour exprimer leurs souhaits, se réconcilier avec les membres de la famille, exprimer leur gratitude envers leurs proches et prier selon leur religion. D'autres patients, avec le même diagnostic et la même situation clinique, préfèrent ne pas connaître leur maladie, et ignorent donc les informations et nient la maladie ou sa gravité. Certains veulent prolonger leur vie autant que possible, tandis que d'autres souhaitent avoir une maladie de courte durée, parce qu'ils acceptent plus facilement leur mort ou parce qu'ils craignent la maladie et ses traitements. Une approche personnelle est nécessaire. Imaginez un homme de 68 ans atteint d'un cancer du poumon et de métastase initiale, dont la fille cadette prépare son mariage dans deux mois. Il luttera de toutes ses forces pour rester en vie au moins pour assister au mariage de sa fille, et pouvoir ensuite la voir avec sa nouvelle famille, en espérant qu'elle donnera naissance à ses propres enfants. Dans cette situation, le patient, sa fille et toute la famille auront les mêmes aspirations. En revanche, un autre patient du même âge, avec le même diagnostic, mais veuf, retraité et vivant seul, peut refuser le traitement et espérer que l'évolution de sa maladie soit aussi courte et indolore que possible. Une situation différente est celle des parents d'un garçon de 5 ans souffrant de lésions cérébrales profondes à cause d'une asphyxie néonatale, qui souffre maintenant d'une pneumonie sévère sous assistance respiratoire, à laquelle s'ajoute une septicémie multirésistante. Certains parents accepteraient que la mort, si triste soit-elle, soit préférable pour leur enfant, alors que d'autres pourraient demander des traitements disproportionnés. D'autres décisions problématiques sont les décisions concernant la transplantation (greffe) d'organes ou l'avortement, qui sont influencées ou déterminées par les cultures et les religions (The Lancet, 2011).

- Les opinions des patients et des familles sur la mort
- Les opinions des professionnels de la santé sur la mort
- La vie humaine considérée comme une valeur absolue
- Le droit de refuser le traitement
- La capacité des patients
- Les capacités décisionnelles du décideur de substitution
- Le sens du devoir de diligence
- La qualité de vie
- Les craintes de limiter les traitements
- Les situations particulières

Tableau 1. Les principales questions dans les décisions de fin de vie

Les médecins et les autres professionnels de santé, comme les infirmières, les physiothérapeutes et les psychologues, ont des opinions qui influent sur l'information et l'orientation des décisions prises par le patient ou le décideur de substitution. Nos propres préjugés sont peut-être inévitables, car nous informons les patients non seulement par la verbalisation, mais aussi par notre communication non verbale. Et ces préjugés déterminent d'une certaine façon l'importance accordée au pronostic, à la gravité des symptômes prévus dans un avenir proche, à la qualité de vie si le patient survit et aux plans d'action disponibles (Gilligan et Raffin, 1996). Les exemples sont les problèmes présentés dans les situations 3 et 4. Il est difficile de ne pas être instructif lorsque l'on informe les patients et leurs proches. Il est important de reconnaître que les professionnels de la santé font partie des mêmes sociétés que leurs patients, bien qu'ils ne partagent pas nécessairement la même culture, la même religion ou les mêmes croyances. Ils peuvent donc avoir les mêmes incertitudes et les mêmes doutes. Mais les professionnels de la santé rencontrent encore plus de difficultés, car ils peuvent vivre la mort de leurs patients comme un échec, tant sur le plan personnel que professionnel. C'est pourquoi les médecins estiment souvent que, même s'ils ne peuvent pas guérir un patient, ils ont le devoir de prolonger autant que possible sa vie. Face au refus de la mort imminente par leur patient et aux difficultés qu'ils rencontrent avec les membres de la famille, les résidents en soins intensifs s'efforcent de maintenir les patients en vie, au moins jusqu'à la prochaine équipe. Souvent, les médecins ne sont pas prêts à limiter les traitements, estimant que leur rôle est d'empêcher la mort et qu'ils ne devraient pas se prendre pour Dieu, en raccourcissant la vie (bien qu'ils puissent le faire en prolongeant la vie).

Les médecins et les proches prolongent souvent excessivement l'agonie des patients. De nombreux traitements de fin de vie prolongent indûment la souffrance. C'est l'acharnement thérapeutique qui ne constitue pas un avantage mais un préjudice pour le patient. Une raison fréquente de le faire est de considérer la vie humaine comme une valeur absolue. La notion d'absolu ne permet aucune classification, et la vie doit donc être considérée comme une valeur fondamentale et non absolue. Pourtant, si ou quand une agonie prolongée est pire que la mort, notre devoir moral est d'éviter la souffrance plutôt que de repousser la mort.

Si les problèmes soulevés plus haut sont clairement compris, on peut reconnaître et respecter le droit des patients de refuser un traitement, ce qui est contraire à la tradition paternaliste des soins de santé. Les droits des patients sont fondés sur l'autonomie, qui est plus facile à comprendre en ce qui concerne les traitements non urgents ou le consentement éclairé à la recherche. C'est plus difficile lorsque les patients en phase terminale, dont la vie peut être prolongée, refusent les traitements ordinaires. Cela peut s'expliquer par le fait que le patient ne veut plus vivre dans ce qu'il considère comme des conditions déplorables, comme dans la situation 3. Mais cela peut aussi être la conséquence de craintes ou du fait de ne pas avoir une bonne compréhension du pronostic et du traitement, comme cela a été le cas des décisions des parents dans la situation 4.

Il se peut qu'il n'y ait aucun problème si le refus concerne des procédures non importantes, mais des conflits graves peuvent surgir lorsqu'il s'agit de traitements considérés comme médicalement nécessaires. Imaginez des patients qui refusent les sondes gastriques, le drainage ou les masques à oxygène qui sont des procédures simples qui atténuent les symptômes et ne présentent pas beaucoup de risques. Le conflit peut être plus difficile si les membres de la famille partagent ce genre de refus, mais peut s'aggraver lorsque les membres de la famille refusent un traitement pour les patients, dont on n'a même pas demandé l'avis. Dans certains environnements culturels, comme en Amérique latine, cela se produit souvent parce que les familles estiment que demander aux patients des options thérapeutiques peut représenter un lourd fardeau émotionnel (pour les patients) qui devrait être évité.

Les décisions des patients concernant leur traitement reposent sur leur droit de décider. Ce droit dépend de la capacité de chacun. Parfois, l'évaluation de la capacité ne donne pas une réponse par oui ou par non. Si le patient était incapable de jugement bien avant la fin de vie, il n'y aurait pas de problème et toutes ses décisions doivent être prises par son décideur de substitution. Une situation courante est celle des patients partiellement capables de jugement qui peuvent maintenant être moins capables de comprendre leur diagnostic et leur pronostic. D'autres cas peuvent concerner des adultes, auparavant sains et normaux, qui sont maintenant atteints d'une maladie grave avec des chances incertaines ou très faibles de guérison complète. Dans ces circonstances, bien qu'ils fussent capables d'exprimer leurs souhaits dans le passé, ils ne sont désormais plus en mesure de le faire. Le problème est de savoir si le patient est incapable de jugement de manière permanente ou même temporaire (Drane, 1985). La capacité implique non seulement des qualités cognitives mais aussi émotionnelles et les patients gravement malades peuvent avoir une certaine difficulté émotionnelle à prendre des décisions concernant leurs traitements en fin de vie (Gilligan et Raffin, 1996). Il convient d'évaluer la capacité pour chaque décision en soi. Les demandes des patients ou des familles semblent parfois déraisonnables ou même illégales. Ce serait le cas s'ils demandaient d'arrêter brusquement tout traitement, de transférer un patient lorsqu'il n'est pas possible de le faire en raison de ses exigences en matière de survie, de limiter les traitements lorsque la guérison est encore probable, de demander l'administration de médicaments létaux, et d'autres exigences extrêmes. Demander des traitements disproportionnés peut également être considéré comme une demande déraisonnable. Demander parfois plus de traitement, alors qu'il n'y a aucune chance de guérison et que la mort risque de survenir dans les prochaines heures ou les prochains jours, peut être considéré comme déraisonnable, bien que ce soit compréhensible. Les exemples de ces situations sont : exiger une oxygénation extracorporelle par membrane (ECME) en cas de fibrose pulmonaire avancée, une assistance respiratoire dans la maladie avancée de Lou Gehrig, ou une chimiothérapie plus forte en phase terminale de cancer. Dans tous ces cas, le conflit entre les familles et les médecins peut devenir grave. Cela ne doit pas être considéré comme un manque de respect de l'autonomie, mais comme une limitation de l'autonomie, en raison de l'incapacité partielle du patient ou en raison d'exigences déraisonnables qui compromettraient la déontologie médicale.

L'évaluation de la capacité du patient à prendre une décision de fin de vie n'est pas suffisante. Les décisions peuvent s'appuyer, au moins partiellement, sur des décideurs de substitution. Dans certaines cultures, un décideur de substitution peut être formellement nommé ou désigné, mais dans d'autres, de nombreux membres de la famille pensent honnêtement qu'ils ont le droit de prendre des décisions à la place de patients capables de jugement. Le stress et l'anxiété de ceux qui ont à décider à la place de leurs proches sont forts et inévitables, ce qui leur permet d'éviter les choix de limitation du traitement. Les décisions ou les exigences émanant d'un conjoint, d'un fils ou d'une fille, qui sont dans une détresse émotionnelle grave, sont discutables. Les capacités cognitives et émotionnelles des décideurs de substitution devraient être évaluées. La prise de décision peut entrer en conflit avec les valeurs, les sensibilités et les interactions d'une famille. Des exemples de ces situations sont fréquents, surtout lorsqu'un membre assez dominant d'une famille, souffrant parfois de problèmes affectifs personnels ou de problèmes de culpabilité, exige fortement un traitement ou des procédures déraisonnables. Cela peut être très fréquent dans des familles nombreuses, dans des cultures où une famille élargie estime qu'elle peut également participer à des discussions sur la décision, et dans des familles très dysfonctionnelles. Dans de tels cas, l'évaluation et le soutien psychiatriques peuvent être utiles.

D'autres questions concernent les médecins et les autres professionnels de la santé ou les soignants. Ils partagent tous le devoir moral de diligence. Certains d'entre eux croient que leur responsabilité consiste toujours à fournir tous les traitements possibles à chaque patient. Mais le véritable devoir de diligence est l'engagement pour le bien ou le meilleur intérêt du patient, et il existe des situations où la meilleure chose pour le patient n'est pas de prolonger sa vie. Les situations 1 et 4 en sont les exemples. Le but ne devrait pas être une vie plus longue mais une vie meilleure. Ces situations sont complexes et suscitent beaucoup d'émotions et parfois de sérieux désaccords entre les professionnels et entre eux et les membres de la famille.

Le paragraphe précédent concerne la qualité de vie. La qualité de vie est un jugement subjectif. Quand quelqu'un dit qu'il ne veut plus vivre, il veut dire peut-être qu'il ne veut pas continuer à vivre dans ces conditions ou avec ces symptômes. Beaucoup de gens diraient d'abord qu'ils n'accepteraient pas d'être sous chimiothérapie ou de vivre avec une paraplégie ou même une colostomie, mais la plupart des patients dans ces conditions veulent continuer à vivre. Ces limitations et d'autres vont certainement diminuer leur qualité de vie, mais elles ne peuvent pas être la seule raison de refuser ou de retirer les traitements. Il existe néanmoins des situations que les gens ordinaires et raisonnables ne souhaiteraient jamais vivre. Les exemples en sont un état végétatif permanent, un Alzheimer avancé, des dommages neurologiques graves sans conscience de soi, et des patients souffrant de douleurs insupportables qui ne répondent pas à l'analgésie. La qualité de vie, même si elle est subjective, devrait être l'un des éléments à prendre en considération dans les décisions de traitement en fin de vie.

Différents types de patients peuvent nécessiter des réponses différentes pour des situations similaires. C'est le cas des différences d'âge, lorsque les décisions sur les nouveau-nés, les nourrissons, les enfants ou les personnes âgées peuvent varier. Face au manque des ressources, les décisions diffèrent également. Imaginez que l'on décide de refuser une nouvelle chirurgie susceptible de sauver la vie, d'arrêter les médicaments vasoactifs ou la dialyse, de désactiver un stimulateur cardiaque (Goldstein et al., 2004 et Mueller et al., 2003) ou de retirer l'assistance respiratoire (Campbell, 2007). L'une des décisions les plus difficiles est le retrait de l'hydratation ou de la nutrition dans les états végétatifs. Les décisions spécifiques de fin de vie figurent dans tableau 2.

Les décisions de limitation de traitement

- Ordre de ne pas réanimer
- Aucune procédure de diagnostic
- Aucun test de laboratoire
- Refus de nouveaux traitements
- Retrait de l'hémodialyse
- Arrêt des antibiotiques
- Arrêt des médicaments vasoactifs
- Arrêt de l'assistance respiratoire
- Retrait de la nutrition artificielle

Les décisions de soutien des patients et des familles
• Analgésie et sédation
• Procédures de confort
• Compagnie
• Privilégier une chambre ou un espace privé
• Soutien émotionnel
• Accompagnement spirituel
• Soutien aux familles en deuil

Tableau 2. Les limitations de traitement en fin de vie et les décisions de soutien.

5. Qui devrait prendre des décisions de fin de vie ?

Jusqu'à la seconde moitié du vingtième siècle, la question de savoir qui devrait prendre des décisions de fin de vie avait une réponse simple et claire. Les médecins devaient décider, car ils étaient censés savoir ce qui était le mieux pour leur patient. Ce paradigme a changé, rejetant le paternalisme, car l'autonomie du patient a été approuvée. De plus, les décisions qui étaient peu nombreuses et relativement simples sont désormais nombreuses et de plus en plus complexes en raison de la croissance rapide du nombre de procédures médicales. De nos jours, ce n'est pas le médecin traitant qui a le pouvoir et la responsabilité de prendre des décisions. Aujourd'hui, les décisions sont parfois prises par de nombreux agents, dont chacun a ses propres capacités et limites (Karnik, 2002). Plus les agents participent à la prise de décision, plus les chances de conflit dans ces situations très délicates sont difficiles et pénibles. Une liste des agents impliqués dans la prise de décision de fin de vie est présentée dans le tableau 3.

Le décideur par défaut est le patient, en fonction de son droit d'accepter ou de refuser les traitements. Ceci a été socialement reconnu et établi dans la plupart des législations sanitaires contemporaines en tant que partie des droits de l'homme. Le fondement bioéthique en est le principe d'autonomie qui, en matière de soins de santé, signifie que chacun a un droit supposé de décider ce qu'on peut faire pour lui, et que rien ne serait fait pour lui sans un consentement formel. Mais la faculté d'agir avec autonomie dépend de la capacité, de la parfaite compréhension de l'état clinique, du pronostic et des choix médicaux possibles. Certains patients ne sont pas autonomes car ils manquent de capacité minimale, comme dans le cas des nourrissons, des plus jeunes enfants, des patients qui souffrent de graves lésions cérébrales, et qui sont atteints de démence, ou sont inconscients, et de ceux qui sont mis sous sédation profonde. Il est cependant parfois difficile de déterminer la capacité du patient. Les patients âgés sont parfois traités comme incompétents, même s'ils sont au moins partiellement capables de jugement. Des capacités cognitives et émotionnelles sont requises, ainsi que la liberté, c'est-à-dire l'absence de toute forme de domination ou de coercition qui peut également comporter certaines formes d'orientation compatissante recherchée. Les patients confrontés à des maladies graves ou à des maladies en phase terminale vivent une crise personnelle, et se sentent souvent seuls, anxieux ou effrayés. Leur liberté totale de décider de façon autonome est donc discutable. Mais cela ne signifie pas qu'ils ne sont pas en mesure de prendre des décisions concernant leurs traitements et soins médicaux. Lorsqu'ils ne sont pas en mesure d'exprimer leurs préférences de façon compétente, il faut trouver d'autres moyens afin de respecter pleinement les valeurs et les préférences du patient en soins de fin de vie.

- Les patients
- Les décideurs de substitution
- Les membres de la famille
- Les médecins traitants et les autres
- Les autres professionnels de la santé
- Les comités d'éthique institutionnels
- Les consultants en éthique
- Les autorités institutionnelles
- Les juges

Tableau 3. Les décideurs en fin de vie.

Si le patient n'est pas compétent et ne peut donc prendre ses propres décisions, la meilleure façon de procéder est de savoir s'il a déjà exprimé son souhait. Bien que ce soit largement promu aux États-Unis et dans de nombreux autres pays, seule une minorité de personnes ont rédigé des testaments de vie où ils ont exprimé leurs souhaits concernant les traitements médicaux susceptibles de prolonger la vie, et ont indiqué le type de soins qu'elles accepteraient ou refuseraient, si elles n'étaient pas en mesure de décider par elles-mêmes. Ces directives anticipées (les testaments de vie) devraient être connues des membres de la famille et des médecins traitants, ce qui ne se produit pas toujours. Bien qu'ils soient utiles, ces documents ne sont pas définitifs, car ils ne sont pas très précis et se contentent d'affirmer parfois que le patient ne souhaiterait pas recevoir des mesures exceptionnelles pour maintenir la vie ou des traitements qui prolongent indûment la vie. Une autre limitation est que ces testaments de vie sont établis au moment où le patient n'est pas malade et n'est donc pas confronté à la situation d'une mort prochaine. Le texte a probablement été rédigé des années auparavant et les patients auraient pu changer leurs avis ou leurs préférences depuis lors. Les testaments de vie devraient donc être suivis d'un jugement, comme un guide pour respecter les valeurs des patients et donc l'autonomie.

Parfois, les patients peuvent désigner un décideur de substitution, en utilisant une procuration durable. Ces décideurs de substitution ont la responsabilité de s'assurer que le patient reçoit des soins de fin de vie selon ses préférences. Dans ces cas, il appartient au décideur de substitution de respecter pleinement les valeurs du patient et de rejeter les interventions qu'il estime que le patient n'aurait pas autorisées s'il était en mesure de décider. Un décideur de substitution doit être objectif et impartial, ce qui n'est pas facile, car ce sont généralement des amis ou des parents proches qui sont émotionnellement impliqués. La capacité du décideur de substitution doit être évaluée. Lorsqu'il existe des divergences entre les recommandations médicales et les choix du décideur de substitution, des problèmes peuvent apparaître et doivent être résolus par le dialogue.

Si le patient n'est pas en mesure de prendre des décisions et n'a pas désigné un décideur de substitution, alors dans certaines juridictions, il incombe à la famille de le représenter dans la prise de décision. Le problème est que beaucoup de familles sont nombreuses et diverses, il devient donc nécessaire de décider qui, au sein de la famille, se substituera au patient. Si le patient est marié, son conjoint peut se substituer à lui, à moins qu'il y ait un obstacle évident. Pour les mineurs, les parents peuvent le faire, bien qu'il y ait des problèmes particuliers lorsque les parents n'approuvent pas leurs choix ou lorsque leurs souhaits ne sont pas clairement dans l'intérêt de l'enfant (McNab & Beca, 2010). Une autre situation problématique est celle des patients âgés qui ont des conjoints absents ou incapables de jugement, et plusieurs fils et filles qui peuvent avoir des avis divergents. Dans ces cas, aussi difficiles que cela puisse être, il vaut mieux désigner l'un d'eux comme leur porte-parole, en veillant à ce qu'ils soient tous impliqués dans les décisions prises. Dans toutes ces situations, la capacité décisionnelle de ceux qui participent à la prise de décision devrait être évaluée. Les demandes déraisonnables qui ne sont pas dans l'intérêt du patient, ou qui ne respectent pas les préférences du patient, n'ont pas à être suivies automatiquement et devraient parfois être discutées et contestées si nécessaire.

Le patient capable de jugement est le principal agent des décisions de fin de vie. Un décideur formel de substitution ou des membres de la famille se substituent aux patients incapables de jugement. Cela ne signifie pas que les patients ou les décideurs de substitution sont les seuls décideurs. Historiquement, les médecins étaient les principaux décideurs dans les soins médicaux, qui ont radicalement changé au cours des dernières décennies, mais ils continuent d'avoir un rôle important dans le choix des traitements ou des procédures à mettre à la disposition des patients. Les médecins ont non seulement la responsabilité de fournir des informations complètes et claires, mais aussi un devoir d'orientation. Les patients ou les décideurs de substitution peuvent ne pas avoir la capacité de décider seuls uniquement en fonction des informations cliniques. Ils ont besoin d'une orientation qui signifie que les médecins traitants, les différents spécialistes et résidents concernés doivent suggérer les meilleurs plans d'action. Leur orientation doit être non directive et aussi impartiale que possible ; les médecins devraient donc acquérir et développer ces capacités de communication et d'orientation (Yeolekar et al., 2008).

Il existe un large réseau de médecins, de résidents et de spécialistes qui comprend, entre autres, des spécialistes en soins intensifs, des neurologues, des cardiologues, des chirurgiens et des spécialistes des maladies infectieuses. Il en va de même pour les autres professionnels de la santé. Les infirmières sont spécialisées et les équipes comprennent des physiothérapeutes, des psychologues, des audiologistes, des pharmaciens cliniciens, des techniciens différents, des travailleurs sociaux et d'autres. Chaque professionnel a une appréciation distincte des problèmes du patient et de ce que l'on peut faire pour l'aider au mieux. Il n'est pas rare que les patients et les proches établissent une bonne communication avec les professionnels et font confiance à leurs suggestions. Il est courant que les professionnels non médicaux et les autres fournisseurs de soins en sachent plus que les médecins sur la vie, les espoirs, les craintes et les souhaits du patient, ainsi que sur les problèmes pertinents. Ces professionnels jouent souvent un rôle important dans le processus décisionnel chez les patients en fin de vie, et ce rôle doit être reconnu, encouragé et soutenu par les médecins.

Le processus décisionnel implique donc l'interaction de plusieurs agents plutôt qu'une décision unique prise par un seul décideur. C'est une notion cruciale qui sera développée davantage dans le présent chapitre. Selon la complexité de chaque situation, plusieurs décideurs peuvent contribuer à de meilleures décisions. Quand il y a beaucoup d'incertitude ou de doutes, et lorsqu'il existe des divergences entre les suggestions des professionnels et les souhaits des patients ou des décideurs de substitution, les Comités d'éthique institutionnels ou cliniques et les consultations en éthique clinique peuvent être utiles. Les Comités d'éthique sont des groupes multidisciplinaires qui ont pour objectifs de proposer des lignes directrices dans leurs institutions, d'offrir une formation continue en bioéthique au personnel et d'analyser des situations complexes d'un point de vue éthique. Les situations sont présentées aux Comités par des médecins, d'autres professionnels, des patients ou des familles. Les analyses sont menées par délibérations, et des suggestions sont faites. La méthode que chaque Comité utilise peut être différente, mais il est important que la méthode soit spécifiée. L'une des méthodes courantes est le principlisme, fondé sur la manière dont une décision respecte et harmonise les quatre principes de l'éthique biomédicale : autonomie, non-malfaisance, bienfaisance et justice (Beauchamp & Childress, 2001). Une autre méthode largement utilisée est l'analyse casuistique, qui souligne le poids des faits cliniques, la qualité de vie, les préférences du patient et les aspects contextuels (Jonsen et al., 1998). Dans les Comités espagnols et latino-américains, une méthode couramment utilisée est la délibération, comme l'explique Diego Gracia. Elle commence par définir un cadre de référence éthique et se poursuit par l'analyse des situations cliniques, des faits sociaux ou contextuels supplémentaires, des plans d'action possibles, et se termine par des suggestions et leurs raisons éthiques (Gracia, 2007). Quelle que soit la méthode utilisée par un Comité, son analyse devrait être multidisciplinaire, incluant des partenaires tels que les différents professionnels de la santé, les philosophes, les aumôniers, les travailleurs sociaux, les avocats, etc.

Des situations cliniques présentant des problèmes éthiques se produisent souvent dans de nombreux hôpitaux, mais seulement quelques-unes sont présentées à un Comité d'éthique. Ceci peut s'expliquer par le fait qu'elles prennent beaucoup de temps, qu'elles peuvent être retardées, et que les médecins peuvent craindre d'être jugés sur le plan éthique. En conséquence, de nombreuses enquêtes informelles sont soumises aux membres du comité, qui ne peuvent donc utiliser une méthode d'analyse appropriée. Comme alternative, on recourt à des consultations éthiques individuelles, notamment aux États-Unis. Les Consultations éthiques formelles sont moins fréquentes en Europe et n'ont été signalées que récemment en Amérique latine. Les Consultations éthiques sont complémentaires des Comités et ne devraient pas remplacer cette entité institutionnelle de délibération éthique. Elles constituent la bioéthique clinique dans le but d'aider à identifier et à analyser les problèmes éthiques de situations uniques. Les Consultations éthiques, qu'elles soient réalisées par un seul consultant ou par deux ou trois membres d'un Comité d'éthique, aident à la prise de décisions dans des situations présentant des incertitudes éthiques, et elles peuvent aussi diminuer la détresse morale de tous les agents concernés. Une Consultation éthique peut être menée par un seul consultant ou par une équipe de garde. Les consultants peuvent analyser chaque situation avec les professionnels et les soignants concernés, avec les familles des patients et les patients autant que possible. Cela présente l'inconvénient de l'absence de délibération multidisciplinaire. D'autres limitations résident dans le fait que les consultations dépendent fortement de la capacité de communication de chaque consultant, des préjugés du consultant sur la compassion et la tolérance. Les compétences des consultants en éthique ont donc été établies, en plus de l'obligation de pouvoir comprendre les aspects cliniques (Aluisio, 2000). Les consultants en éthique clinique deviennent parfois des médiateurs lorsqu'il existe des divergences entre les points de vue du personnel, des patients et des familles.

Il n'y a pas que les patients, les décideurs de substitution, les médecins et les autres professionnels de la santé, les Comités d'éthique institutionnels et les consultants en éthique, qui jouent un rôle dans la prise de décisions de fin de vie. Parfois, les hôpitaux ou les établissements de santé ont leurs propres directives qui doivent être suivies. Les compagnies d'assurance-maladie peuvent avoir des politiques spécifiques qui limitent les soins des patients, en ce qui concerne les évaluations, le traitement et autres. Dans certains pays, des décisions sont prises par chaque législation et, dans certains cas, la décision finale peut être prise par les juges.

Les décisions de fin de vie sont des décisions pratiques qui impliquant des jugements moraux. Une telle éthique appliquée est incertaine. Un certain degré d'incertitude fait partie de nombreuses décisions cliniques. Ce qui expliquerait pourquoi les décisions cliniques et éthiques en matière de soins sont difficiles et stressantes. Alors, qui devrait prendre des décisions de fin de vie ? Il ne doit pas y avoir qu'un seul décideur. Toutes les parties mentionnées ont un rôle à jouer dans le processus décisionnel. Certaines d'entre elles, comme les comités d'éthique ou les consultants en éthique clinique, devraient utiliser une méthode spécifique pour analyser les situations et faire des suggestions. Les décisions présentent un processus de décision partagé fondé sur un dialogue ouvert et tolérant entre toutes les parties mentionnées.

6. Comment peut-on améliorer la prise de décision en fin de vie ?

La question est de savoir si l'on peut améliorer la prise de décision et, si oui, comment. Tout d'abord, les décisions devraient toujours se concentrer sur ce qui convient le mieux au patient. Cela signifie le traitement de la douleur, de l'anxiété et d'autres symptômes, tout en satisfaisant autant que possible les besoins et les souhaits du patient. Les décisions de fin de vie devraient poursuivre activement une mort paisible. Pour améliorer ces décisions, il est important de reconnaître qu'il ne peut y avoir qu'une seule méthode, une seule ligne directrice ou un seul algorithme de décision, mais que certaines suggestions seront proposées ici.

Il faut toujours mettre l'accent sur le « bien » du patient. Il ne s'agit pas d'une question scientifique ou technique. Les faits médicaux y sont nécessaires, mais non suffisants. Afin de savoir ce qui convient le mieux à chaque patient, il faut tenir compte de sa biographie complète, de ses valeurs, de ses craintes, de ses espoirs et de ses préférences. La connaissance des facteurs sociaux, familiaux, économiques et d'autres facteurs contextuels, est également importante. La participation à la prise de décision de tous ceux qui connaissent, aiment et se soucient du patient, est nécessaire. Le but des soins de fin de vie devrait donc se concentrer sur des soins palliatifs efficaces. Les décisions devraient se concentrer sur les meilleurs soins physiques, émotionnels et spirituels, et nullement sur un quelconque abandon du patient.

Dans un sens strict, l'intérêt du patient devrait être déterminé par lui-même. Cela n'est pas possible si le patient est totalement ou partiellement inconscient, ce qui est courant lorsqu'il est en phase terminale. Le but est donc de respecter autant que possible ce qu'il a exprimé lorsqu'il était en mesure de le faire. En rédigeant des testaments de vie ou en désignant formellement un décideur de substitution, le patient donne beaucoup plus d'informations sur ses préférences, même si les conditions exactes ou les symptômes ne sont pas connus ou anticipés au moment où il a exprimé ses souhaits. Le fondement en est le respect de l'autonomie. Par conséquent, une suggestion visant à améliorer les décisions de fin de vie est de montrer que les gens rédigent leurs préférences à leur façon ou utilisent des testaments de vie. Mais, aussi important qu'il soit d'avoir plus de testaments de vie rédigés, il est encore plus important que tous les adultes parlent de la mort et du mourir au sein de leur famille et, si possible, clarifient les soins qu'ils aimeraient recevoir s'ils sont atteints d'une maladie incurable en phase terminale et ne sont pas en mesure de décider par eux-mêmes.

Une autre façon d'améliorer la prise de décision de fin de vie consiste à accroître les efforts actuels pour améliorer les capacités de communication des cliniciens. Leur formation aux niveaux du premier et du troisième cycle, ainsi que dans les programmes de formation continue, devrait développer ces compétences qui constituent la base pour apprendre à connaître les traitements que les patients souhaitent pour leurs soins de fin de vie. Les professionnels de la santé devraient également être formés pour apporter un soutien émotionnel aux patients et aux familles. Les médecins devraient également développer leur propre compréhension de la signification de la mort, respecter les différents points de vue que les patients et les familles peuvent avoir, et acquérir les compétences nécessaires pour un traitement symptomatique plutôt que curatif.

On a laissé entendre que les décideurs de substitution pourraient recevoir des informations empiriques sur ce que les patients ont tendance à préférer dans des circonstances similaires, leur permettant de faire des prédictions empiriquement fondées sur ce qu'auraient souhaité les patients auprès desquels ils œuvrent (Rid & Wandler, 2010). Les rapports anecdotiques pertinents pourraient également être très utiles pour les décideurs de substitution. Lorsque les familles prennent part aux décisions au nom de leurs proches, elles auront probablement des doutes et subiront du stress. Une autre suggestion pour améliorer la qualité de la prise de décision consiste donc à soutenir et à aider les décideurs de substitution. Une façon particulièrement utile d'améliorer la participation des familles à la prise de décision est de fournir des conseils personnels à ceux qui sont plus impliqués et d'organiser des réunions spéciales avec la famille du patient, d'autres agents importants et des soignants. Les conseils et les réunions de famille peuvent être organisés par des médecins traitants ou d'autres membres du personnel et sont généralement dirigés par des travailleurs sociaux, du moins en Amérique du Nord.

Toutes les situations de fin de vie ne relèvent pas des Comités d'éthique ou des consultants en éthique, mais les plus difficiles peuvent avoir de meilleurs résultats s'ils sont consultés. Par conséquent, une suggestion visant à améliorer ces décisions là où il n'y a pas de Comités d'éthique clinique ou de consultants est de former en bioéthique un groupe de professionnels afin d'organiser de telles consultations.

Une situation spéciale et particulièrement difficile se produit lorsque les patients qui sont dans des maisons de soins sont atteints d'une maladie potentiellement mortelle. Ils doivent autant que possible être soutenus pour montrer comment ils voudraient être traités. La majorité des personnes dans cette situation, en particulier dans certains pays, ne font ni rédiger des directives anticipées ni exprimer leurs préférences de traitement. De plus, leurs proches ou leurs décideurs de substitution ne sont pas toujours disponibles au moment où des décisions doivent être prises. Il n'appartient pas au personnel de la maison de soins ou aux soignants de décider ce qui peut être un traitement adéquat et proportionné dans chaque situation. Dans de telles situations, il peut être utile de définir à l'avance ce que les médecins et les professionnels de la santé autres que les médecins, conjointement avec la famille du patient, considèrent comme les meilleurs soins de compassion pour chaque patient. Si la personne est partiellement capable de jugement, sa capacité devrait être améliorée si possible, afin de mieux connaître ses préférences. Une telle prédétermination aborde les questions de l'admission à un hôpital ou à une unité de soins intensifs, du traitement de nouvelles maladies ou complications, de la chimiothérapie ou la chirurgie, des procédures de nutrition artificielle et d'autres formes de soutien, etc. Des outils intéressants à cet effet sont les ordonnances de médecins pour les traitements de maintien de la vie (POLST)[2] qui sont offerts pour améliorer la qualité des soins que reçoivent les personnes à la fin de leur vie. Les POLST reposent sur une communication efficace entre les professionnels de la santé, les patients dans les maisons de

---

[2] POLST est l'abbréviation de "*Physician Orders for Life Sustaining Treatments*" [Le traducteur].

soins et leurs familles. Ces formulaires sont disponibles dans plusieurs langues (programme POLST de l'Orégon).

Une autre suggestion pour améliorer les décisions de fin de vie consiste à préconiser qu'elles soient prises dans un délai convenable, car elles sont souvent prises après des souffrances prolongées et inutiles. Pour que ces décisions soient prises à temps, il faudrait anticiper la possibilité de devoir les prendre, de préférence au moment de l'hospitalisation des patients ou peu de temps après l'établissement de leur diagnostic et de leur pronostic.

Il est important de se rappeler que les décisions de fin de vie sont complexes et que les décideurs doivent participer à des processus longs et/ou complexes. Il est important de noter que toutes les personnes concernées jouent un rôle dans ce processus. Les médecins doivent établir le diagnostic et les plans d'action possibles, d'autres professionnels de la santé partagent un rôle dans le soutien et l'orientation, le patient devra accepter ou refuser les traitements, les membres de la famille ou les décideurs de substitution doivent introduire les valeurs et les préférences du patient (quand elles sont connues), et les Comités d'éthique ou les consultants ont des fonctions d'experts en matière de conseil et de médiation. Ce ne sont pas des rôles isolés et indépendants, car il s'agit d'un processus décisionnel partagé. Les décisions de fin de vie ne seront de bonnes décisions (cliniquement et éthiquement) que si elles sont des décisions véritablement partagées qui respectent tous les points de vue afin de répondre pleinement aux meilleurs intérêts des patients (en supposant qu'ils soient principalement déterminés par les choix de patients capables de jugement, s'ils sont connus).

7. Conclusion

Le progrès des connaissances médicales, de la technologie, des procédures de diagnostic et des autres traitements, au cours des dernières décennies, ont créé de nouveaux problèmes cliniques et éthiques, dont beaucoup sont liés à la prise de décision en fin de vie. Les différentes décisions à prendre en fin de vie devraient être fondées sur les meilleurs intérêts du patient, ses préférences, ses valeurs et les expressions de ses souhaits. En procédant à une analyse des avantages et des inconvénients, le but devrait être le meilleur traitement de la douleur, de l'anxiété ou d'autres symptômes, et la recherche d'une mort paisible plutôt que le prolongement de la vie, si cela s'accompagne d'une agonie (la plupart des religions acceptent de réduire de telles souffrances).

Les décisions de fin de vie sont principalement liées mais elles ne sont pas limitées au refus ou au retrait de traitements spécifiques. L'objectif est d'éviter l'acharnement thérapeutique et l'abandon des patients, et d'inclure dans les soins de fin de vie un soutien émotionnel et spirituel aux patients et à leurs familles. Le processus de prise de décision est associé à des points de vue différents sur le sens de la vie et de la mort humaines, et aux droits des patients et des décideurs de substitution. Les problèmes pertinents sont liés à l'évaluation des capacités de décision, des différences entre les soignants et les patients ou les familles, et des diverses préoccupations morales ou juridiques.

Les décisions doivent être prises par différents agents, dont le patient, les décideurs de substitution ou les membres de la famille si besoin. Les médecins et les autres professionnels de la santé ont des responsabilités et les Comités d'éthique ou les Consultations en éthique ont des rôles de facilitation et de médiation. L'essentiel est qu'il doit s'agir d'un processus de prise de décision, soit un processus partagé qui respecte l'ensemble des points de vue, en réfléchissant à ce qui est le mieux pour le patient et en négligeant d'autres intérêts (notez que la justice en matière d'allocation des ressources, par exemple, n'a pas été abordée ici).

Afin d'améliorer les décisions de fin de vie, nous suggérons d'encourager les gens à rédiger leurs testaments de vie, de soutenir et guider les décideurs de substitution et de promouvoir la prise de décision en temps opportun. Dans la formation des professionnels de la santé, les cliniciens devraient être formés pour acquérir des capacités de communication adéquates, une force émotionnelle et morale, et au moins des connaissances de base en bioéthique.

8. Références

A.S.P.E.N. (2010). Ethics Position Paper. *Nutr. Clin.Pract*, Vol. 25, No.6 (December 2010), pp. 672-679, eISSN 1941-2452, ISSN 0884-5336.

Aulisio, M.P. (2000). Health care ethics consultation: nature, goals and competencies. A position paper from the Society for Health and Human Values-Society for Bioethics Consultation

Task Force on Standards for Bioethics Consultation. *Ann. Intern. Med.* Vol.133, No.1,(July 2000), pp. 59-69, ISSN 0003-4819 , eISSN 1539-3704.

Beauchamp, T.L, Childress J.F. (2001). *Principles of Biomedical Ethics*, Fifth edition. New York, Oxford University Press, ISBN 0-19-514332-0.

Callahan, D. (1995). *Setting Limits: Medical Goals in an Aging Society*. Washington DC, Gerogetown University Press, ISBN 9780878405725.

Campbell, M.L. (2007). How to Withdraw Mechanical Ventilation. *AACN. Adv. Crit. Care*, Vol.18, No.4,(Oct-Dec 2007), 397-403, ISSN 1559-7768, eISSN 1559-7776.

Chochinov, H.M., Cann B.J. (2005). Interventions to enhance the spiritual aspects of dying. *J. Palliat. Med.*, Vol.8, Suppl.1, S103-15, ISSN 1096-6218. eISSN 1557-7740.

Drane, J. (1985). The many faces of competency. *Hastings. Center. Rep*, Vol. 15, No.2, (April 1985), pp.17-21, ISSN 0093-0334.

The Lancet Editorial. (2011). *Religion, organ transplantation, and definition of death. Lancet*, Vol. 377, No.9762, (January 2011), pp.271, ISSN 0140-6736, eISSN 1474-547X.

Emanuel, E.J., Emmanuel L.L. (1992). Four Models of the Physician-Patients Relationship. *JAMA*, Vol. 267, No.16 (April 1992), pp. 2221-2216, ISSN 0098-7484, eISSN 1538-3598.

Gilligan, T., Raffin TA. (1996). End-of-life discussions with patients. Timing and truthtelling. *Chest*, Vol.109, No.1 (January 1996), pp.11-12, ISSN 0012-3692, eISSN 1931-3543.

Goldstein, N.E., Lampert, R., Bradley, E., Lyn, J., Krumholtz, H.M. (2004). Management of implantable cardioverter defibrillators in end of life care. *Ann. Intern. Med*, Vol.141, No.11, (December 2004), pp.835-838, ISSN 0003-4819, eISSN 1539-3704.

Gracia, D. (2007). *Procedimientos de decisión en ética clínica*. Madrid, Triacastela, ISBN 978 84-9584840.

Hanson, M.J. & Callahan, D. (1999). *The Goals of Medicine. The Forgotten Issues in Health Care Reform*. Washington DC, Georgetown University Press, ISBN 9780878408450.

Institut Borja de Bioètica (Universidad Ramon Llull) 2005. *Hacia una posible despenalización de la eutanasia.* Available from: http://ibbioetica.org/eutanasia/auta_cast.pdf

Jonsen, A.R., Siegler, M., Windsale, W.J. (1998). *Clinical Ethics*, 4th ed. McGraw-Hill Health Professions Division. ISBN 0-07-033120-0, New York, U.S.A.

Karnik A.M., (2002). End of life Issues and Do-Not-Resuscitate Order: Who Gives the Order and What Influences the Decision. *Chest,* Vol. 121, No.3 (March 2002), pp.683 686, ISSN 0012-3692, eISSN 1931-3543.

Mc Nab, M.E., Beca J.P. (2010). Existen Límites en la Decisión de los Padres sobre el Tratamiento de sus Hijos? *Rev Chil Pediatr* Vol. 81, No.6, pp.536-540. ISSN 0370-4106.

Meisel, A., Synder, L., Quill, T. (2000). Seven legal barriers of end-of-life care: myths, realities and grains of truth. *JAMA*, Vol. 284, No.19, (November 2000), 2495-2501, ISSN 0098-7484, eISSN 1538-3598.

Mueller, P.S., Hook C.C., Hayed, D.L. (2003). Ethical analysis of withdrawal of pacemaker or implantable cardioverter-defibrilator support at the end of life. *Mayo Clinic Proceeding*, Vol.78, No. 8, (August 2003), pp. 959-963, ISSN 0025-6196, eISSN1942-5546.

Oregon POLST Information. Available from: www.ohsu.edu/polst/programs/oregon-detalis.htm

Real Academia de Medicina de Cataluña. *Obstinación Terapéutica.* Documento, 2005. Available from: http://biblio.upmx/download/cebidoc/Dossiers/distanasia0312.asp

Rid, A., Wendler, D. (2010). Can we improve treatment decision making for incapacitated patients? *Hastings Center Report*, Vol. 40, No. 5, (Sept-Oct 2010), pp. 36-45, ISSN 0093-0334.

Sulmasy, D.P. (2006). *The Rebirth of the Clinic. An Introduction to Spirituality in Health Care*. Georgetown University Press, Washington DC, U.S.A. ISBN 15890 10957

Yeolekar, M.E., Mehta, S., Yeolekar, A. (2008). End of life care: Issues and challenges. *J Postgrad Med*, Vol. 54, 173-5. ISSN 0022-3859

Chapitre III.
L'éthique liée aux maladies mentales et aux addictions

Barbara J. Russell
Centre pour l'addiction et la santé mentale
Centre conjoint de bioéthique de l'Université de Toronto.
Canada

1. Introduction

1.1 Présentation

Le grand public s'informe sur les maladies mentales et les addictions principalement par les médias traditionnels, y compris les reportages, les émissions de télévision et les films. Les reportages présentés mettent généralement l'accent sur le sensationnalisme ou le danger, comme ceux des jeunes femmes atteintes de maladies graves d'anorexie mentale ou des personnes considérées comme « psychopathes ». Les reportages font appel à nos sentiments de sympathie ou d'empathie à l'égard des personnes atteintes de maladies mentales non traitées qui dorment sur les bouches de métro en hiver ou d'une personne atteinte de démence modérée qui trouve une plus grande compagnie avec une personne autre que son conjoint. Ces reportages et ces émissions simplifient souvent la nature éthique de ces situations en opposant radicalement une valeur à une autre : l'autodétermination contre la vie, la sécurité publique contre la réadaptation, la qualité de vie contre le non-abandon et le bonheur contre la loyauté. La réduction des situations à une ou deux valeurs peut être motivée plus par la concurrence permanente à l'attention et/ou à l'économie du public que par les exigences de rapports concis.

Cependant, les maladies mentales et les addictions sont complexes, comme l'attestent ceux qui souffrent d'un problème de santé mentale ou d'addiction et leurs familles. L'incidence élevée des problèmes de santé mentale et d'addiction, et leur effet perturbateur et durable sur la vie des gens, la viabilité des familles, le bien-être des collectivités et la productivité des employeurs sont désormais plus souvent reconnus publiquement. Ces dernières années, de plus en plus de gouvernements (civiques, États provinciaux, nationaux) et d'employeurs écoutent avec un grand intérêt ceux qui ont une expérience directe de ces maladies et ceux qui ont développé des approches globales et intégratives pour diagnostiquer et offrir des traitements et des soutiens plus tôt et plus longtemps.

La complexité éthique ne se limite pas aux crises et aux émotions fortes. Il existe dans la vie quotidienne des questions, des expériences et des situations, apparemment courantes. Les cas de la section 1.2, présentés plus loin, permettent d'illustrer la grande diversité des situations éthiquement complexes et « réelles », auxquelles font généralement face les personnes souffrant de problèmes de santé mentale ou d'addiction, leurs familles et leurs amis, les professionnels de la santé et leurs dirigeants. En conséquence, les cas sélectionnés impliquent une variété de participants, d'intérêts, de contextes, d'histoires, de problèmes de santé, de choix et de valeurs. Les ouvrages sur l'éthique de la santé – qui sont désormais très variés – et les ateliers et les cours éducatifs encouragent leurs lecteurs et leurs participants à mieux comprendre une situation ou une question particulière, et ils proposent une variété de théories, concepts et approches, pour aider à rendre les décisions éthiquement défendables. Le présent chapitre vise des objectifs similaires : d'abord, élargir et approfondir la compréhension par les lecteurs des aspects éthiquement pertinents de problèmes de santé mentale ou d'addiction ; deuxièmement, améliorer la compréhension des aspects éthiquement pertinents de l'offre, de la gestion et de l'accès aux services de santé ; et troisièmement, accroître les capacités des lecteurs à définir les choix et les réponses à une question ou une situation particulière qui sont ou ne sont pas éthiquement fondés.

Toutefois, il ne s'agit pas seulement d'un « bien-fondé » ou d'une justification fondamentale dont il sera question ici. Trop souvent, les décisions peuvent être de simples décisions éthiquement adéquates ou minimalement éthiques. L'objectif approprié est de parvenir à des décisions et des réponses éthiques *fortes*. Qu'il s'agisse de traitement du spina-bifida, de la colite ou de la dépendance à l'alcool, il n'est pas question pour les cliniciens et les organismes de santé de fournir des thérapies simplement adéquates ou simplement acceptables. Au niveau des aspects « techniques » des programmes et des traitements qu'ils proposent, leur langage est parsemé d'adjectifs, tels que la haute qualité, l'incomparable, l'excellent, le leader, le meilleur et la classe mondiale. Pourquoi se contenter alors d'analyses et de conclusions éthiquement « correctes » ou éthiquement adéquates sur ces mêmes interventions ? Un traitement ou un service de santé ne peut être décrit comme excellent ou reconnu comme « la norme des soins » si les aspects éthiques liés ont été simplifiés ou minimisés. Le niveau d'attention et d'engagement à l'égard des aspects éthiques d'une intervention ou d'un service influe directement et proportionnellement sur sa qualité.

Deux autres considérations contribuent à des pratiques et des services de santé éthiquement forts. La santé et les soins de santé ne concernent pas seulement les décisions et les choix. Ils concernent également et inéluctablement les interactions humaines, qu'il s'agisse des interactions de la personne avec sa famille, ses enseignants ou son employeur, ou ses interactions avec son équipe soignante, ou les interactions entre ses travailleurs interprofessionnels et interinstitutionnels. Dans son livre *Ethics and the Clinical Encounter* (2004), Richard Zaner, en tant que philosophe qui passe beaucoup de temps dans les hôpitaux, explore et interroge avec perspicacité les interactions formelles et informelles et les interactions multivalentes et ambiguës qui se produisent régulièrement entre les patients et les professionnels. « Comment » nous traitons des questions avec beaucoup d'intérêt d'un point de vue éthique. Arthur Frank, un sociologue bien connu, dont les intérêts académiques portent sur la signification de la maladie et les interactions avec les professionnels et les institutions, suggère que : « Nous devrions parler moins de l'éthique comme une activité ou un contenu substantiel qui semble être autonome et plus de *relations éthiques* » (2004, p. 357). Dans le cas d'Omar, plus loin, si l'option défendable est de le transférer à un programme de consultation externe, la manière dont on l'explique demeure importante sur le plan éthique. Si l'explication du congé provisoire de l'hôpital et du transfert à un programme communautaire est condescendante, dédaigneuse, et implique que la décision est non- négociable, l'attitude défensive, la colère et la non-coopération d'Omar ne devraient surprendre personne. Le langage, le ton et le comportement, contraires à l'éthique, peuvent transformer ce qui semblait à l'époque, être une bonne solution – tout bien considéré – en une solution mauvaise et peu convaincante.

Frank met en garde contre l'importance excessive accordée à la prise de décision lorsqu'il déclare que :

> « Être éthique (...), c'est moins prendre une décision unique qu'engager un processus – souvent très lent – d'une ou de

plusieurs personnes estimant que la façon dont elles agissaient était aussi bonne qu'elle aurait pu l'être, compte tenu de l'impossibilité intrinsèque de la situation. » (ibid., p. 355-56).

Bien que l'expression « impossibilité intrinsèque » soit censée indiquer des situations de santé caractérisées par des machines compliquées, des procédures invasives et des événements potentiellement mortels (par exemple, dans les unités de soins intensifs, dans les salles d'opération et dans les services d'urgence), l'argument de Frank vaut également pour les maladies mentales chroniques et les problèmes de toxicomanie. En conséquence, le second point important du présent chapitre est le personnage des participants ou ceux qui sont tant du point de vue des personnes importantes dans leur vie que de leur propre point de vue. Dans les discussions et les analyses de la bioéthique moderne, l'éthique de la vertu comme théorie éthique a eu tendance à s'appuyer sur l'œuvre d'Aristote *Éthique à Nicomaque* (350 av. J.-C.) et sur l'œuvre du philosophe contemporain Alasdair MacIntyre intitulée *After Virtue* (publiée pour la première fois en 1981)[3]. Plus récemment, la philosophe Lisa Tessman a procédé à une analyse approfondie de la durabilité et de l'éloge des vertus de caractère dans des situations et des sociétés progressivement oppressives et sévères. *Burdened Virtues : virtue ethics for liberatory struggles* (2005) est une réhabilitation appréciée de la théorie de la vertu telle qu'elle est très pertinente pour les milieux de la santé mentale et des addictions, car, malheureusement, ces milieux peuvent restreindre, stigmatiser et marginaliser.

Le reste de ce chapitre commence par une description de sept cas, puis décrit des concepts et des valeurs éthiquement importants pour les questions, les problèmes et les situations de maladies mentales et d'addictions. Certes, certains de ces concepts sont pertinents pour toute maladie, blessure ou problème de santé. Néanmoins, certains concepts éthiques sont particulièrement pertinents pour des problèmes graves de santé mentale et d'addiction. La conclusion du présent chapitre, en identifiant et en appliquant des valeurs éthiques pertinentes à chacun des sept premiers cas, pourrait être la fin prévue. Les expériences d'un tout nouveau éthicien expliquent pourquoi la conclusion effective est quelque peu différente.

---

[3] Le livre *After Value*, écrit en 1981 par le philosophe écossais Alasdair Chalmers Macintyre (né en 1929), a été traduit en français par Laurent Bury en 1997. Le livre est paru aux PUF [Le traducteur].

Daniel Sokol (2007) a écrit un éditorial perspicace dans *British Medical Journal* (BMJ), décrivant ses premiers jours et semaines comme éthicien dans un grand hôpital général à Londres. Entouré d'innombrables procédures, traitements et rendez-vous, alors qu'il accompagne un néphrologue, Sokol observe que sa « proximité avec les patients, au lieu de mettre en lumière les engagements éthiques, les a occultés » (p. 670). Il a fallu un certain temps avant qu'il puisse voir au-delà de ce qui était urgent et proche. Avec le temps, il a commencé à voir les dilemmes éthiques sous-jacents, les questions non posées et les hypothèses troublantes. Son expérience personnelle souligne une capacité ou une compétence essentielle pour des analyses et réponses éthiques fortes : la prise de conscience ou le discernement (Holland, 1998 ; Nussbaum, 1985).

Dans cette optique, la section consacrée aux concepts et valeurs éthiques est suivie de quatre sections décrivant d'autres considérations qui ont une grande incidence sur ce qui constitue une décision ou une réponse forte qui soit éthiquement défendable pour les problèmes et les questions de santé mentale et d'addiction. Ces quatre sections couvrent les facteurs cliniques, juridiques, organisationnels et systémiques, qui ne peuvent être ignorés ou rejetés par ceux qui s'efforcent de comprendre et de répondre de manière tout à fait éthique. Dans le domaine de la santé, l'éthique n'est pas autonome.... une notion malheureuse qui peut être renforcée lorsque les spécialistes en éthique « parachutent » de façon spectaculaire pour rencontrer brièvement une équipe clinique, le patient et la famille, et les quitter tout aussi rapidement. De plus, l'intégration des cinq aspects signifie que l'éthique ne l'emporte jamais sur tout le reste (Russell, 2008). Il est à la fois naïf et irréalisable pour un éthicien de dire : « Faites simplement ce qui est le plus éthique à faire dans cette situation ». Par conséquent, la dernière section du présent chapitre revoit les premiers cas et identifie leurs considérations éthiques, cliniques, juridiques, organisationnelles et systémiques, et analyse ce qu'elle définit comme des décisions fortement éthiques et, selon la clairvoyance de Frank, des interactions et des personnages éthiquement forts.

Note stylistique : de nombreuses personnes considèrent que le terme « maladie mentale » comprend celui d'addiction. Néanmoins, dans le présent chapitre, les deux concepts seront systématiquement mentionnés de manière séparée pour s'assurer que les problèmes d'addiction ne sont pas négligés. Au lieu d'« addiction à une substance, mauvaise utilisation et abus », le mot d'« addiction » est utilisé pour aider à réduire la longueur de ce chapitre. Les inquiétudes éthiques au sujet du mot « addiction » seront examinées dans la section 6.1. Récemment, toutefois, différents professionnels ont recommandé que le mot « addiction » soit utilisé dans le futur *DSM-V*, le manuel de diagnostic de la psychiatrie nord-américaine. Différents mots sont utilisés pour désigner ceux qui souffrent d'un problème de santé mentale ou d'addiction, tels que le patient, le client, le consommateur et le survivant. Le mot « client » sera utilisé le plus souvent dans le présent chapitre parce qu'il présente un équilibre raisonnable dans la force et les intérêts entre la personne et les professionnels et les organismes de santé et parce que la plupart des personnes souffrant de ces problèmes de santé ont accès aux traitements tout en vivant dans la communauté.

1.2 Les cas prototypiques

Les cas suivants illustrent la complexité éthique des pratiques et des interactions quotidiennes dans les milieux de santé mentale et d'addiction. Toute ressemblance entre ces cas et des événements ou des personnes réelles est purement fortuite et involontaire. Cependant, les cas ont été rédigés comme des amalgames représentant des situations et des problèmes courants. Tous les noms sont hypothétiques et utilisés pour faciliter la lecture et souligner les dimensions humaines et personnelles.

Le cas 1 **:** Constatant que « Sergei » avait le visage rouge, parlait de façon plutôt forte et directe, et que son haleine dégageait une odeur mentholée et douce, l'infirmière de la clinique de santé communautaire lui demande s'il avait pris quelques verres ce matin. Il glousse, s'agite nerveusement sur la table d'examen et dit : « Eh bien, pas vraiment. » « Rien ? » Répond-elle. Il regarde le sol et dit « Non ». C'est la quatrième visite de Sergei pour des douleurs et des raideurs récurrentes au dos et aux jambes. Les résultats des tests et les recommandations d'un spécialiste hospitalier viennent juste de tomber. Elle se met à tester et à documenter ses réflexes, sa tension artérielle, ses bruits pulmonaires et intestinaux, son rythme cardiaque et sa température.

Alors qu'elle descend le couloir pour voir le prochain patient, l'infirmière se demande soudainement si Sergei, âgé de 46 ans et ayant immigré avec sa femme et ses deux enfants de Russie, il y a cinq ans, est conduit à la clinique « sous l'emprise de l'alcool » et s'il boit et conduit régulièrement. Elle se souvient vaguement qu'il s'est présenté de la même manière lors d'un précédent rendez-vous. Il existe une législation provinciale qui exige que les médecins informent le ministère des Transports s'ils estiment qu'un patient est atteint d'une maladie qui rend sa conduite dangereuse. L'infirmière se demande : « Le docteur qui parlera à Sergei au sujet du rapport du spécialiste ..., devrais-je lui dire ce que j'en pense ou prendra-t-elle sa propre décision quand elle le verra ? »

***Le cas 2* :** Il y a environ deux semaines, « Ana Li » a été admise dans l'unité de santé mentale du service d'urgence. La mère d'Ana Li l'a amenée au service d'urgence parce que Ana Li avait des hallucinations et des pensées confuses, et se montre de plus en plus troublée et frénétique. Depuis son admission, Ana Li a repris les médicaments antérieurement prescrits pour la maladie bipolaire (elle a 19 ans et elle a été jugée comme étant capable de consentir légalement au traitement). Bien qu'elle ait assisté à quelques activités hebdomadaires du groupe de l'unité, il n'est pas encore possible d'entamer des discussions soutenues ou approfondies avec elle, ce qui n'a pas permis d'offrir jusque-là des options de psychothérapie.

Au cours de l'examen de tous les clients par l'équipe de ce matin, un membre souligne les déclarations et les souhaits hypersexuels persistants d'Ana Li et demande si d'autres personnes s'inquiètent de la voir agir sur elles. Il suggère que son statut passe de « volontaire » à « involontaire » pendant un certain temps et qu'elle soit restreinte à l'unité parce qu'elle peut échanger des « faveurs » sexuelles contre des cigarettes de personnes hospitalisées ou d'une personne qu'elle rencontre dans ou autour de l'enceinte de l'hôpital. Un autre membre de l'équipe secoue la tête et dit : « La loi sur la santé mentale s'intéresse plus à la prévention des préjudices importants comme le suicide ou l'agression, et non aux rapports sexuels occasionnels ». Un autre membre de l'équipe ajoute aussitôt : « Mais nous devons être réalistes à ce sujet. N'a-t-on pas remarqué à quel point Ana Li était époustouflante ? De plus, s'il y a des rapports sexuels non protégés, alors nous allons traiter une maladie sexuellement transmissible ou même une grossesse. »

***Le cas 3* :** l'un des directeurs cliniques de l'organisation y travaille depuis près de trois mois. En lançant de nouvelles initiatives, il a deux objectifs pour la réunion mensuelle d'aujourd'hui avec les responsables cliniques et les chefs professionnels : 1) passer le programme plus rapidement à l'avant-garde des pratiques contemporaines de santé mentale et d'addiction, et 2) en faire un modèle pour l'innovation continue. La même initiative nécessitera au moins une visite à domicile pour toutes les recommandations afin de comprendre plus rapidement et plus profondément les expériences personnelles des clients, les soutiens disponibles et les obstacles tenaces à la guérison. La seconde initiative consiste à embaucher un agent de soutien par les pairs pour être membre de chaque équipe clinique. Les agents de soutien par les pairs servent de ressources et de soutiens uniques aux clients parce qu'ils ont une connaissance personnelle des troubles de santé mentale ou d'addiction et des différentes façons dont la famille et les amis, le système de santé, le système juridique et les organismes de services sociaux peuvent contribuer ou non à la guérison. Le directeur ne sait pas si ses plans seront satisfaits par l'enthousiasme, la défensive ou le silence glacial.

Le cas 4 **:** Un juge décide que « Jane », âgée de 68 ans, ne devrait pas être emprisonnée pour avoir agressé son propriétaire lorsqu'il a dit qu'elle serait expulsée dans sept jours si son appartement continuait à présenter un risque d'incendie et à dégager une mauvaise odeur. Le propriétaire est tombé en essayant d'éviter les poings de Jane, et a subi ainsi une coupure qui nécessite une visite au service d'urgence et six points de suture. La décision du juge réoriente Jane vers un établissement psychiatrique pour le traitement d'une maladie mentale qui entraîne un comportement de thésaurisation extrême. Les audiences de la commission d'examen sont prévues après les six premiers mois d'hospitalisation, puis tous les douze mois. Jane n'est pas influencée par son avocat d'aide juridictionnelle qui lui conseille de ne pas témoigner lors de la première audience parce que sa nervosité et sa colère pouvaient persuader la commission de ne pas modifier l'ordonnance. Elle témoigne, en étant très nerveuse et totalement désorganisée dans ses réponses, et utilise un langage clairement raciste. La commission ne modifie pas l'ordonnance d'hospitalisation obligatoire. La prochaine audience aura lieu dans un mois. Son équipe clinique croit que Jane s'est améliorée grâce à sa participation de onze mois de thérapie comportementale, de consultation traumatologique et de médicaments, de telle sorte qu'ils recommandent sa libération conditionnelle dans la communauté. Pourtant, quelques membres de l'équipe craignent que son avocat ne lui permette de témoigner et que sa nervosité et ses propos incendiaires ne persuadent encore la commission de maintenir l'ordonnance d'hospitalisation.

Le cas 5 **:** « Omar » a souffert d'une schizophrénie modérément sévère pendant 30 ans; Il a maintenant 52 ans. Il a vécu dans différents foyers collectifs et logements subventionnés, il n'a pas été proche de la plupart des membres de sa famille depuis le début de l'âge adulte, et dépend financièrement d'un modeste programme gouvernemental d'invalidité. Omar a pris de manière incohérente et a parfois cessé de prendre différents médicaments antipsychotiques typiques et atypiques pour différentes raisons : les effets secondaires gênants et décourageants, le refus d'être dépendant des médicaments, et le simple oubli. Des hospitalisations d'urgence ont été nécessaires de temps à autre afin de reprendre ou revoir les médicaments pour diminuer les pensées et les hallucinations pénibles ainsi que de le remettre en contact avec les organismes communautaires de santé mentale dans et à proximité de sa ville. La santé générale d'Omar est mauvaise : les problèmes pulmonaires et cardiovasculaires dus au tabagisme chronique et, comme résultat probable de médicaments antipsychotiques de longue durée, le diabète, qui a été mal contrôlé.

Les policiers l'amènent au service d'urgence psychiatrique après l'avoir trouvé endormi dans une allée froide une nuit où la température s'approche du point de congélation. Il est hospitalisé pour reprendre ses médicaments psychotropes et pour essayer de trouver un logement qui offre un modeste niveau de surveillance. Depuis l'hospitalisation, les ulcères de la jambe et du pied d'Omar ont malheureusement gagné en ampleur et en profondeur malgré l'administration d'antibiotiques. Les efforts pour garder les ulcères propres et les bandages généralement propres ont donné lieu à des disputes entre le personnel soignant et lui. La norme de soins pour les ulcères diabétiques nécessite maintenant un débridement et un nettoyage en profondeur, qui devra être effectué dans un hôpital tertiaire de proximité par un spécialiste. Il y a deux semaines, Omar a accepté le débridement proposé. Le matin du rendez-vous, cependant, il dit au membre du personnel qui l'accompagne à l'hôpital : « Il est hors de question que j'aille à un hôpital ». Au cours des prochains jours, les infirmières assignées expliquent les avantages de la consultation du spécialiste et du débridement. Il a finalement accepté d'y aller parce que, dit-il, « je ne veux pas perdre mon pied ». La consultation est prévue pour la semaine suivante. Une semaine passe. Aujourd'hui, quand un membre du personnel dit : « Omar, il est temps que nous allions voir le spécialiste pour les plaies sur votre pied et votre jambe », il répond : « Non merci. Je ne veux pas que quelqu'un creuse autour de mon pied et de ma jambe. Je reste ici ».

Le cas 6 **:** Le programme de traitement des troubles concomitants (addiction et maladie mentale comorbides) organise un atelier spécial d'une journée pour accroître la connaissance des médecins communautaires, des thérapeutes et des travailleurs en toxicomanie, et le soutien aux familles dont un des membres souffre de problèmes de jeu ou d'opioïdes d'ordonnance. Quatre petits services communautaires ont été invités à participer à l'organisation de l'atelier afin d'accroître la collaboration entre les organismes. Pour attirer plus de médecins, de thérapeutes et de travailleurs en toxicomanie, deux éminents conférenciers ont été invités pour donner des conférences dans l'un des plus beaux hôtels de la région. Les représentants de chaque organisme partenaire discutent des moyens de couvrir les coûts des services de restauration et de boissons de l'hôtel, la location de salles et les frais de déplacement des conférenciers. Le fait de fixer suffisamment haut les droits d'inscription pour couvrir les coûts risque de dissuader un trop grand nombre de travailleurs dans de petits organismes ou programmes d'y assister. L'un des représentants suggère de prendre contact avec le représentant pharmaceutique régional et un représentant de la brasserie locale pour leur demander de faire un don financier. Un autre représentant suggère d'organiser une tombola pour un « week-end fantaisiste » comme un moyen d'augmenter le nombre de personnes inscrites.

Le cas 7 **:** « Sandra » et son conjoint permettent à son frère aîné « Edward » de s'installer chez eux alors qu'il cherche un logement abordable pour vivre près de son nouvel emploi. Comme elle utilise beaucoup de pratiques familiales avec lesquelles ils ont grandi, Sandra sait que sa maison est un lieu de confort et d'amour pour lui. Il promet de voir son thérapeute toutes les trois semaines, d'avoir un médecin de la communauté et de renouveler son médicament psychiatrique avant qu'il ne reste plus que dix pilules. Il est important de l'entendre explicitement s'engager à voir le thérapeute et à prendre les médicaments parce que, dans le passé, il est devenu si malade qu'il a souvent abusé verbalement et menacé ceux avec qui il a vécu, comme un oncle préféré et sa famille.

Cinq mois plus tard, Sandra contacte le médecin – dont elle trouve le nom sur l'étiquette des bouteilles d'ordonnance – pour demander si le fait d'écraser les pilules dans la nourriture d'Edward diminue leur efficacité. Elle avait commencé à le faire il y a deux mois quand elle a appris qu'Edward avait cessé de prendre les pilules parce qu'il croyait qu'il n'en avait plus besoin et qu'il s'est mis ensuite en colère quand elle lui a rappelé sa promesse antérieure. Depuis lors, chaque fois que Sandra trouve un nouveau bordereau de prescriptions pour les médicaments psychiatriques dans la chambre d'Edward, elle le remplit par le pharmacien du quartier. Pourtant, chaque fois que le médecin demande à Edward lors de leur rendez-vous s'il prend les médicaments psychiatriques et s'il estime qu'ils lui apportent un soulagement, Edwards dit toujours qu'il les prend comme prescrits et qu'ils semblent le soulager. Le médecin s'abstient de lui parler des conversations avec sa sœur et de ses actions parce qu'il estime que les médicaments, la vie dans un environnement familial et la participation de la sœur sont dans le meilleur intérêt d'Edward.

2. Les considérations éthiques fondamentales

Une affirmation familière de ceux qui travaillent comme spécialistes en éthique dans les hôpitaux et cde eux qui enseignent l'éthique des soins de santé est « Le tout éthique. » L'éthique implique ce qui devrait être important ou ce qui devrait être évalué et fondé sur de telles valeurs, ce que devraient être nos aspirations, nos comportements et nos relations. Le mot « devrait » est ici important ; dans des cadres philosophiques, « devrait » représente l'élément normatif de l'éthique. Il y a une différence importante entre ce qui est évalué et ce qui devrait l'être. Nous devons nous demander quelles sont les raisons pour évaluer quelque chose et si ce sont des raisons défendables ou justifiables. Il est important de souligner que toutes les valeurs ne sont pas éthiques, même si tout ce qui est éthique est fondé sur des valeurs. Cette distinction est souvent négligée dans l'éthique des soins de santé.

La santé est un domaine qui comprend une foule de valeurs, dont l'intérêt personnel, l'économie (qui peut inclure des mesures d'efficacité et de productivité), la réputation, les relations et la politique (c'est-à-dire le pouvoir). Par exemple, une décision de générer des recettes supplémentaires par imputation pour former des travailleurs communautaires peut être économiquement justifiée. Cependant, pour la justifier d'un point de vue éthique, les recettes supplémentaires devraient être utilisées, par exemple, pour fournir plus d'activités récréatives pour le plaisir et la réadaptation des clients. Si les fonds supplémentaires étaient utilisés pour augmenter le profil de l'agence en tant qu'agence « où il faut aller » de la région, sa justification serait alors centrée sur la politique et/ou la réputation. Un examen plus approfondi serait nécessaire pour déterminer si une meilleure réputation contribuera ou non à la réalisation des objectifs éthiquement défendables de l'agence.

2.1 Être humain

Il semble évident que les maladies n'enlèvent rien au fait d'être un humain. Pourtant, être un humain, qui appartient à l'espèce *homo sapiens*, n'est pas la même chose que d'être humain. « Être humain » signifie généralement penser, se comporter et interagir d'une certaine façon. Dans le contexte des programmes et des services de santé mentale et de dépendance, être humain justifie une discussion parce que c'est peut-être ce qui est sacrifié en premier lorsque les unités sont occupées et les effectifs du personnel sont faibles.

Beaucoup de choses ont été écrites en matière de littérature éthique et de littérature des soins sur l'importance de la bienveillance et de la compassion : 21246 articles et 1285 articles sont respectivement énumérés lorsque ces mots clés sont utilisés avec CINAHL, une base de données de soins primaires. Il est cependant important de distinguer entre bienveillance/compassion et respect parce qu'ils se manifestent par différentes actions. Si un ami proche d'une personne incapable de quitter son domicile en raison d'une rechute de sa dépression organise une sortie qui sera aussi « facile » que possible à accepter, alors il s'agit d'un acte de bienveillance. Avant de décider d'aller ou non, si la personne dépressive écoute attentivement ce qui a été prévu et pourquoi des dispositions particulières ont été prises, alors il s'agit d'un acte de respect. Si un travailleur social a quelques jouets dans son bureau pour occuper les enfants de ses clients et ne les fait pas attendre plus de cinq minutes au-delà de l'heure et de la date du rendez-vous, c'est qu'il a été respectivement bienveillant et respectueux. Comme le souligne Frank de manière incisive, « Être éthique ... n'est jamais quelque chose que l'on a » (2004, p. 356). C'est quelque chose que l'on fait ou que l'on s'efforce de faire. La compétence est pertinente pour l'éthique, tout comme pour les soins infirmiers et la gestion de cas, en termes de discernement astucieux de ce qui est requis et de la meilleure façon de le réaliser. L'incompétence ne devrait pas être tolérée à plusieurs reprises simplement parce que la personne avait de bonnes intentions.

Être humain devrait également inclure la générosité et l'accueil, deux qualités souvent négligées dans les interactions quotidiennes. La générosité ne concerne pas l'argent. C'est plutôt une philanthropie de l'esprit et d'espoir où les gens s'entraident. Pourtant, cette générosité n'équivaut pas à l'abnégation autoproclamée et au puritanisme. Elle implique de donner, mais elle peut se manifester de petites manières subtiles. Alors que la générosité est un don ou une contribution à quelque chose, sans attente de retour, l'accueil est un acte dans lequel la présence de l'Autre est appréciée. L'histoire du travail et du milieu de la santé mentale et des addictions comprend bien trop peu de générosité et d'accueil. Cela constitue un défi permanent pour les contextes dans lesquels les pouvoirs policiers peuvent être exercés : comment un client peut-il être considéré de nouveau comme généreux et accueillant après qu'il a perdu des droits et libertés civiques de base (par exemple, hospitalisation involontaire, utilisation d'une salle d'isolement) ? L'accueil et la générosité peuvent disparaître dans le sillage des mesures d'efficacité, des pressions de l'écoulement des lits, des pénuries de personnel et de la gestion par les statistiques ; les opérations peuvent s'améliorer économiquement, mais pas sur le plan éthique.

Enfin, être humain signifie que les relations sont inévitablement importantes, étant donné que les êtres humains sont des créatures sociales. Dans les milieux de soins de santé, l'honneur et le maintien des limites appropriées entre les clients et le personnel doivent faire l'objet d'une attention constante. Cela peut être particulièrement difficile car les travailleurs utilisent différentes méthodes pour examiner et influencer les aspects très personnels et intimes des comportements des clients. En outre, les clients peuvent ne pas avoir beaucoup de relations affirmées et fiables, souvent en raison des symptômes de leurs maladies, qui, à leur tour, entrainent le désengagement de la famille et des amis. Les professionnels de la santé peuvent croire que la compassion leur permet de combler ce vide relationnel en assumant le rôle d'ami, de famille ou de confident. Cette croyance erronée augmente la probabilité de dépassements durables ou de violations répétées des limites. Il n'est pas surprenant que les manuels et les programmes médicaux et infirmiers discutent systématiquement la question de maintenir des relations professionnelles appropriées et d'éviter des relations personnelles inappropriées de dépassements et de violations des limites.

Être humain peut être très difficile lorsque le personnel travaille avec des personnes atteintes d'un trouble de la personnalité. Bien que les comportements qui en résultent mettent sérieusement à l'épreuve l'alliance thérapeutique, trop souvent l'étiquette de « client difficile » ou « patient difficile » prédétermine toutes les activités et peut avoir un effet Pygmalion (Hilfiker, 1992 ; Knesper, 2007 ; Lauro et al., 2003). Dans le cas de ceux qui souffrent de sociopathie, la rhétorique publique a souvent qualifié ces personnes de « pénalement irresponsables ». Puisqu'elles semblent ne pas être motivées par la morale commune, ces personnes peuvent être jugées moins qu'humaines. Lorsqu'ils travaillent auprès des clients souffrant de troubles de la personnalité, les travailleurs de la santé doivent éviter de tels jugements moraux. Le mandat des professions de santé est de contribuer à préserver et à rétablir la santé et le bien-être et à soulager la souffrance, indépendamment des conclusions sur la bonté ou la méchanceté d'une personne (Pouncey & Lukens, 2010). Cela dit, cependant, les employeurs doivent offrir des forums et des mesures efficaces pour atténuer la crainte d'un travailleur à l'égard d'un client particulier et pour prévenir ou traiter l'aversion ou les sentiments négatifs envers certains clients (par exemple, une personne condamnée pour infanticide). Le concept de contre-transfert est bien connu dans les domaines psychiatrique et psychologique. C'est la réponse d'un professionnel aux comportements ou aux déclarations d'un client de manière à ce que le professionnel se lance dans un rôle inapproprié (par exemple, un parent, un adepte de la discipline, un secouriste). Les manuels et les programmes de psychiatrie et de psychologie enseignent les moyens de se préparer, de reconnaître et de traiter efficacement le contre-transfert. Une attention similaire aux réponses psychologiques d'autres auxiliaires médicaux est nécessaire parce que leurs sentiments et leurs attitudes négatifs (ou parfois non vérifiés positifs) peuvent entraver le rétablissement des clients.

2.2 Être une personne

Le fait d'être un humain ou une personne est un concept de longue date dans les communautés universitaires, indépendamment du fait qu'il soit une théorie politique, sociologique, théologique ou morale. Beaucoup de débats ont été animés en raison de son importance politique, juridique et éthique : ceux qui sont légitimement qualifiés de « personnes » doivent se voir accorder un certain niveau d'attention, de respect et d'aide, alors qu'on peut accorder moins d'attention aux « non-personnes ». Divers philosophes ont élaboré différentes définitions de la personne. Par exemple, le philosophe britannique John Locke soutient qu'une personne est un être doté d'une conscience psychologique complexe qui se perpétue au fil du temps. Le fait de mettre l'accent sur la conscience, la cognition et l'affect signifie qu'avec le temps les personnes atteintes de démence progressive deviendraient des personnes différentes par rapport à leurs anciens êtres et quand certaines capacités déterminantes s'estompent elles deviendraient des non-personnes. D'autres définitions ont été proposées ; par exemple, Rosfort et Stanghellini affirment que la personne est « l'identité d'un moi incarné, qui est incorporé dans une coexistence avec d'autres êtres à travers le temps » (2009, p. 286). Grant Gillett (2002) fait appel à un récit cumulatif et évolutif de « ma vie » alors que Bruce Jennings (2009) propose la « personne commémorative » où une personne atteinte de démence avancée demeure une personne et reste liée à ses premières années grâce aux souvenirs de ceux qui l'entourent.

Farah et Heberlin (2007) présentent diverses définitions de la personne par les théoriciens pour démontrer que le consensus sur la définition d'un concept aussi puissant n'existe pas encore. En fait, Tom Beauchamp (1999) recommande de renoncer aux efforts déployés pour affiner les attributs d'ordre moral ou métaphysique de la personne. Il préfère travailler sur des concepts qui saisissent plus directement la réalité vécue de la vie quotidienne. Dans le cas des maladies mentales, le clinicien, la famille, les employeurs et le grand public peuvent accorder un intérêt aux diagnostics psychiatriques, en diminuant les symptômes et les comportements à tel point que les individus soient dépersonnalisés. Les pratiques opérationnelles et administratives des hôpitaux et des organismes gouvernementaux peuvent également dépersonnaliser.

La dépersonnalisation est éthiquement indéfendable car l'individu n'est pas reconnu comme unique (Peterneliji-Taylor, 2004, Sierra et al, 2006). Plutôt que les formulaires et les programmes informatiques puissent normaliser ou homogénéiser les clients de sorte qu'ils deviennent « un autre cas de X », ou comme le soulignent Flanagan et al. « le dossier médical. » La dépersonnalisation est réduite au silence de telle sorte que la perspective unique de l'individu, l'histoire vécue et l'expertise durement gagnée ne sont pas recherchées ou sont ignorées. De plus, « l'altérité a lieu dans les rapports entre les puissants et les impuissants, où les vulnérabilités sont exploitées et où règnent la domination et la subordination » (Peterneliji Taylor, p. 133). Le travail du philosophe français Emmanuel Lévinas contre la dépersonnalisation privilégie moralement et positivement l'Autre et sa présence pour moi (Burns, 2008 ; Nortvedt, 2003 ; Standish, 2001). En résumé, si je suis en présence de quelqu'un d'autre, Je suis automatiquement et inéluctablement obligé de lui répondre et de répondre de certaines façons.

Le respect est l'un des concepts les plus populaires utilisés pour éviter la dépersonnalisation dans les milieux de santé mentale et d'addictions. Cependant, trop souvent, la définition de ce qui explique réellement le respect dans une situation particulière avec une personne particulière ou un groupe de personnes reçoit peu d'attention. Au lieu de cela, une sorte de civilité de base est considérée comme suffisante. Mais ce n'est pas le cas, surtout lorsque les établissements de santé et les cliniciens devraient fournir un traitement et des soins de haute qualité. Prévenir la dépersonnalisation des personnes souffrant de problèmes de santé mentale et d'addiction exige un engagement lévinasien actif envers eux et une acceptation équitable, plus une sorte d'attention et de présence existentielles. Les processus de révélation de l'information, la révélation de la vérité par les cliniciens et l'obtention d'un consentement éclairé peuvent dominer les interactions habituelles avec les clients et leurs familles, de telle sorte que l'on accorde peu de considération aux cliniciens et au personnel qui est *auprès* des clients et des familles. L'effet est une personnalisation érodée des cliniciens et du personnel ainsi que des clients et des familles. En d'autres termes, les professionnels de santé deviennent également interchangeables, « malgré tout », et malheureusement oubliables pour ceux qu'ils servent.

2.3 Être membre d'une communauté

Dans le domaine de la santé mentale et des addictions, une importance considérable est accordée aux droits et libertés des personnes. Cela est logique car il est si commun pour d'autres d'intervenir pour limiter les libertés individuelles et entraver l'exercice des droits. La justification liée à l'éthique d'une telle intervention provient généralement de problèmes de sécurité, soit pour la personne elle-même soit pour d'autres. Cependant, un problème caché, mais commun, est l'existence de deux poids et de deux mesures où ceux qui souffrent de problèmes soupçonnés ou diagnostiqués de santé mentale ne sont pas autorisés à faire certaines choses, tandis que le reste de la société l'est. Quelques exemples peuvent illustrer ce point. Les restrictions sur les activités sexuelles et intimes entre les clients hospitalisés sont souvent excessives. Les seules activités autorisées sont celles qui sont jugées socialement responsables, comme le fait de ne pas s'adonner à des « relations sexuelles occasionnelles » ou « risquer une grossesse. » Et pourtant, les personnes sont généralement libres de décider de la manière dont elles seront sexuellement actives ou ne le seront pas. De plus, les femmes sont autorisées dans de nombreux pays à solliciter un avortement, surtout avant le troisième trimestre, il est donc discriminatoire de soutenir sommairement que les femmes souffrant de problèmes de santé mentale doivent toujours agir de manière à ce qu'elles évitent la grossesse. Un exemple plus ordinaire de deux poids et de deux mesures concerne des régimes médicamenteux. Exercer une activité physique, prendre des repas équilibrés, dormir suffisamment et boire suffisamment d'eau contribuent au bien-être. La plupart des gens ne s'engagent pas dans de telles activités de manière cohérente. En général, les personnes ne sont pas conformes. Pourtant, ceux qui ont des problèmes de santé mentale devraient respecter scrupuleusement leurs traitements et le non-respect est sommairement souvent supposé refléter des capacités et des motivations de réflexion anormalement réduites.

La notion de citoyenneté permet aux personnes atteintes de maladies mentales d'aller « au-delà de la simple allocation ou gestion des ressources financières ou physiques et implique plutôt une forme d'assistance morale qui appelle leur pleine participation » (Perron et al., 2010, p. 108). Les droits et les libertés associés à la citoyenneté sont très importants d'un point de vue éthique. Mais ce qui est souvent négligé est de savoir si une personne appartient à la société en général et à différents sous-groupes qui lui sont utiles. L'appartenance ici souligne que la personne est un membre précieux et à part entière, de sorte qu'il manque au groupe en cas d'absence et qu'il doit aux autres membres certaines choses, tout comme ils lui doivent certaines choses. Il est accepté « tel quel », tant en termes de reconnaissance de la faillibilité humaine inéluctable, de l'incohérence, des forces, des aspirations et de tout ce qui l'a amené à être ce qu'il est ici et maintenant. Cela va au-delà de l'accent mis sur la fourniture de services de qualité à ceux qui souffrent de problèmes de santé mentale et d'addiction. La citoyenneté et l'appartenance sont centrées sur l'adhésion à un réseau particulier de relations. La discrimination et la marginalisation peuvent aboutir à ce que la personne « ne soit pas l'une de nous » et qu'elle soit hors de la communauté ou reléguée à ses limites appauvries et solitaires, qui sont toutes deux existentiellement cruelles.

Un autre facteur communautaire souvent négligé porte sur les attentes. Trop souvent, le grand public est trop exigeant envers les personnes souffrant de maladies mentales et d'addictions, car il n'accorde pas suffisamment d'importance à l'impact des déterminants sociaux de la santé, de la stigmatisation, de la chronicité et la rechute souvent décourageantes de ces maladies. D'autre part, la société peut être trop paternaliste et sympathique, de telle sorte qu'on s'attende à trop peu de choses. On ne saisit pas les occasions pour encourager et applaudir la persévérance, la bonté, l'ingéniosité et l'expertise vécue des gens. On met plutôt l'accent sur les symptômes psychologiques et comportementaux de la maladie et les thérapies et les traitements prescrits, et non sur le genre de personne qu'il est. Il est défini par la maladie. Ce réductionnisme éthiquement préoccupant explique pourquoi beaucoup de gens évitent les expressions comme « il est autiste ...» ou « les schizophrènes sont ...» et parlent plutôt de « ceux qui souffrent de dépression » ou « il a un diagnostic ou des traits de trouble de la personnalité limite. »

2.4 Être un personnel soignant/un fournisseur de soins

Il existe des preuves empiriques que la famille et les amis apportent une assistance et un soutien importants aux personnes souffrant de problèmes de santé mentale et d'addiction. Cela présente souvent des défis d'ordre pratique si la législation en vigueur relative à l'information personnelle sur la santé interdit la révélation de l'information aux membres de la famille sans le consentement explicite du client. Dans la plupart des cas, les maladies mentales ne sont pas encore guérissables ; ce sont des problèmes de santé à long terme. Cela signifie que la famille et les amis sont encore plus importants pour aider quelqu'un à travers les rechutes attendues. Certaines de ces rechutes peuvent être très préjudiciables pour ces relations : par exemple, la démence entraîne souvent des comportements agressifs ainsi que la désinhibition (par exemple, le déshabillage, les obscénités fréquentes, les remarques sexuelles). Les maladies mentales peuvent entraîner des comportements effrayants tels que l'agressivité verbale, psychologique et physique, la perte de biens (par exemple, si une personne a des problèmes de démence de jeu ou conduit avec les facultés affaiblies) et plus encore. Par conséquent, les membres de la famille peuvent nécessiter une aide psychologique et émotionnelle pour faire face à leurs craintes et à leurs détresses quant à l'impact partagé de la maladie mentale ou de l'addiction de la personne. Les membres de la famille peuvent devenir des « malades » secondaires d'une maladie ou d'une addiction particulière.

La nature unique du travail des psychiatres et des thérapeutes « [pose] des exigences éthiques supplémentaires sur la pratique » (Radden & Sadler, 2010, p. 59). Un engagement thérapeutique important nécessite d'entrer dans la vie intérieure des clients, d'examiner et souvent de remettre en cause les interprétations, les croyances, l'image de soi, les craintes et les espoirs des clients. Les cliniciens peuvent apprendre des détails qu'aucune autre personne dans la vie d'un client ne connait. Au nom de la sécurité, les professionnels de la santé sont autorisés, ils sont souvent censés le faire, à utiliser des pouvoirs gouvernementaux ou policiers qui violent les droits fondamentaux et les libertés. En conséquence, les caractères des professionnels sont très importants. Radden et Sadler identifient un nombre considérable de vertus de caractère et présentent des explications détaillées sur les raisons pour lesquelles elles sont essentielles au travail habituel et quotidien des psychiatres et des thérapeutes. Les traits nécessaires incluent la fiabilité, la connaissance de soi, l'intégrité, l'empathie, la convivialité, la sincérité, l'authenticité, le désintéressement, « le respect du patient et du projet de guérison », et plus encore (ibid, p. 136).

Dans les contextes judiciaires, une préoccupation commune est la loyauté partagée dans laquelle les professionnels et les équipes de soins devraient empêcher l'individu de nuire à autrui et de violer les lois civiles ou pénales, et pourtant travailler avec la personne pour construire une alliance thérapeutique pour l'aider à se remettre de la maladie ou du trouble. Lorsque les cliniciens sont invités à évaluer une personne à des fins judiciaires, il est essentiel que la personne comprenne que le clinicien agit pour le compte de la Cour et non pour son compte. Dans ce cas, les responsabilités fiduciaires globales du rapport médecin-client ou de l'infirmière-client sont suspendues dans une certaine mesure. Si le psychiatre ou le thérapeute est incapable d'avoir une relation différente avec le client en procédant à cette évaluation, il est éthiquement sage pour lui de refuser d'effectuer l'évaluation. Le grand public n'apprécie pas souvent les tensions inhérentes entre les rôles des systèmes de santé et des cliniciens et le système judiciaire et les rôles des avocats et de la police, surtout lorsque les craintes et les préjugés du public sont exploités par les médias ou par des intérêts politiques. Pourtant, le conflit de valeurs entre ces deux systèmes est nécessaire d'un point de vue éthique, comme on le verra dans les sections ci-dessous.

3. Pourquoi la science, la technologie et les facteurs cliniques, sont-ils importants d'un point de vue éthique ?

Comparés à un grand nombre d'interventions et de programmes de médecine physique, les services et les traitements de la santé mentale et de l'addiction font face à des défis supplémentaires qui ont une importance éthique. Les trois questions suivantes clarifient ces défis.

3.1 Nos connaissances des maladies mentales et des addictions

Comme Schmidt et al le soulignent : « Les définitions de la maladie mentale ont tendance à comporter deux aspects : un élément normatif et un élément fonctionnel. Les définitions normatives définissent le comportement anormal à la lumière de ce qui est typique, habituel, ou de la norme ...., [alors que] la mauvaise adaptation suggère une diminution de la capacité de fonctionner par rapport à la moyenne » (2004, p. 10). Pourtant, les déclarations qui font autorité en matière de connaissances et de faits sont moins nombreuses en psychiatrie et en psychologie qu'en médecine physique. L'expérience individuelle et la subjectivité continuent d'informer la plupart des diagnostics psychiatriques. L'incertitude scientifique subsiste, comme le montre la description brève de l'évolution des classifications psychiatriques.

En 1948, l'Organisation mondiale de la santé a créé *la classification internationale des maladies* (CIM). En 1952, l'American Psychiatric Association (APA) a publié le *Manuel diagnostique et statistique des troubles mentaux* (*DSM*), un bref glossaire des différents troubles psychiatriques fondé sur la théorie psychanalytique. Cela a été considéré comme une première étape positive car différents troubles ont été identifiés et rendus publics pour l'utilisation pratique de la communauté. Pourtant, le *DSM-I* n'a pas été largement adopté parce que les troubles étaient définis de manière relativement large, les descriptions étaient assez brèves, et de nombreux praticiens n'étaient pas freudiens. Seize ans plus tard, le *DSM-II* a été publié, mais les modifications n'ont pas remédié de manière significative aux limites de la première version. Cependant le *DSM-III* (1982) était différent. Il était réputé non fondé sur le plan théorique. Ses catégories diagnostiques étaient plutôt fondées sur des symptômes comportementaux observés et signalés. Il a recueilli les éloges de la communauté psychiatrique parce que ses multiples facteurs de problèmes représentaient plus précisément la complexité des troubles. De plus, les catégories et les critères de diagnostic avaient un coefficient d'objectivité plus élevé (Pincus et McQueen, 2002 ; Schmidt et al., 2004 ; Wilson et Skodol, 1994). Le *DSM-III-R* (1987) apportait différentes clarifications et corrections, tandis que le DSM-IV (1994) ressemblait beaucoup à son prédécesseur, mais il a été créé de manière particulièrement remarquable : le consensus des équipes d'experts sur chaque trouble a été renforcé par la contribution de la communauté psychiatrique dans son ensemble ainsi que par ceux qui participent à la révision de la CIM. Le *DSM-IV* était également fondé sur des preuves empiriques scientifiquement plus solides (par opposition aux preuves anecdotiques). Bien que le *DSM-IV-TR* (2000) ne comporte pas de révisions majeures, il a apporté diverses clarifications.

Durant cette période, un mouvement antipsychiatrique a émergé aux États-Unis. L'un de ses partisans les plus connus est le psychiatre Thomas Szasz (2009 ; 1976 ; 1961). Il soutient que très peu de troubles ont un fondement cérébral ou organique. La majorité des troubles du *DSM-IV* reflètent plutôt des préférences personnelles qui ne sont pas conformes aux normes sociales. En conséquence, ces personnes éprouvent des difficultés dans la vie quotidienne. Ceux qui estiment que les méfaits des « normes sociales inadaptées » l'emportent sur les avantages peuvent, s'ils le souhaitent, demander l'aide d'autres personnes pour réduire ou éliminer ces difficultés. Mais comme les maladies ne sont pas d'ordre physiologique, dit Szasz, le fait de chercher l'assistance des médecins et des programmes médicaux n'a aucun sens.

Le mouvement antipsychiatrie perdure aujourd'hui. En fait, certaines personnes et groupes de défense embrassent le terme « folie » comme une façon de contrer ce qu'ils croient être le pouvoir et l'autorité illégitimes et hégémoniques des institutions psychiatriques et médicales (Foucault, 1988 ; Wilson & Beresford, 2002).

Le processus épistémique de la création de connaissances typologiques est souvent appelé nosologie, ou classification/catégorisation médicale. La nosologie continue de poser problème dans le domaine de la santé mentale et des addictions, car les questions demeurent : « Qu'est-ce qui fait de quelque chose un trouble mental [ou addictif] ? Et ce quelque chose constitue-t-il une catégorie ? » (Schmidt et al ; p. 11). En 2012 ou 2013, l'APA a publié le *DSM-V*. Il inclut un nouveau cadre ou une nouvelle approche : les dimensions plutôt que les principales catégories. Il y a deux types généraux de dimensions. Tout d'abord, les diagnostics des cliniciens tiennent compte de la gravité des symptômes plutôt que de leur seule présence ou absence. Deuxièmement, il y a des symptômes « transversaux », comme l'anxiété et les pensées suicidaires, qui accompagnent de nombreuses maladies. En conséquence, certains troubles devraient être retirés de la liste et d'autres nouveaux troubles répertoriés. En d'autres termes, certaines personnes n'auront plus de diagnostic psychiatrique, les diagnostics de certaines personnes seront affinés et certaines personnes seront nouvellement diagnosticables. Un débat professionnel sur les avantages et les inconvénients de cette nouvelle approche a été lancé (Banzato, 2004, Collier, 2010, Helzer et al ; 2007, Kraemer, 2007).

Un débat similaire est en cours dans le traitement et les soins de l'addiction. Une addiction à l'alcool, au tabac, aux drogues illégales ou aux médicaments sur ordonnance, est-elle un type de maladie ou un choix personnel ou quelque chose d'autre ? L'alternative la plus populaire au paradigme de la maladie considère les addictions comme plus complexes : elles sont le résultat combiné de facteurs biologiques, psychologiques et sociologiques. Les chercheurs et les praticiens diffèrent quant au paradigme qu'ils trouvent plus fidèle. Mais les implications éthiques de cette différence sont réelles. Les personnes qui développent un cancer, un psoriasis ou un glaucome ne sont généralement pas considérées comme coupables d'un point de vue éthique pour la perte de capacités importantes ou le besoin de services de santé financés par l'État. Si l'alcoolisme est considéré comme une maladie, alors la personne dépendante de l'alcool ne peut être blâmée de « l'avoir. » C'est une correction apportée à la condamnation morale traditionnelle des personnes qui ont des problèmes de consommation d'alcool. Si la responsabilité suit la causalité, alors une explication biopsychosociale suppose quelque chose de différent. La physiologie, la psychologie et l'environnement social des personnes sont présumés être autocontrôlables et modifiables, mais pas totalement. Ils sont également présumés être modifiés par les actions et les inactions d'autres personnes. En conséquence, s'il y a des conséquences négatives, la culpabilité de ce qui aurait pu être changé doit être partagée plutôt que de s'appliquer uniquement à la personne. Le lieu de responsabilité par rapport à une addiction revêt une importance sur le plan éthique parce qu'il est relié au concept éthique de justice. Ce concept de justice, et plus particulièrement l'égalité et l'équité, devrait être accessible. Il permet de déterminer le montant des services financés par l'État par rapport aux services financés par des fonds privés aux personnes ayant des problèmes d'addiction.

3.2 Traitements et soins

Ceux qui ne sont pas des psychiatres, des psychologues ou des thérapeutes en toxicomanie, ne se rendent peut-être pas compte de la grande diversité des traitements et des thérapies disponibles. Par exemple, il y a plus de deux cents psychothérapies, regroupées, par exemple, comme la thérapie comportementale cognitive, la thérapie familiale, la pleine conscience, la thérapie artistique, la psychanalyse et plus encore. Cela augmente l'incertitude et la complexité de trouver la thérapie qui profitera le plus ou au moins suffisamment à une personne particulière. Dans le cas des traitements psychopharmacologiques, ils ont eu une histoire mouvementée. Dans les années 1950, on espérait que les nouveaux médicaments pourraient procurer un soulagement efficace et durable des symptômes invalidants des maladies ... un changement prometteur du caractère apparemment indéfectible du soutien psychothérapeutique et du caractère irréversible et extrêmement invasif des interventions psychologiques. En plus des avantages physicochimiques, les médicaments pouvaient également être administrés sans la coopération ou le consentement d'un client. Cela était impossible pour les psychothérapies. Ils ne pouvaient être bénéfiques si la personne n'était pas en phase de changement approprié et n'était pas volontairement engagée, que ce soit elle ou son décideur de substitution qui avait donné le consentement.

La première génération de médicaments antipsychotiques ou « typiques » a malheureusement causé à beaucoup de personnes des effets secondaires très graves et irréversibles tels que la dyskinésie tardive. La génération suivante de médicaments antipsychotiques, les « atypiques », devraient causer moins d'effets secondaires. Alors que les médicaments de deuxième génération ont aidé beaucoup de personnes, les effets à long terme sont désespérément négatifs. Par exemple, les personnes atteintes de schizophrénie peuvent développer le diabète en raison de certains de ces médicaments (Amiel et al ; 2008 ; Lowe et Lubos, 2008 ; Muench & Hamer, 2010). Pourtant, il faut des années et des millions de dollars pour développer un nouveau traitement pharmacologique qui peut apporter des améliorations significatives, pas seulement en termes de mesures biochimiques ou physiologiques, mais aussi en termes de mesures de qualité de vie. Les effets négatifs des médicaments, tels que le gain pondéral important, la pensée lente, la mollesse, permettent d'expliquer en partie pourquoi les personnes cessent de les utiliser, seulement pour constater qu'elles retombent dans un état grave qui peut nécessiter une hospitalisation d'urgence ou involontaire.

Dès le début, le financement de la recherche sur les maladies mentales et les addictions a été disproportionnellement faible par rapport au financement de la recherche sur les maladies physiques. En 2004-2005, par exemple, l'Institut de recherche en santé du Canada a consacré 7,5% de son budget de 700 millions de dollars à la santé mentale et à l'addiction (Comité sénatorial permanent, 2008). Pourtant, environ 20% des Canadiens ont un problème de santé mentale au cours de leur vie. La même année, le Royaume-Uni a dépensé 6% de ses 950 millions de dollars de ses fonds gouvernementaux de recherche en santé sur la santé mentale (Kingdon & Nicholl, 2006). En 2011, les Instituts nationaux américains de la santé alloueront seulement 4% de leur budget à l'Institut national de la santé mentale (National Institute of Health, 2010). En conséquence, les traitements et les thérapies disponibles sont souvent moins fiables et moins spécifiques que ceux des différents problèmes médicaux. De plus, plus de fonds de recherche sont consacrés à des interventions pharmacologiques par rapport aux interventions psychothérapeutiques ou alternatives, en partie parce que l'industrie pharmaceutique dépense presque autant que les gouvernements en matière de recherche en soins de santé (Organisation mondiale de la Santé, 2004). Cela signifie que les psychothérapies nouvelles ou plus efficaces sont moins susceptibles d'être développées et qu'une partie des fonds de recherche est utilisée à des fins économiques, à savoir l'amélioration de la compétitivité du potentiel commercial et de la rentabilité d'un médicament.

3.3 Les modèles de pratique quotidienne

Certaines cliniques et certains hôpitaux offrent des traitements et des programmes d'addiction et de santé mentale nettement différents (Finney & Moos, 2006 ; Futterman et al., 2004). Par exemple, le travail d'un programme de traitement de la toxicomanie peut être guidé par des principes de réduction des méfaits. Des exemples familiers d'une approche de réduction des méfaits sont les sites d'injection sûrs et les programmes d'entretien à la méthadone pour les anciens consommateurs d'héroïne. Le travail d'un autre programme, cependant, peut s'inspirer d'un modèle d'abstinence de traitement. En outre, ce qui est considéré comme réduction des méfaits peut varier considérablement d'un clinicien à un autre (Miller et al., 2008). Ils peuvent calculer différemment les bienfaits et les méfaits d'une activité particulière en fournissant, par exemple, des informations sur les différents contextes de la consommation d'alcool et leurs risques relatifs. Il est néanmoins tout aussi important que les opinions des cliniciens puissent différer quant à la moralité de cette activité. En acceptant, par exemple, la décision d'un client de commencer à prendre des taxis pendant les périodes de consommation excessive d'alcool en fin de semaine, car la réduction des méfaits peut sembler tolérer l'ivresse volontaire du client. Certains cliniciens croient que cela constitue une violation flagrante de leur éthique professionnelle, mais d'autres non (Miller, 2008).

Les modèles de soins des milieux de santé mentale sont également différents : par exemple, les modèles fondés sur les points forts, les modèles axés sur l'autonomisation, le rétablissement, le traumatisme, la garde, la réadaptation et l'asile. En conséquence, la façon dont les clients sont considérés et engagés par les cliniciens et les équipes peut varier. Une approche fondée sur les points forts, évidemment, s'occupe des capacités positives des clients à faire face et à améliorer leur état de santé et leur situation. Une approche d'autonomisation met l'accent sur la correction des déséquilibres historiques et actuels du pouvoir – des déséquilibres généralement profonds – entre les personnes souffrant d'un problème de santé mentale ou d'addiction et les professionnels de la santé et leurs institutions ou entre ces mêmes personnes et la société dans son ensemble. Les concepts éthiques de mandat, d'autodétermination, de voix et de libération sont en harmonie avec l'autonomisation. Une approche de rétablissement met l'accent sur les évaluations, les aspirations, les interprétations et le rythme d'une personne, et adopte « la perspective à long terme » dans laquelle le rétablissement est reconnu comme un parcours qui se poursuit toujours. Comme le montrent Gagne et al., (2007) et Ontken et al., (2007) par rapport au rétablissement, les valeurs éthiques focales sont l'intégrité narrative, la résilience, l'engagement et la faillibilité.

Il est éthiquement important d'identifier et de comprendre le modèle de pratique qui se rapporte à une situation particulière de traitement car les valeurs éthiques inhérentes peuvent varier. En termes de modèle de soins d'un programme spécifique, un objectif lié à l'éthique devrait être la cohérence entre les valeurs fondamentales du modèle, les interactions entre le personnel et le client et les types de thérapies et de soins offerts. Cependant, les modèles peuvent devenir désuets car on apprend davantage sur ce qui aide les clients à maintenir et à reprendre des activités et des relations importantes, à mesure que d'autres programmes et systèmes changent et que la certitude augmente concernant ce qu'on considère comme maladies mentales et interventions efficaces.

La psychiatrie, la psychologie et la gestion des cas sont qualifiées de « judiciaires » lorsqu'elles sont appliquées et utilisées dans notre système de justice. Elles incluent des analyses scientifiques et théoriques du comportement criminel, des efforts cliniques, institutionnels et collectifs, visant à prévenir ou à dissuader le comportement qui viole la loi, les évaluations des risques, les diagnostics des procédures judiciaires et la psychologie policière. L'importance éthique de ce travail est de séparer la compréhension de la raison pour laquelle une personne s'est comportée d'une certaine manière – en termes de « nature et culture » – du fait de la juger moralement. La confusion entre la nature et la culture ou la confusion entre les processus biologiques et les processus de socialisation caractérisent les inquiétudes de l'antipsychiatrie.

4. Pourquoi les lois et les règlements sont-ils importants d'un point de vue éthique ?

On dit parfois que les services et les contextes de la santé mentale et des addictions sont dictés par les lois et les institutions juridiques, que ce soient les tribunaux, les législatures, les organismes de réglementation, les prisons et les maisons d'arrêt, ou la police. Une préoccupation commune est que la société fait usage de ses différents pouvoirs pour ses intérêts collectifs au détriment des intérêts individuels ou minoritaires. Cette préoccupation est historiquement exacte dans de nombreux pays quant à la façon dont ils ont répondu aux personnes souffrant de problèmes de santé mentale ou d'addiction. Trop souvent, ces réponses ont été dictées par des normes sociales de comportements et d'apparences acceptables. Si les comportements ou les apparences violaient ces normes et règles, les réponses communes seraient la sanction, l'expulsion sociale, le contrôle soumis à des mesures de quarantaine, les interventions chirurgicales et même la mort. Cependant, il y avait souvent des personnes compatissantes et des groupes religieux qui ont lutté contre les édits de la société en offrant une aide fondée sur l'amour et des lieux de refuge à des personnes considérées comme des personnes innocentes souffrant d'avidité ou de pensée désordonnée.

4.1 Les droits et les devoirs concernant la prise de décision et le consentement

La prise de décision personnelle est généralement l'une des premières préoccupations éthiques dans les milieux ou les questions de soins de santé, en grande partie à cause des tribunaux et des organes législatifs. Aujourd'hui, les soins de santé impliquent de nombreuses thérapies et procédures, même dans les pays économiquement défavorisés ou en développement. La plupart des programmes de formation médicale et infirmière comprennent maintenant des séminaires et des discussions sur les droits légalement protégés des clients pour commencer, modifier ou interrompre toute intervention ou service et les tâches qui en découlent pour honorer ces décisions. Le consentement valable – qui autorise un professionnel à agir – est obtenu lorsque la personne est informée des avantages, des risques et des charges d'une intervention particulière par rapport aux autres options, [et] a la capacité requise pour prendre cette décision et ne fait pas l'objet de pression, de coercition ou de manipulation, pour décider.

Ces trois éléments du processus de consentement peuvent être gênés ou compromis par la nature ou les symptômes des maladies mentales et des addictions. D'abord, être informé. Les travailleurs de la santé négligent souvent cet élément lorsque les clients refusent les traitements recommandés. C'est pourquoi le processus de consentement est partagé : si un traitement est refusé, la raison en est peut-être que des informations personnellement non pertinentes, inutiles ou inintelligibles ont été fournies de manière non intentionnelle. La révélation opportune et les explications intelligibles font partie des tâches courantes des cliniciens. Selon la section clinique plus haut, notre compréhension de la nature et des causes des problèmes de santé mentale et d'addiction est relativement limitée, bien qu'elle soit en augmentation. Des diagnostics précis peuvent prendre un temps considérable et les pronostics peuvent être très incertains. Les thérapies et les traitements disponibles peuvent être scientifiquement prometteurs, mais on ne dispose pas encore de suffisamment d'études de recherche de haute qualité pour être en mesure de fournir des informations extrêmement fiables et nuancées aux patients. Les cliniciens peuvent donc avoir du mal à fournir aux clients des informations personnelles et utiles sur leurs maladies, leurs pronostics et leurs traitements personnellement bénéfiques.

Le deuxième élément d'un processus de consentement valable est d'avoir une capacité mentale « suffisante » pour décider. Lorsque les clients refusent les traitements, cet élément peut attirer une plus grande attention disproportionnée des cliniciens que les deux autres éléments. La législation gouvernementale stipule souvent des critères spécifiques qui, s'ils ne sont pas remplis, signifient que la personne n'a pas les capacités légalement requises pour prendre ses propres décisions en matière de santé. Deux critères comprennent souvent des normes législatives : (1) la capacité de la personne de comprendre l'information, et (2) sa capacité d'apprécier les conséquences de subir ou ne pas subir l'opération. Ces capacités peuvent être sapées par la maladie mentale ou l'addiction. Mais aucun ensemble de questions ou d'exercices d'évaluation n'est encore considéré comme l'ensemble validé *par excellence* des évaluations exactes. Par conséquent, différents cliniciens peuvent évaluer une personne différemment et estimer qu'elle a ou n'a pas la capacité de prendre une décision particulière. Il est toutefois important de noter que la législation et les décisions de justice estiment généralement qu'une personne souffrant d'un problème de santé mentale ou d'addiction peut toujours avoir la capacité nécessaire pour accepter ou refuser une thérapie recommandée. En d'autres termes, la dépression, la manie, la paranoïa ou les hallucinations n'annulent pas, en soi, les capacités nécessaires pour prendre des décisions de traitement ou d'autres décisions liées à la santé.

Le troisième élément est le volontarisme. Certaines thérapies et soins peuvent nécessiter un contrôle social, environnemental et corporel (par exemple, consultation en groupe, modification du comportement, dispositifs de protection). La coercition est donc une possibilité continue. De plus, certains problèmes de santé mentale peuvent entraîner un manque de maîtrise de soi (c'est-à-dire, la manie, la désinhibition) ou des craintes accrues (par exemple, la schizophrénie paranoïde, avec des antécédents de traumatismes ou de violences). Cela signifie que le caractère envahissant, l'exigence ou la restriction de certains traitements peuvent les rendre indésirables, même s'ils peuvent profiter à la personne d'une autre manière. En outre, en dépit d'un décideur de substitution légal qui consent au traitement au nom d'une personne qui manque de capacité, il sera toujours traumatisant et nuisible à l'alliance thérapeutique chaque fois qu'un traitement est administré contre la volonté de la personne (par exemple, avec le personnel de sécurité présent, par injection forcée, par application forcée d'un dispositif de protection pour empêcher l'automutilation). Avant de décider donc si une intervention répond aux souhaits et aux intérêts préalablement exprimés de la personne, un décideur de substitution doit comprendre non seulement le type de traitement recommandé, mais aussi la façon dont il sera administré et quelle sera l'expérience personnelle probable de celui qui « est traité ».

4.2 Droits et devoirs en matière de vie privée et de confidentialité

La législation gouvernementale en matière de collecte, d'utilisation et de partage des informations personnellement identifiables sur l'état de santé est commune de nos jours. Ces lois, statuts et règlements protègent le droit des citoyens à la vie concernant leur santé, leur esprit, leurs corps, et des activités connexes, en délimitant les tâches des professionnels et des organismes qui doivent garder ces informations aussi confidentielles que possible tout en les utilisant de manière efficace et efficiente. Pour préserver la confiance des clients et des familles, les limites de la confidentialité et les obligations légalement requises de signaler devraient être discutées aussitôt que possible par les travailleurs de la santé. Plus loin dans ce chapitre, la stigmatisation et la discrimination seront examinées en détail, mais il suffit de dire que la nécessité de protéger l'information sur la santé mentale et l'addiction est particulièrement importante. L'employeur et l'assureur d'une personne, en apprenant qu'elle souffre d'un problème de santé mentale ou d'addiction, peuvent prendre des décisions importantes et irréversibles. Cette nécessité de protéger cette information peut cependant involontairement faire obstacle, voire nuire, aux interactions et aux relations des professionnels avec les familles des patients.

Alors que de nombreux organismes de santé font de la centralité de la famille l'une de leurs valeurs d'entreprise, cette approche est plus complexe dans les contextes de santé mentale et d'addiction parce que la famille peut avoir consciemment ou plus souvent, inconsciemment contribué à la mauvaise santé de la personne. Trop souvent, les membres de la famille se maltraitent mutuellement sur les plans émotionnel, psychologique et/ou physique. Pourtant, la recherche et les témoignages montrent que les personnes retrouvent et maintiennent une bonne qualité de vie grâce au soutien familial. Je dirais même plus, le soutien familial peut être un facteur protecteur (Cleveland et al., 2010 ; Ivanova & Israel, 2006 ; Korol 2008 ; Piko & Kovacs, 2010). Surmonter ce dilemme exige que les travailleurs de la santé possèdent de solides capacités de communication, d'interaction et d'évaluation. Les cliniciens et les organismes de santé doivent être très actifs dans la mise en place de pratiques visant à protéger la vie privée des clients et à équilibrer les intérêts concurrents des clients et de leurs familles sans perdre leur confiance ou compromettre davantage leurs relations.

4.3 Droits et devoirs en matière de sécurité

Le concept de *parens patriae* en philosophie politique signifie qu'un gouvernement légitime agit comme un parent patriarcal ou un père envers ses citoyens. Il est donc responsable de leur bien-être général et de leur sécurité, et doit prendre parfois des décisions qui vont à l'encontre de leurs souhaits immédiats. Un citoyen risque d'être blessé de sorte que ces pouvoirs officiellement délégués pour s'acquitter du devoir du gouvernement (comme la police et les professionnels de la santé) sont censés intervenir en son nom. Il en va de même si le citoyen porte atteinte à un autre citoyen innocent ou représente pour lui une grave menace. Les représentants gouvernementaux peuvent agir unilatéralement pour faire cesser ou prévenir de tels dommages, surtout si les victimes potentielles manquent de capacités ou de ressources nécessaires pour se protéger.

Les maladies mentales et les addictions peuvent entraîner des risques graves pour la personne : suicide, autonégligence (par exemple, mauvaise hygiène), atteinte à soi-même (par exemple, se couper, s'arrachage des cheveux, se gratter de façon répétitive). Les pouvoirs gouvernementaux d'hospitaliser, restreindre, isoler ou traiter une personne contre ses souhaits, lorsque ses comportements sont dus à une maladie mentale, sont souvent légalement énoncés dans la législation sur la santé mentale. La même législation précisera qui est juridiquement tenu d'agir de force contre les souhaits de la personne lorsque d'autres personnes pourraient être blessées par elles ou risquent de subir des préjudices en raison du problème de santé mentale. S'il n'existe pas de problème de santé mentale réel ou soupçonné, alors la personne serait traitée conformément aux lois civiles ou pénales en vigueur. Des questions sur le type (seulement physique ou psychologique aussi ?), la probabilité, l'urgence ou l'imminence (dans les prochains jours ou plus ?), la gravité ou l'importance (menaçant la vie, invalidant et/ou menaçant la dignité ?) se posent lorsqu'on rédige ou révise ces lois. Bien que la législation sur la santé mentale dans la plupart des juridictions convienne que l'intervention gouvernementale est justifiée lorsque la mort ou un préjudice physique grave sont probables, il y a des désaccords sur la question de savoir si d'autres préjudices devraient être empêchés unilatéralement et par la force. Des questions similaires se posent dans les contextes de soins lorsque les travailleurs de la santé, les membres de la famille et la police tentent de décider s'il convient ou non d'invoquer leurs pouvoirs délégués par le gouvernement.

La législation gouvernementale doit s'efforcer de trouver un équilibre entre la sécurité de la personne et des autres et l'ampleur et la durée des restrictions imposées à la personne. Quels droits et libertés dont jouissent les autres citoyens perd-elle et pour combien de temps ? Quelles sont les options les moins invasives et restrictives ? Ces questions cherchent à savoir si la réponse à son comportement nuisible porte sur le maintien de la sécurité ou sur la punition de comportements indésirables.

4.4 Les mécanismes institutionnels

La punition est un souci pour les établissements de santé mentale parce que leurs objectifs concurrents incluent la sécurité des clients individuels et la sécurité des autres. Il existe quatre théories du châtiment : la théorie de la rétribution, la théorie de la dissuasion, la théorie de la réadaptation et la théorie de la réparation. Les trois dernières théories résonnent avec différents paradigmes cliniques. Une telle cohérence peut involontairement lier la punition aux interventions cliniques. Il est essentiel pour les cliniciens et les équipes de mettre l'accent sur les comportements et les décisions qui se rapportent au problème de santé pour lequel le client cherche une aide thérapeutique. Les interventions et les interactions d'accompagnement ne doivent pas être punitives.

Une tendance judiciaire récente est la création de « tribunaux de santé mentale » et de « tribunaux de traitement de la toxicomanie ». Leur objectif est de dissuader ceux qui ont été reconnus coupables de violer certaines lois, bien que ce soient des crimes non violents, loin des prisons et des maisons d'arrêt. Le facteur atténuant dans cette condamnation est que ces personnes ont enfreint une loi particulière à cause d'une maladie mentale ou d'une addiction. Le fait que quelqu'un souffre d'un problème de santé mentale ou d'addiction ne signifie pas que toutes ses actions et ses choix sont déterminés par le problème. Pour bénéficier du « détournement médical », les infractions doivent être le résultat du problème de santé ; par exemple, le jugement de la personne est altéré parce qu'elle était en état d'ivresse ou répondait à des pensées paranoïaques ou à des voix intérieures menaçantes. En conséquence, un juge décide si la personne devrait être réorientée vers un établissement de santé approprié pour recevoir un traitement et des soins pour le problème de santé mentale ou d'addiction. Historiquement, les systèmes judiciaires n'ont fourni aucun traitement minimal en matière de santé mentale et d'addiction parce que la punition et le contrôle étaient les priorités et que le financement était insuffisant. Un traitement ciblé, intégré et soutenu dans les programmes hospitaliers devrait aider ces personnes à retourner plus rapidement à la communauté et à ne pas récidiver. Ceux qui sont dirigés vers les tribunaux de santé mentale et de traitement de la toxicomanie peuvent habituellement choisir de faire entendre leurs affaires dans « un tribunal ordinaire » avec la possibilité, s'ils sont reconnus coupables, d'être prochainement emprisonnés ou mis en libération conditionnelle. Toutefois, on a constaté que ceux qui acceptent d'être intégrés au système de santé peuvent être sous son égide plus longtemps que s'ils avaient été en prison ou en maison d'arrêt. Il peut sembler que le détournement est plus sévère et donc moins juste. Cela rappelle l'absence de thérapies très efficaces, faciles à maintenir, ou de services communautaires adéquats pour justifier une libération conditionnelle.

La jurisprudence thérapeutique est un concept forgé pour la première fois par David Wexler, professeur de droit et de psychologie, dans une conférence des *National Institutes of Health* (NIH) donnée en 1987 (Corvette, 2000). Il soutient que les systèmes et les processus judiciaires peuvent être bénéfiques ou néfastes à ceux qui enfreignent les lois civiles ou pénales. Être responsable, traité équitablement, aidé à exercer les droits à un procès équitable, tandis que d'autres ont le devoir de respecter la règle de droit impartiale, sont considérés comme psychologiquement et existentiellement favorables à la personne en tant que membre égal de la communauté. En outre, le système judiciaire peut aider à arbitrer les injustices subies dans le domaine public : « La jurisprudence thérapeutique est normative. Elle suggère que, dans la mesure du possible, en accord avec la procédure régulière et les valeurs et les objectifs de justice, les effets indésirables devraient être évités ou minimisés et les effets positifs optimisés » (ibid., 103). La jurisprudence thérapeutique est conforme aux tribunaux de santé mentale et aux tribunaux de traitement de la toxicomanie dans une certaine mesure. Ces contextes judiciaires regroupent les employés de deux grands secteurs sociaux : le système judiciaire et le système de santé. Néanmoins, la prudence est de mise. Plusieurs juristes et universitaires craignent que les rôles de ces employés soient fusionnés, de façon illégitime, de sorte que les limites entre ces rôles soient franchies. En d'autres termes, les fonctionnaires de la justice vont trop loin – au-delà de leur connaissance et de leur formation – dans le travail des employés de santé et vice-versa (Dickie, Moore, 2007 ; Nolan, 2003). En outre, les avantages varient entre les femmes et les hommes. Ceci, à son tour, justifie une étude approfondie concernant les points de vue des différents intervenants sur la signification ainsi que sur les effets de ces tribunaux et de leurs procédures (Hunt et al ; 2007, Moore, 2007 ; Shaffer et al., 2009).

Des débats similaires ont eu lieu lorsque les législatures ont envisagé de modifier les lois existantes sur la santé mentale pour inclure les ordonnances de traitement communautaire. Ces ordonnances, qu'on appelle souvent le traitement communautaire non volontaire, sont censées organiser un ensemble de services communautaires de soutien afin qu'une personne puisse quitter l'hôpital et vivre en sécurité dans la communauté comme une option moins restrictive. Si, toutefois, les prestataires et les organismes communautaires ne s'acquittent pas de leurs responsabilités et que la personne est susceptible d'être en conséquence dangereuse, alors elle peut être réhospitalisée de force immédiatement. La question est de savoir comment évaluer éthiquement cette option : uniquement sur des conséquences probables (par exemple, moins d'hospitalisations urgentes, des hospitalisations plus courtes) ? Actuellement, on ne sait pas assez pourquoi les ordonnances de traitement communautaire sont associées à certains résultats positifs. Est-ce dû à la disponibilité permanente de soutiens globaux ou est-ce dû à la menace latente du client qui est réhospitalisé contre son gré ? (Burns et Dawson, 2009 ; Hunt et al., 2005).

Les établissements de santé mentale et de lutte contre les addictions rencontrent une autre difficulté sous la forme de directives anticipées. Des directives anticipées ont été discutées pendant des années dans le cadre de la médecine physique et de soins aigus. Les directives médicales anticipées permettent aux personnes de désigner qui sera leur décideur de substitution en matière de soins de santé et/ou de fournir des orientations pour les décisions ultérieures lorsqu'elles n'ont plus la capacité de décider en leur propre nom. Des preuves empiriques montrent que les directives psychiatriques anticipées, ou « les cartes de crise » au Royaume-Uni, réduisent la fréquence et la durée des hospitalisations d'urgence. Elles accroissent également la confiance entre les cliniciens et les clients (Srebnik & Russo, 2008 ; Sutherby et al., 1999). Pourtant, les discussions sur l'utilité des directives psychiatriques anticipées ignorent souvent un détail important : les directives peuvent-elles être invoquées *avant* que les personnes ne répondent aux critères juridiques pour être jugées incapables ? Ou ne peuvent-elles être invoquées qu'après qu'elles sont jugées incapables ? Le scénario « après » n'est pas trop controversé d'un point de vue éthique ou juridique parce que la directive constitue réellement la participation du client au plan de soins et établit des « souhaits antérieurement exprimés » pertinents (Bogdanoski, 2009 ; Swanson et al., 2006). Baptisé « un contrat d'Ulysse » d'après la fable grecque d'Ulysse, le scénario « avant » est certainement controversé. S'il existe des normes législatives et des décisions de justice pour protéger la prise de décision par des citoyens capables, alors il pourrait s'avérer difficile, voire juridiquement impossible, pour les citoyens de renoncer à leur droit à une telle protection décisionnelle.

5. Pourquoi le contexte organisationnel est-il important d'un point de vue éthique ?

Au cours des premières décennies de la recherche en bioéthique, l'examen et le débat académique et professionnel ont mis l'accent sur le travail des chercheurs utilisant des sujets humains et des praticiens de « chevet » ou de « première ligne ». La question qui a élargi ce champ de recherche pour y inclure les administrateurs, les membres de la direction, de l'exécutif et du conseil d'administration était, je crois, les coûts galopants des services de santé qui n'étaient pas remboursés de façon adéquate par les régimes d'assurance gouvernementaux et privés. Aux États-Unis, la décision de Medicare et de Medicaid dans les années 1980 de passer du remboursement selon les groupes de diagnostics aux coûts de soins gérés par capitation a confirmé l'impact énorme de la gestion sur les relations client-professionnel. En outre, l'augmentation des déficits annuels a rendu l'unité de soins de santé un problème pour tous, patients, praticiens, hôpitaux, employeurs commerciaux, ministres de la Santé. Tous les pays économiquement développés connaissent maintenant une demande qui dépasse l'offre de soins de santé, malgré l'augmentation des budgets. Les progrès technologiques continus sont généralement plus coûteux et la conviction des citoyens que ce qui est « nouveau » et « plus » produit de meilleurs résultats sur la santé est souvent de courte durée.

Une « organisation » sera définie ici comme un groupe désigné de personnes spécialement formées ou qualifiées travaillant vers un but ou un objectif commun. En tant que tel, un bureau de consultation à l'attention des adolescents qui consomment de la drogue en milieu rural, composé de trois travailleurs en toxicomanie et d'un administrateur de bureau, constitue une organisation, comme chaque unité distincte d'un hôpital psychiatrique, comme l'hôpital dans son ensemble. Les considérations organisationnelles ne relèvent pas de la seule responsabilité de la direction ; elles relèvent de la quasi-totalité des membres du personnel.

5.1 Les facteurs organisationnels

Les considérations organisationnelles dans les soins de santé se répartissent en quatre grandes catégories, dont chacune mérite une brève explication quant à sa pertinence pour la pratique éthique dans les milieux de la santé mentale et des addictions. Une première catégorie est l'éthique de la mission ou du mandat de l'organisation. Le but d'une organisation, qu'elle soit formellement et explicitement décrite ou qu'elle soit implicite dans ses activités régulières, détermine les personnes envers lesquelles l'organisation est responsable et comptable et pour quelle raison ... et envers lesquelles elle n'est pas responsable. En résumé, un mandat définit les groupes de personnes envers lesquelles l'organisation doit répondre par « Oui, nous pouvons vous aider » et envers lesquelles elle peut répondre légitimement par « Vous devrez chercher de l'aide ailleurs ». Dans les soins de santé contemporains, les organisations de soins de santé ont souvent développé un ensemble de valeurs pour guider la réalisation de leur mission et leurs objectifs stratégiques. Il convient de répéter ici un point dans l'introduction du présent chapitre : certaines valeurs sont intrinsèquement éthiques (par exemple, être digne de confiance, soulager la souffrance). D'autres valeurs peuvent être instrumentalement éthiques (c'est-à-dire la gestion financière afin de maximiser le nombre de clients servis).

Une deuxième catégorie est l'éthique de la gouvernance d'une organisation de soins de santé : quelles devraient être les normes opérationnelles directrices et selon quels principes ? La gouvernance sera aussi bien interne qu'externe. Parmi les exemples de gouvernance externe figurent les normes d'accréditation, les règlements sur l'emploi et la santé au travail, la législation gouvernementale en vigueur, les règles de financement, les codes de pratique des collèges professionnels et le conseil d'administration/directeurs de l'organisation. Parmi les exemples de gouvernance interne, mentionnons les contrats de travail négociés, un code de conduite pour les employés, un comité de la qualité de sécurité, tout document qui précise les droits des patients ainsi que le « répertoire » le plus vaste et le plus complet de la gouvernance interne, des politiques et des procédures écrites.

Une autre catégorie générale d'éthique organisationnelle des établissements de soins de santé est l'éthique de l'acquisition, l'allocation et la disposition des ressources. Ici, les « ressources » s'appliquent non seulement à l'argent, mais aussi au personnel, aux lits, aux séances de consultation, au matériel, à l'espace physique et au temps des professionnels. La façon dont les ressources sont obtenues est éthiquement importante, comme en témoignent les débats sur la recherche de fonds provenant de sociétés pharmaceutiques et de jeux ou sur le recrutement d'infirmières et de professionnels venant de pays qui manquent cruellement de personnel qualifié. L'allocation des ressources, comme nous l'avons indiqué plus haut, est la question de l'éthique organisationnelle la plus connue dans le domaine des soins de santé : comment répartir équitablement les ressources, même s'il n'y a qu'une pénurie « légère », est une question difficile et n'est souvent éclairée que par un calcul utilitaire implicite. L'établissement d'un ordre de priorité d'accès et la prestation de services aux patients hospitalisés et aux patients non hospitalisés se produisent régulièrement et incluent de grandes décisions, comme celles qui concernent les médicaments à inclure ou à exclure d'un formulaire hospitalier, la façon de répondre aux demandes d'accès de « *Very Important Persons* » et le nombre de fois qu'un client hospitalisé ou son décideur de substitution peuvent refuser un lit communautaire sans conséquence. La « disposition » des ressources a d'abord attiré l'attention par rapport aux discussions sur l'impact environnemental de ce qui était rejeté par les hôpitaux tertiaires et de soins actifs. Pourtant, la fermeture ou la réduction des services peut signifier des licenciements du personnel et la réduction des heures de travail. Le renouvellement de tout le matériel informatique peut signifier la décision de donner les ordinateurs remplacés à une école éloignée ou à un centre communautaire destiné aux personnes ayant des problèmes d'addiction. Les décisions concernant la « disposition » impliquent des valeurs éthiques, comme celles qui concernent la personne qui subira un préjudice par rapport à celle qui tirera un avantage. Elle devrait aider à identifier les solutions de rechange et les justifications applicables, et qui est responsable de la prise de décision finale.

La dernière catégorie est l'éthique de la culture et du climat d'une organisation. Comprendre ce que sont la culture, le climat et leur impact a été un sujet privilégié dans l'éthique et la littérature des affaires depuis un certain temps. La culture se reflète dans ce qui est considéré comme acceptable par rapport à des comportements et des interactions inacceptables. Elle est tellement ancrée et présumée être « juste » qu'il n'est pas nécessaire qu'elle soit écrite partout. La culture comprendra des normes sur la manière dont le personnel devrait travailler dur, ce qu'on doit considérer comme humour, quelles questions peuvent et ne peuvent être posées à haute voix, et quel est le nombre de décisions que les comités ont prises par rapport aux personnes. Le climat est un mot métaphorique pour saisir l'humeur actuelle de l'organisation : est-il confiant, de sorte que le fait d'essayer quelque chose de nouveau sans autorisation administrative soit une chose sûre à faire ? Ou est-il méfiant, de sorte que « ne pas semer le trouble » est bien conseillé ? Ou est-il festif de sorte qu'être un peu moins productif pendant un certain temps est acceptable ?

Dans pratiquement toutes les questions d'ordre éthique concernant des clients, les considérations organisationnelles auront un impact implicite ou explicite sur leurs traitements, leurs soins et leurs interactions avec les autres clients, le personnel, les membres de la famille et les tiers. Dans certains cas, les réponses du personnel seront éthiquement plus faibles ou plus fortes en raison de ces considérations. Entre autres exemples de la vie quotidienne, mentionnons les pratiques et les politiques sur les restrictions anti-tabagisme, la recherche des effets des clients, les comportements intimes et sexuels des clients hospitalisés, la consommation de substances illégales par les clients pendant la thérapie, les réponses du personnel, lorsque les clients peuvent conduire avec des facultés affaiblies, les engagements et l'absence des engagements du personnel lorsqu'une cliente enceinte consomme des substances illégales, et ainsi de suite. Les politiques et les pratiques doivent trouver un équilibre entre les intérêts et les responsabilités concurrents, souvent contradictoires. Comme l'a souligné Winkler (2005), les politiques peuvent minimiser ou exacerber les déséquilibres de pouvoir et de ressources entre les membres du personnel aussi bien qu'entre le personnel et les clients, en fonction de la façon dont ils sont élaborés et mis en œuvre. Comme l'explique mémorablement l'article de Skorpen et al., (2008) sur les zones fumeurs dans un établissement psychiatrique, les clients peuvent chercher comment retrouver le pouvoir et le statut égal. Sur un point distinct mais lié, les initiatives en matière de sécurité seront éthiquement fondées. Cependant, la sécurité peut devenir le « soleil » qui masque toutes les autres considérations, ou « un atout » qui réduit au silence tous les autres intérêts et toutes les autres voix. Selon la culture et le climat d'un établissement de santé, il peut être politiquement imprudent de suggérer que les mesures de sécurité entraînent plus de charges et d'inconvénients que prévu.

Les cliniques et les hôpitaux qui marchent peuvent fonctionner involontairement de manière à traumatiser ou à retraumatiser les clients. Beaucoup de personnes ayant des problèmes de santé mentale ou d'addiction ont subi de graves traumatismes, que ce soit des violences physiques, émotionnelles et/ou psychologiques. Si les pratiques d'un cabinet médical ou d'une clinique de santé sont impersonnelles, coercitives ou irrespectueuses, la personne peut les trouver encore plus affligeantes et stressantes car ses expériences passées d'être réduite au silence, d'avoir subi des pressions et d'être humiliée demeurent gravées dans sa mémoire. En outre, les programmes et les unités peuvent fonctionner avec une telle allégeance aux « règles » que le jugement et l'intégrité professionnels disparaissent. L'intégrité exige un minimum de lutte intérieure, selon le juriste Stephen Carter (1996). En d'autres termes, l'intégrité est louable parce qu'elle est difficile à réaliser. Par conséquent, si les raisons des travailleurs de la santé d'agir viennent de leur « respect des règles », alors ils pourraient être salués comme étant des partisans avisés de règles, mais ceci n'a rien à voir avec le fait d'être professionnel ou intègre. Comme nous l'avons souligné dans l'introduction, les raisons d'agir ne sont peut-être pas fondées sur des valeurs éthiques, mais plutôt sur d'autres considérations, telles que l'intérêt personnel, la commodité, le pouvoir ou la fatigue.

5.2 Les programmes et les services médico-légaux

Les difficultés et les complexités éthiques des programmes et des environnements médico-légaux sont nombreuses et importantes, comme on le montre tout au long de ce chapitre. Dans le cas des services médico-légaux, il convient d'éviter le « glissement » involontaire de la police et du système pénitentiaire dans le système thérapeutique. Le langage est un indicateur évident de cette pénétration : les clients ou les patients ont des privilèges qu'ils peuvent perdre, retrouver et exercer. Pourtant, le mot « privilèges » évoque l'impérialisme et l'importance de la parenté parce que les privilèges sont accordés par une partie à une autre. Si l'on adopte plutôt une approche fondée sur la responsabilisation ou les points forts, les cliniciens pourraient se référer aux « responsabilités » ou aux « actions » d'un client, telles qu'elles ont été énoncées dans la décision du tribunal ou du comité de révision. Il y aurait des conséquences positives et négatives selon qu'elle assume ou non ses responsabilités, plutôt que la rhétorique moralisante et/ou infantilisante des « conséquences pour récompenser le bon comportement ». Pour contribuer à équilibrer les rapports de force de manière plus équitable, son équipe clinique et la gestion du programme auraient également différentes responsabilités à assumer. Un autre exemple est la contrebande, dans laquelle il est interdit aux clients d'avoir certains éléments avec eux à l'hôpital. Mais la « contrebande » est un mot familier de la police et de la lutte antidrogue lié au trafic. Il n'appartient pas à un environnement propice à la guérison (rappelez-vous que la personne a été détournée de la prison ou du système pénitentiaire). Une autre formulation pourrait être des « articles dangereux » ou des « articles interdits », qui sont des descriptions précises mais beaucoup moins polarisantes. Les textes écrits de portée éthique des psychologues et des psychiatres comportent généralement un chapitre sur les moyens éthiquement défendables d'évaluer formellement une personne pour les tribunaux de sorte que la personne ne suppose pas à tort que le clinicien ait ses intérêts à l'esprit. Comme nous l'avons indiqué plus haut, les travailleurs de la santé peuvent avoir du mal à maintenir l'équilibre approprié entre offrir une thérapie et respecter les demandes légitimes d'un tribunal. Il est essentiel que les programmes examinent de manière très active et ouverte leurs pratiques courantes. Ces forums permettent au personnel de soutien de traiter la détresse morale à laquelle ils s'attendent qui découle du respect des engagements concurrents. (Austin, 2001 ; Morse, 2008 ; Pouncey &

Lukens, 2010). En outre, il est important de comprendre les expériences réelles de ces situations vécues par les clients plutôt que de partir de simples hypothèses, car l'important déséquilibre des pouvoirs entre le clinicien et le client peut saper progressivement les engagements professionnels.

6. Pourquoi les facteurs systémiques sont-ils importants d'un point de vue éthique ?

Depuis le passage d'un grand hôpital tertiaire de soins intensifs à un grand hôpital de santé mentale et de lutte contre les addictions, les facteurs systémiques ont occupé une place prépondérante dans mes analyses et recommandations éthiques. À l'instar de Sokol, j'ai progressivement pris conscience de l'impact de ces facteurs sur la vie quotidienne des clients, des familles et des travailleurs de la santé en écoutant de plus en plus d'histoires personnelles : quelqu'un qui ne peut se permettre qu'un logement insalubre et craint que les punaises ne s'infiltreront bientôt dans ses effets personnels, un ludothérapeute frustré que les clients ne soient pas accueillis dans un gymnase communautaire et les parents de milieux ruraux dont le régime d'assurance payé par l'employeur limite la psychothérapie pour leur enfant agressif à dix séances par an. Les facteurs systémiques sont implicites dans les activités courantes d'une communauté ou d'une société qui se déroulent juste à l'extérieur des murs d'un cabinet privé, d'une clinique ou d'un hôpital. Trois types de facteurs sont particulièrement pertinents pour déterminer de manière tenable les réponses normatives ou, en d'autres termes, « ce qui devrait arriver ». En outre, ces facteurs fondent toute décision en matière de santé et de soins dans la réalité d'une société ou d'une communauté particulière. Éviter ces facteurs dans les analyses d'ordre éthique peut entraîner des réponses inefficaces ou attribuer des responsabilités de manière disproportionnée.

6.1 La stigmatisation

Le premier facteur éthiquement important est la stigmatisation. Il existe de nombreuses définitions de la stigmatisation, mais Jo Phelan et Bruce Link (2001) en donnent une définition nuancée. Ils suggèrent qu'elle comporte quatre éléments, qui reflètent sa complexité de manière appropriée : (1) les différences humaines sont identifiées et caractérisées, (2) ces différences sont liées à des qualités négatives, (3) celles qui sont différentes deviennent « elles » comme distinctes de « Nous » et (4) le statut social de la personne ou du groupe diminue et la discrimination injuste se produit. Ceux qui constituent la majorité de la société, prisonniers de la vérité apparente des « statistiques de la courbe en cloche », supposent généralement que ce qui est commun constitue ce qui est « normal » et ce qui est exceptionnel ne constitue pas seulement ce qui est rare, mais aussi ce qui est moralement anormal. Tel que décrit par les récits historiques des sociétés, le traitement de ceux dont la pensée était inhabituelle a traditionnellement été fondé sur la peur et la répression. En outre, si les pensées des personnes étaient accompagnées de comportements et d'apparences qui violaient l'étiquette et les normes sociales, les réponses collectives comprenaient la marginalisation méprisante, le contrôle par des règlements de quarantaine ou le traitement forcé. Historiquement, ce sont principalement les institutions caritatives ou confessionnelles qui s'efforçaient de prendre soin des personnes atteintes de maladies mentales jusqu'aux cinquante dernières années ou presque en Amérique du Nord et en Europe. La stigmatisation reste cependant un problème contemporain. Par exemple, sur la base de son rapport du Sénat de 2006 sur les maladies mentales et les addictions et les services disponibles intitulé « De l'ombre à la lumière », la commission canadienne de la santé mentale a lancé il y a dix ans « ouvrir les esprits », une initiative de lutte contre la stigmatisation et la discrimination.

La stigmatisation et la discrimination sociales ou communautaires – liées aux concepts éthiques de la déshumanisation et de l'injustice – permettent d'expliquer pourquoi la plupart des gens se montrent d'abord hésitants à chercher des tests psychiatriques et psychologiques en raison des dommages durables d'être traités de personnes souffrant d'un problème de santé mentale ou d'addiction. Les familles, aussi, tardent à demander l'information et l'aide des cliniciens et de programmes, en ne s'appuyant souvent que sur l'anonymat et l'absence de jugement garantis par Internet. Garder les problèmes de santé secrets limite l'accès ainsi que les offres de soutien nécessaire, physique, psychologique, relationnel, éducatif et économique. Pourtant, la stigmatisation et la discrimination vont au-delà de la réponse du grand public à ceux qui souffrent d'un problème de santé mentale ou d'addiction. Des études ont également révélé que de nombreux travailleurs de la santé mentale et de la lutte contre les addictions adoptent une attitude inconsciente ou consciente de stigmatisation et de discrimination à l'égard de leurs propres clients malgré leurs interactions quotidiennes avec eux (Flanagan et al., 2009), et Schulze, 2007). Il est également prouvé que les travailleurs de la santé mentale et de la lutte contre les addictions sont eux-mêmes stigmatisés en travaillant dans ce domaine de la santé (Gouthro, 2010 ; Halter, 2008 ; Stuhlmiller, 2005).

La discrimination des personnes souffrant de problèmes de santé mentale et d'addiction peut être plus subtile, mais elle peut être tout aussi injuste. Il est important d'examiner si le principe de deux poids, deux mesures est présumé ou fondé. Les cliniciens et les équipes peuvent limiter les activités des clients qui seraient autorisées dans la société en général. Par exemple, un programme résidentiel peut autoriser les résidents à se livrer à des comportements intimes, consensuels et sans exploitation, dans leurs chambres privées, mais s'attend à ce que ces comportements représentent une activité « hautement responsable » ou « importante ». Cependant, le programme peut comporter une politique de recherche qui suppose que les résidents soient plus dangereux et plus perfides que ce qu'on a réellement vécu. Les reportages des médias et les compagnies de télévision et de cinéma cherchent à sensationnaliser les troubles et les comportements rares ainsi que les comportements qui entraînent des accusations criminelles ou des condamnations. Par exemple, les programmes et l'attention des travailleurs de la santé peuvent être disproportionnellement dirigés vers la consommation par les gens de drogues illégales par rapport à leur consommation de tabac et d'alcool. Pourtant, le tabagisme et la consommation d'alcool causent plus de morts et de comorbidités graves que la marijuana, voire l'héroïne.

Le langage change lentement aussi. Le résultat d'un test de dépistage de drogues dans l'urine que subit une personne suivant un traitement contre l'addiction à la cocaïne est considéré comme « sale » (Radcliffe et Stevens, 2008 ; Rose et al., 2005). Cependant, les résultats des analyses d'urine pour les personnes atteintes de diabète sont décrits comme « positifs » ou « négatifs ». En tant que «toxicomanes», « schizophrènes » ou « délinquants sexuels », les personnes sont réduites à une maladie particulière ou à une catégorie de comportement. On assiste à un mouvement dans le domaine des toxicomanies qui a tendance à parler de toxicomanie, de mésusage et d'abus ..., plutôt que de parler toujours d'addiction. L'étude de Hofman et coll., en 2003, sur les femmes des quartiers défavorisés qui consommaient les drogues injectables et utilisaient les services de santé de proximité beaucoup moins que les consommateurs masculins de drogues injectables dans la même région a révélé les efforts continus des femmes afin de s'acquitter de leurs responsabilités familiales et communautaires et de conserver un sentiment de respectabilité. La critique de l'utilisation continue des termes dégradants et paternalistes de « conformité » et « non-conformité » par les travailleurs de la santé concerne également la stigmatisation (Acosta et al., 2009 ; Proulx et al., 2007 ; Stewart & De Marco, 2010). En raison de la stigmatisation, de la discrimination, des effets secondaires négatifs et de la nature humaine, il n'est pas étonnant que les personnes ne suivent pas les traitements prescrits au niveau élevé de « conformité » nécessaire. Comme l'ont souligné les représentants des systèmes et des clients, ceux qui reçoivent des services de santé ne se fixent pas un objectif personnel de « se conformer davantage » à leur traitement (Jennifer Chambers, 2010, communications personnelles). Ils se fixent plutôt des objectifs plus importants, tels que l'obtention d'un emploi durable, le fait de se sentir assez bien pour aider un fils à faire ses devoirs ou avoir plus de confiance dans sa sagesse durement acquise.

6.2 Les déterminants sociaux de la santé

Être en bonne santé ne dépend pas uniquement de la physiologie, de la génétique et des choix de modes de vie. Les facteurs sociaux et culturels ont également un impact important (Lauder et al., 2007). Alors que l'Organisation mondiale de la Santé (2003) identifie plusieurs déterminants sociaux, trois revêtent une importance éthique particulière pour les contextes de santé mentale et d'addiction : le logement, le chômage et la pauvreté, et l'isolement social. Le pourcentage de personnes sans abri et souffrant d'une maladie mentale, bien qu'il soit difficile à déterminer avec précision, est estimé entre 20% et 50% dans différentes études sur les villes canadiennes, britanniques et américaines (Hwang, 2001 ; Meltzer, 2008 ; la coalition nationale pour les sans-abri, 2009 ; Neale, 2008., le comité permanent du Sénat, 2006). La relation entre les logements précaires et inadéquats et les maladies mentales et les addictions est considérée comme bidirectionnelle. En d'autres termes, les logements insalubres contribuent à l'apparition ou à la rechute des maladies mentales et des addictions, tout comme les maladies mentales et les addictions contribuent à la perte de logements adéquats et fiables. Reflétant la persistance de la discrimination,

« NIMBY » ou « *not in my back yard* » est une réponse communautaire commune, qui s'oppose aux initiatives des agences gouvernementales ou privées de logement pour les personnes ayant des problèmes de santé persistants, comme les maladies mentales et les addictions.

Les personnes souffrant de problèmes de santé mentale et d'addiction courent un risque accru de vivre dans la pauvreté (Canadian Mental Health Association, 2007 ; Hudson, 2005 ; Wilton, 2004). La schizophrénie, par exemple, se manifeste généralement à la fin de l'adolescence ou à l'âge adulte, ce qui signifie que les efforts éducatifs sont perturbés. Le manque d'études postsecondaires réduit généralement la compétitivité sur le marché du travail. La stigmatisation signifie qu'il est plus difficile de trouver un emploi convenable – bien que de nombreux pays soient dotés de lois interdisant la discrimination fondée sur les conditions de santé – et une fois embauchées, les personnes doivent souvent être vigilantes pour garder secrets leurs antécédents de santé mentale ou d'addiction. Les gouvernements peuvent offrir une aide financière aux personnes incapables de travailler en raison d'une incapacité physique ou mentale, mais le montant de l'aide prévoit généralement un faible niveau de vie.

On appelait autrefois les hôpitaux psychiatriques les « asiles » parce qu'ils étaient considérés comme des refuges contre les incertitudes et les rigueurs de la vie quotidienne. Mais la grande majorité de ces hôpitaux sont devenus d'immenses institutions entourées de murs robustes et de hautes clôtures dans lesquelles les personnes souffrant de problèmes de santé mentale ont vécu leur vie séparées de la communauté. L'exclusion est un anathème pour la santé et le bien-être des personnes humaines. En outre, certaines maladies mentales, comme l'autisme, la paranoïa et les troubles de la personnalité, s'accompagnent d'une capacité réduite à comprendre ou à faire confiance à d'autres personnes, ce qui, à son tour, sape l'établissement de relations. Aux préjugés du public et aux conséquences pour de nombreuses personnes souffrant de problèmes de santé mentale, s'ajoutent l'isolement et la marginalisation (Baum et al., 2010 ; Elisha et al., 2006 et Morgan et al., 2008 et 2007).

6.3 Les systèmes médicaux et sociaux en général

Le troisième facteur systémique éthiquement important, ce sont nos systèmes sociaux et médicaux. Trois problèmes permettent d'illustrer l'impact tangible de ces systèmes sur les thérapies disponibles et le rétablissement réalisé. D'abord, des conflits d'intérêts éthiquement inquiétants peuvent exister. Quand un gouvernement vend de l'alcool et exploite des lieux de jeu (par exemple, les casinos, les loteries), cela va à l'encontre de son mandat de santé publique (Andersen, Livingstone & Adams, 2011 ; Walker & Jackson, 2011). Même si un gouvernement ne réglemente que les ventes commerciales de ces produits et activités, leurs coffres reçoivent d'immenses sommes d'argent provenant de taxes de luxe sur l'alcool, les jeux et les cigarettes. Comme en témoigne le « *Big Tobacco Settlement* » aux États-Unis, seuls quelques-uns des 48 États dans le cadre du recours collectif ont affecté une partie importante de leur proportion du règlement, estimée à 235 milliards de dollars, à la prévention et au traitement du tabagisme. Les autres États ont attribué leur part de règlement à la réduction du déficit, aux besoins en infrastructures et à des utilisations plus générales (Johnson, 2004).

Un autre problème systémique est la couverture sociale historique et déloyale ou le remboursement des traitements non médicaux et non hospitaliers. Par exemple, les régimes d'assurance-maladie des Gouvernements provinciaux et territoriaux du Canada ont tendance à ne pas rembourser les psychothérapies ou les traitements alternatifs offerts par des membres de la communauté qui ne sont pas médecins, mais ils remboursent les traitements offerts/prescrits par les médecins et/ou offerts en milieu hospitalier. Dans la plupart des cas, le psychologue/le thérapeute et les mesures psychologiques sont payés soit par les régimes d'assurance des employeurs, soit par les patients eux-mêmes (Parker et Burke, 2005). Ces régimes limitent généralement leur couverture à des niveaux faibles. En fait, le Congrès des États-Unis a adopté la loi sur la parité de la santé mentale et sur l'équité en matière de toxicomanie en 2008 pour contribuer à remédier à cette inégalité en exigeant que les régimes de santé fédéraux remboursent les services de santé mentale au même niveau que les services médicaux.

Les considérations systémiques contribuent à des « situations de portes tournantes », qui sont habituellement et injustement identifiées à des « patients de portes tournantes ». Ces situations portent sur les gains en matière de santé, obtenus par quelqu'un qui reçoit les services intensifs et publics dans un hôpital, mais gains qui se dissipent rapidement une fois que la personne réintègre la communauté qui peut manquer de certains services, ou dispose de services insuffisants ou qui ne sont ni faciles à comprendre ni efficaces. La continuité des soins et l'exhaustivité des services font défaut. En conséquence, cela nécessite bientôt une réhospitalisation pour recevoir des traitements plus intensifs et plus complets. Le retour à la maison peut signifier que les avantages s'avèrent non durables et qu'une réhospitalisation est probable. Ce cycle répétitif est particulièrement préoccupant si la maladie est telle qu'il n'est pas physiologiquement possible de retrouver entièrement les niveaux de fonctionnement d'avant la crise. La réforme du système de santé et la réforme du système social apparaissent sur les plateformes électorales de la plupart des pays, mais il est difficile de réaliser la réforme étant donné l'immense complexité des programmes et l'attente perpétuelle d'un financement accru.

7. Conclusion

7.1 Les cas revisités

Comment ces différentes recommandations et précautions peuvent-elles approfondir et affiner notre compréhension des cas cités au début du présent chapitre et réorienter nos réponses de ce qui est éthique de manière minimale à ce qui est éthique de manière optimale ?

Le cas 1 : D'abord, l'infirmière devrait vérifier ce que prévoit la législation en vigueur selon laquelle, le cas échéant, le professionnel de la santé est responsable de ce qu'il déclare, à qui, et sur quelles preuves. Si la législation attribue la responsabilité, est-ce uniquement à un médecin ou à tout travailleur de la santé qui a un contact direct avec un client ? Si la responsabilité incombe uniquement à un médecin, l'infirmière est-elle *légalement* tenue d'aviser le médecin ? La responsabilité est-elle définie comme obligatoire ou permise ? En termes de preuve, est-elle établie sous la forme d'une évaluation professionnelle ou d'une simple croyance ou opinion ? Les réponses à ces questions devraient guider l'infirmière par rapport à ce qu'elle dit au médecin et ce qu'elle et/ou le médecin disent à Sergei.

Même s'il n'y a pas de législation en vigueur, cela reste un problème potentiel de *santé* que le médecin devrait aborder avec Sergei de manière solidaire. Les taux de dépendance à l'alcool sont les plus élevés en Russie, il est donc plus probable qu'il ait aussi un problème de toxicomanie ou, à tout le moins, peut avoir des difficultés personnelles à faire face à son alcoolisme. Si le médecin et/ou l'infirmière concluent qu'ils ont une obligation légale d'en faire rapport, il leur appartient de décider s'ils contacteront effectivement le ministère. Ils peuvent décider plutôt de parler d'abord avec Sergei, d'en apprendre davantage sur ses habitudes de consommation et ses motivations, et de l'informer de leur obligation légale d'en faire rapport. Ce faisant, ils mesurent les conséquences probables pour Sergei, les membres de sa famille (qui peuvent être dans la voiture quand il est affaibli) et le grand public. Ils peuvent aussi croire que l'ouverture et le soutien aideront à préserver leur relation thérapeutique avec lui et augmenteront la probabilité que, s'il abuse de l'alcool, il poursuivra le traitement et/ou le soutien. Si les cliniciens signalent Sergei au ministère et que le ministère décide de révoquer son permis, ils devraient être prêts à soutenir – s'ils ont des informations corroborantes pertinentes concernant ses efforts réussis pour contrôler l'état de santé qui a entraîné une conduite dangereuse – une nouvelle demande de licence à l'avenir.

Le cas 2 : Un membre de l'équipe devrait savoir exactement ce que prévoit la loi sur la santé mentale. Il est imprudent et peu professionnel de s'appuyer sur des suppositions et des croyances infondées. La nocivité des maladies sexuellement transmissibles (MST) fait l'objet d'un débat. Par exemple, certaines maladies sexuellement transmissibles ne peuvent être déclarées en vertu de toute réglementation provinciale ou étatique sur la santé publique, certaines ne peuvent être déclarées que dans certaines juridictions, et certaines peuvent être déclarées dans toutes les juridictions. En outre, l'hospitalisation involontaire est-elle la mesure préventive la moins restrictive ? L'équipe peut illégitimement présumer qu'Ana-Li elle-même considère la grossesse ou une maladie sexuellement transmissible comme quelque chose à prévenir. Le paternalisme doit être tempéré comme n'importe quel jugement moral sur les « mères célibataires », « l'inadéquation maternelle » ou la promiscuité. On ne sait pas si Ana-Li manque de capacité pour prendre des décisions concernant les mesures visant à réduire le risque de maladies sexuellement transmissibles, de grossesse, ou d'activité sexuelle. L'hypersexualité seule n'implique pas l'incapacité. L'équipe doit partager ses préoccupations avec Ana-Li et le fait de manière sensible et mûre. Il ne faut pas supposer que tous les membres de l'équipe sont suffisamment expérimentés et qualifiés pour parler de sexualité et d'intimité.

Toutefois, si Ana-Li manque de capacité pour prendre des décisions concernant de telles mesures préventives, l'équipe devrait se tourner vers sa mère pour prendre les décisions d'ordre médical. L'équipe devra être plus habile dans ses discussions avec la mère d'Ana-Li afin que ce soient les valeurs du client qui soient respectées. On doit s'attendre à ce que les parents et les jeunes adultes divergent quant à la signification et aux risques d'activité intime et de grossesse. Certes, la monoparentalité se révèle difficile sur le plan financier et autre, mais cela est souvent dû à des contraintes sociétales plutôt qu'à l'apathie de l'individu. La diligence est nécessaire pour ne pas appliquer deux poids, deux mesures, où la plupart des parents jouissent d'une grande latitude, mais ceux qui souffrent de problèmes de santé mentale doivent atteindre une norme beaucoup plus élevée. Il ne serait pas surprenant qu'un membre de l'équipe recommande la notification rapide d'une agence locale de protection de l'enfance en raison de la possibilité qu'Ana-Li soit enceinte et incapable de prendre soin d'un enfant. Cependant, il s'agit d'un « jugement hâtif » qui peut refléter les préjugés et le mépris. En outre, une fois que l'appel à l'agence est passé, il ne peut pas être « défait » et le nom d'Ana-Li peut être indéfiniment enregistré dans son système. Cela pourrait être stigmatisant et peut l'affecter négativement à l'avenir.

Le cas 3 : La santé des clients du programme devrait être améliorée et maintenue plus longtemps en bénéficiant du soutien et des conseils des pairs travailleurs et de la compréhension par le personnel de la façon dont leurs foyers (ou plus souvent, leur « logement ») contribuent à leur bien-être ou le sapent. Les membres de l'équipe devraient également en tirer profit sur le plan professionnel, car les connaissances des pairs travailleurs peuvent contribuer à lutter contre la dépendance excessive à l'égard du modèle médical et les visites à domicile permettent aux membres d'identifier et de mieux adapter les services aux circonstances des clients et d'être donc plus efficaces. Mais les considérations cliniques – qui sont liées à l'éthique, car elles présentent d'importants avantages pour les personnes concernées – n'épuisent pas ce cas. Un pair travailleur chargé du soutien peut jouer un rôle très particulier : par exemple, le rôle peut être conçu de manière à ce que les travailleurs ne « donnent » pas une thérapie ou ne fournissent pas un traitement. Ils ne remplacent pas non plus la famille ou les amis absents, en permettant d'occuper le temps libre des clients. Les pairs travailleurs chargés du soutien ont plutôt leur propre expertise et leurs moyens pour aider les clients à être aussi sains qu'ils le souhaitent. Les membres de l'équipe peuvent involontairement inciter les pairs travailleurs chargés du soutien à prendre leur travail et à violer ainsi les limites des rôles. Les pairs travailleurs eux-mêmes peuvent être inconsciemment attirés par l'autorité apparemment plus grande des professionnels, surtout si les travailleurs travaillent conjointement avec le personnel de la clinique ou de l'hôpital. Ce sont des considérations organisationnelles.

D'un point de vue éthique, il est question ici de pouvoir, d'autorité et de voix, ce qui signifie que la confiance du client dans l'équipe et les travailleurs est en jeu, tout comme la confiance entre l'équipe et les travailleurs. L'initiative sur les visites à domicile est complexe sur le plan éthique, car certains clients peuvent préférer garder leur domicile, loin du « regard médical » de l'équipe. D'autres clients peuvent toutefois apprécier les visites à domicile en raison de la commodité, et il serait peut-être utile d'équilibrer leur relation de pouvoir avec les membres de l'équipe. Les membres de l'équipe n'apprécient peut-être pas cette perte implicite de pouvoir. Et si le client vit dans une zone dangereuse de la ville, les membres de l'équipe peuvent hésiter à y aller seuls, mais les ressources du programme peuvent être fortement limitées si le personnel fait des visites à domicile par groupes de deux. Néanmoins, l'équité en matière d'accès aux services de santé exige des efforts proportionnels (plus d'efforts si l'accès est plus difficile) pour atteindre ceux qui vivent dans des zones inhospitalières en raison de la pauvreté résultant d'une maladie mentale ou d'une addiction grave, par rapport aux efforts visant à atteindre les personnes vivant dans des zones plus sûres. Aucune initiative ne devrait être imposée unilatéralement aux clients, bien que les initiatives semblent cliniquement raisonnables. Le directeur, les dirigeants et les administrations doivent demander l'avis d'un groupe représentatif de clients pour s'assurer que les deux initiatives s'adaptent bien aux circonstances et aux besoins des clients. En outre, étant donné que le directeur est nouveau dans le programme, il doit agir en toute confiance dans l'espoir que tout son personnel s'engagera réellement dans sa vision globale, dont les deux initiatives sont représentatives.

Le cas 4 : Il se peut que ce ne soit pas éthiquement suffisant pour une personne possédant de grands talents oratoires de parler au nom de Jane. Étant donné les antécédents de traitement de personnes souffrant de problèmes de santé mentale, leur donner la possibilité d'utiliser leur propre « voix » peut être un signe de respect et montrer une meilleure égalisation du pouvoir. En outre, l'équipe ne devrait pas supposer que sa relation thérapeutique avec Jane est plus importante que sa relation avec l'avocat. Exercer ses options juridiques et participer au système judiciaire sont de précieux droits de citoyenneté. L'équipe peut également présumer à tort que l'avocat n'avait pas expliqué à Jane les éventuels avantages et inconvénients de son témoignage et la façon dont le conseil pourrait probablement interpréter ses remarques. En outre, Jane a peut-être décidé que les avantages de parler – d'affirmer son courage de « se tenir devant » ceux qui jugeront son cas et de leur demander de l'écouter – l'emportent sur les risques possibles. On peut attribuer aux membres de l'équipe un stéréotype erroné selon lequel les avocats d'aide juridictionnelle sont considérés comme moins qualifiés que les avocats de la Couronne et les avocats de société. Au début de l'hospitalisation de Jane, l'équipe aurait dû discuter avec elle de ses responsabilités envers elle, du comité d'examen, de son avocat et de tout engagement concurrent, éventuellement contradictoire. Il est inapproprié d'interrompre de telles conversations juste avant l'audience du Conseil. L'équipe devrait encourager Jane à les consulter et à consulter son avocat ainsi que les ressources mises à sa disposition pour l'aider à retourner dans la communauté, mais elle s'abstient de lui *dire* ce qu'elle devrait faire pour bénéficier d'une libération conditionnelle.

Le cas 5 : Omar révoque-t-il son consentement lorsqu'il dit qu'il ne veut pas aller chez le spécialiste ? Si « oui », mais que l'équipe ne tient pas compte de la révocation parce que le débridement est « clairement dans son intérêt » et que ses ulcères sont débridés, cela constituerait une atteinte. Que se passe-t-il si l'équipe conclut qu'à l'époque où il disait qu'il ne voulait pas y aller, il n'avait pas la capacité de refuser le débridement ? Est-ce que son accord préalable s'applique toujours lorsqu'il en aura la capacité ? Cette situation illustre la différence révélatrice entre le consentement au traitement – une activité décisionnelle – et l'observance du traitement – une activité physique et comportementale. Essayer de l'emmener au cabinet du spécialiste peut entraîner une situation d'escalade de mots durs, de voix élevées, de déclarations menaçantes et alors un « code » doit être imposé. Cela peut nuire à la relation thérapeutique de sorte que lorsqu'il recouvre sa capacité, Omar peut décider que le retour à son domicile le plus rapidement possible soit sa meilleure option immédiate. En outre, le refus d'Omar d'aller à l'hôpital peut refléter la réticence et l'hésitation communes de nombreuses personnes à l'idée d'aller voir les médecins et les thérapeutes. La compréhension des déclarations et des comportements des clients ne devrait pas être réduite aux seules considérations médicales (c'est-à-dire, à la non-conformité) ou aux considérations juridiques (c'est-à-dire le manque de capacité). Il est cependant essentiel de voir les clients d'abord comme des personnes ordinaires avec de nombreuses habitudes, préférences et intérêts similaires, comme tout le monde. En d'autres termes, le souhait d'Omar de ne pas aller chez le spécialiste peut être la réponse de la plupart des personnes qui doivent aller dans les grands hôpitaux ou qui ont des ulcères débridés qui ne guérissent pas. Ceux qui ne sont pas dans un hôpital téléphonent simplement au cabinet du spécialiste et demandent un rendez-vous ultérieur. Mais Omar est à l'hôpital. L'équipe clinique est désormais impliquée et peut, sans le savoir, établir *son* plan de soins plutôt que *celui* d'Omar.

Le cas 6 : L'argent peut compromettre l'intégrité organisationnelle et personnelle et la réputation. Les représentants devraient générer diverses idées pour couvrir les coûts sans pour autant sacrifier le nombre de personnes qu'ils doivent ou qu'ils peuvent assister. Les bénéfices considérables des secteurs pharmaceutiques liés aux alcools signifient qu'ils disposent de ressources pour accroître leur notoriété et la fidélité à la marque. Les représentants de l'agence devraient savoir quels sont les types de restrictions ou de limites que les établissements de santé universitaires – qui s'inquiètent depuis longtemps des conflits d'intérêts, du contenu déséquilibré et de la crédibilité réduite – imposent en termes de soutien financier par les entreprises commerciales, et utilisent comme lignes directrices. En outre, il est intéressant d'examiner la question de savoir si les industries ont établi leurs propres lignes directrices détaillées relatives aux dons. Comme l'illustre le Code d'éthique des compagnies de recherche pharmaceutique du Canada, les industries souhaiteraient peut-être éviter qu'on perçoive l'influence excessive et indue afin de protéger la réputation de l'entreprise. En ce qui concerne la loterie, accroîtra-t-elle la participation suffisamment pour couvrir le coût du soin ? La loterie peut-elle être remplacée par un tirage où tous les inscrits reçoivent un seul billet ? Si le week-end du soin est d'une valeur modeste, il est peu probable d'attirer les personnes ayant des problèmes de jeu. Et beaucoup de temps passera entre l'inscription et le tirage, ce qui signifie que la satisfaction immédiate de gagner, facteur de risque du problème du jeu, est presque impossible.

Le cas 7 : Garder les secrets est risqué, que le détenteur du secret soit la personne ayant un problème de santé, un membre de la famille ou un clinicien. À court terme, les avantages des secrets peuvent l'emporter sur les inconvénients. Néanmoins, il peut s'avérer de plus en plus difficile de les garder. Le risque de la confidentialité peut s'aggraver à mesure que le temps passe. Le « bon moment » pour révéler le secret risque de ne jamais arriver, mais le problème de santé d'Edward est un problème à long terme. Par ailleurs, qu'est-ce qui explique la poursuite de ses visites chez le médecin ? Et qu'est-ce qui explique l'incompatibilité apparente entre le fait de renouveler les prescriptions et le fait de ne pas les avoir remplies ? Des études qualitatives ont révélé que les personnes ont de bonnes raisons pour ce qui semble être initialement un non-respect du traitement recommandé.

En ce qui concerne Sandra et son conjoint, on ne devrait pas s'attendre à ce qu'ils gardent leur maison indéfiniment ouverte à Edward. Les femmes continuent à remplir la plupart des exigences de la famille et de la vie familiale dans la plupart des sociétés, signe permanent de discrimination sociale. Il ne convient donc pas que le médecin suppose que Sandra et son conjoint veulent encore ou devraient accepter qu'Edward réside avec eux. Pour apporter une réponse éthique à ce problème, le médecin devrait faire savoir à Sandra qu'il n'est pas, et qu'il n'était pas approprié pour lui, sur le plan légal éthique, d'exploiter l'administration secrète de médicaments sur ordonnance. Il peut proposer à Sandra d'expliquer à Edward ce qu'elle a fait et pourquoi, et l'aider si elle craint qu'Edward réagisse de manière menaçante ou dangereuse. Le médecin devrait inviter Edward à son cabinet pour discuter de ce qui s'est passé, en donner les raisons et fournir des informations et des ressources pour aider Edward à rester aussi sain qu'il le souhaite. Dans l'esprit de ne pas abandonner son patient et puisqu'il est possible que la relation médecin-patient soit rompue, le médecin devrait être prêt à offrir à Edward les noms des autres cliniciens avec lesquels il peut trouver un soutien thérapeutique et accéder à des traitements médicaux.

7.2 Conclusion

En résumé, les personnes et leurs communautés sont complexes. Les problèmes de nos capacités cognitives et émotionnelles ont de profonds effets. La compréhension et la définition de la cognition et de l'émotion humaines et de leurs interactions continuent d'évoluer en psychiatrie, en psychologie, en neurologie et en neuroscience. En outre, les recherches récentes et les progrès cliniques réalisés en matière de neurologie et de neuroscience ont conduit à l'émergence de la neuroéthique, le domaine le plus récent de la bioéthique et qui porte sur le cerveau humain et le système nerveux. En un sens, la science et ce qui est traditionnellement connu sous le nom de secteur médical n'ont pas encore assumé, à tort ou à raison, en ce qui concerne la santé mentale et les addictions, la position autoritaire qu'ils ont en médecine physique et dans les secteurs de soins de courte durée.

Les engagements et valeurs éthiques fondamentaux restent pertinents : par exemple, la sagesse et la perspective propres de la personne, les obligations de la communauté envers tous ses membres, les devoirs et les limites de l'intervention de l'État dans la vie individuelle et familiale, une vision globale des facteurs contribuant au bien-être individuel et collectif, et les immenses et durables préjudices de la discrimination et de la stigmatisation. La compréhension, l'engagement et l'assistance éthiques en faveur des personnes souffrant de problèmes de santé mentale et d'addiction nécessitent donc des analyses approfondies et globales, des réponses plurielles et intégrées, « la perspective à long terme » et l'engagement permanent, la non-réplication des déséquilibres de pouvoir du passé et de la moralisation, et un rôle ou une position défendable du droit et de la législation.

8. Références

Acosta, F, Bosch, E, Sarmiento, G, Juanes, N, Caballero-Hidalgo, A & Mayans, T. (2009). Evaluation of Noncompliance in Schizophrenia Patients Using Electronic Monitoring (MEMS) and its Relationship to Sociodemographic, Clinical and Psychopathological Variables. *Schizophrenia Research*, Vol. 107, Nos. 2-3 (February 2009), pp. 213-7, ISSN 0920-9964.

Amiel, J, Mangurian, C, Ganguli, R & Newcomer, J. (2008). Addressing Cardiometabolic Risk During Treatment with Antipsychotic Medications. *Current Opinion in Psychiatry*, Vol. 21, No. 6 (November 2008), pp. 613-8, ISSN 0951-7367.

Andresen, M. (2006). Governments' Conflict of Interest in Treating Problem Gamblers. CMAJ, Vol. 175, No. 10 (November 2006), pp. 1191, ISSN 1488-2329. Aristotle. (2009). *Nicomachean Ethics*, World Classics Library, ISBN 019283407X, Des Moines

Austin, W. (2001). Relational Ethics in Forensic Psychiatric Settings. *Journal of Psychosocial Nursing & Mental Health Services*, Vol. 39, No. 9 (September 2001), pp. 12-7, ISSN 0279 3695.

Banzato, C. (2004). Classification in Psychiatry: the move towards ICD-11 and DSM-V. *Current Opinion in Psychiatry*, Vol. 17, No. 6 (November 2004), pp. 497-501, ISSN 0951-7367.

Baum, F, Newman, L, Biedrzycki, K & Patterson, J. (2010). Can a Regional Government's Social Inclusion Initiative Contribute to the Quest for Health Equity? *Health Promotion International*, Vol. 25, No. 4 (December 2010), pp. 474-82, ISSN 0957-4824.

Bissella, P, May, C & Noyce, P. (2004). From Compliance to Concordance: barriers to accomplishing a re-framed model of health care interactions. *Social Science & Medicine*, Vol. 58, No. 4 (February 2004), pp. 851–62, ISSN 0277-9536.

Bogdanoski, T. (2009). Psychiatric Advance Directives: the new frontier in mental health law reform in Australia? *Journal of Law & Medicine*, Vol. 16, No. 5 (May 2009), pp. 891-904, ISSN 1320-159X.

Burns, T & Dawson, J. (2009). Community Treatment Orders: how ethical without experimental evidence? *Psychological Medicine*, Vol. 39, No. 10 (October 2009), pp. 1583-6, ISSN 0033-2917.

Canadian Mental Health Association. (2007). *Poverty and Mental Illness*. Retrieved from: www.ontario.cmha.ca/backgrounders.asp?cID=25341.

Carter, S. (1996). *Integrity*. Harper Perennial, ISBN 9780060928070, New York.

Cleveland, M, Feinberg, M & Greenberg, M. (2010). Protective Families in High- and Low-Risk Environments: implications for adolescent substance use. *Journal of Youth & Adolescence*, Vol. 39, No. 2 (February 2010), pp. 114-26, ISSN 0047-2891.

Collier, R. (2010). DSM Revision Surrounded by Controversy. *CMAJ*, Vol. 182, No. 1 (January 2010), pp. 16-7, ISSN 1488-2329.

Corvette, B. (2000). Therapeutic Jurisprudence. *Sociological Practice*, Vol. 2, No. 2 (June 2000), pp. 127-32, ISSN 1522-3442.

Dickie, I. (2008). Ethical Dilemmas, Forensic Psychology, and Therapeutic Jurisprudence. *Thomas Jefferson Law Review*, Vol. 30, No. 2 (Spring 2008), pp. 455-61, ISSN 1090-5278.

Elisha, D, Castle, D & Hocking, B. (2006). Reducing Social Isolation in People with Mental Illness: the role of the psychiatrist.

Australasian Psychiatry, Vol. 14, No. 3 (September 2006), pp. 281-4, ISSN 1039-8562.

Finney, J & Moos, R. (2006). Matching Clients' Treatment Goals with Treatment Oriented Towards Abstinence, Moderation or Harm Reduction. *Addiction*, Vol. 101, No. 11 (November 2006), pp. 1540-2, ISSN 0968-7610.

Flanagan, E, Miller, R & Davidson, L. (2009). *"Unfortunately, We Treat the Chart:" sources of stigma in mental health settings. Psychiatric Quarterly*, Vol. 80, No. 1 (March2009), pp. 55-64, ISSN 1573-6709.

Foucault, M. (1988). *Madness and Civilization: a history of insanity in the age of reason.* Random House, ISBN 067972110X, New York. Frank, A. (2004). Ethics as Process and Practice. *Internal Medicine Journal*, Vol. 34, No. 6 (June)

Futterman, R, Lorente, M & Silverman, S. (2004). Integrating Harm Reduction and Abstinence-Based Substance Abuse Treatment in the Public Sector. *Substance Abuse*, Vol. 25, No. 1 (March 2004), pp. 3-7, ISSN 0889-7077.

Gagne, C, White, W & Anthony, W. (2007). Recovery: a common vision for the fields of mental health and addictions. *Psychiatric Rehabilitation Journal*, Vol. 31, No. 1 (Summer 2007), pp. 32-7, ISSN 1095-158X.

Gouthro, T. (2009). Recognizing and Addressing the Stigma Associated with Mental Health Nursing: a critical perspective. *Issues in Mental Health Nursing*, Vol. 30, No. 11 (November 2009), pp. 669-76, ISSN 1061-2840.

Halter, M. (2008). Perceived Characteristics of Psychiatric Nurses: stigma by association. *Archives of Psychiatric Nursing*, Vol. 22, No. 1 (February 2008), pp. 20-6, ISSN 0883-9417.

Helzer, J, Bucholz, K & Gossop, M. (2007). A Dimensional Option for the Diagnosis of Substance Dependence in DSM-V. *International Journal of Methods in Psychiatric Research*, Vol.16, No. S1 (June 2007), pp. S24-33, ISSN 1557-0657.

Hilfiker, D. (1992). The Case. Clint Wooder. *Second Opinion*, vol. 18, no. 2 (October 1992), pp. 42-53, ISSN 0890-1570.

Hofman, N, Strenski, T, Marshall, P & Heimer, R. (2003). Maintaining Respectability and Responsibility: gendered labor patterns among women injection drug users. *Health Care for Women International*, Vol. 24, No. 9 (November 2003), pp. 794–807, ISSN 0739-9332.

Holland, M. (1998). Touching the Weights: moral perception and attention. *International Philosophical Quarterly*, Vol. 38, No. 3 (September 1998), pp. 299-312, ISSN 0019-0365.

Hudson, C. (2005). Socioeconomic Status and Mental Illness: tests of the social causation and selection hypotheses. *American Journal of Orthopsychiatry*, Vol. 75, No. 1, (January 2005), pp. 3–18, ISSN 1939-0025.

Hunt, A, da Silva, A, Lurie, S & Goldbloom, D. (2007). Community Treatment Orders in Toronto: the emerging data. *Canadian Journal of Psychiatry*, Vol. 52, No. 10 (October 2007), pp. 647-56, ISSN 0706-7437.

Hwang, S. (2001) Homelessness and Health. *CMAJ*, Vol. 164, No. 2, (January 2001), pp. 229 33, ISSN 1488-2329.

Ivanova, M & Israel, A. (2006). Family Stability as a Protective Factor against Psychopathology for Urban Children Receiving Psychological Services. *Journal of Clinical Child & Adolescent Psychology*, Vol. 35, No. 4 (December 2006), pp. 564-70, ISSN 1537-4416.

Johnson, C. (2004). The State of the Tobacco Settlement: are settlement funds being used to finance state government budget deficits? A research note. *Public Budgeting & Finance*, Vol. 24, No. 1 (March 2004), pp. 113-25, ISSN 0275-1100.

Kingdon, D & Nicholl, J. (2006). Mental Health Research Continues to be underfunded. *BMJ*, Vol. 332, No. 7556 (June 2006), pp. 1510, ISSN 0959-8138.

Knesper, D. (2007). My Favorite Tips for Engaging the Difficult Patient on Consultation- Liaison Psychiatry Services. *Psychiatric Clinics of North America*, Vol. 30, No. 2 (June

Korol, S. (2008). Familial and Social Support as Protective Factors against the Development of Dissociative Identity Disorder. *Journal of Trauma & Dissociation*, Vol. 9, No. 2, pp. 249-67, ISSN 1529-9732.

Kraemer, H. (2007). DSM Categories and Dimensions in Clinical and Research Contexts. *International Journal of Methods in Psychiatric Research*, Vol.16, No. S1 (June 2007), pp. S8-S15, ISSN 1557-0657.

Lauder, W, Kroll, T & Jones, M. (2007). Social Determinants of Mental Health: the missing dimensions of mental health nursing? *Journal of Psychiatric & Mental Health Nursing*, Vol. 14, No. 7 (October 2007), pp. 661-9, ISSN 1351-0126.

Lauro, L, Bass, A, Goldsmith, L, Kaplan, J, Katz, G & Schaye. S. (2003). Psychoanalytic Supervision of the Difficult Patient. *Psychoanalytic Quarterly*, Vol. 72, No. 2 (April 2003), pp. 403-38, ISSN 0033-2828.

Liggins, J & Hatcher, S. (2005). Stigma toward the Mentally Ill in the General Hospital: a qualitative study. *General Hospital Psychiatry*, Vol. 27, No. 5 (September 2005), pp. 359-64, ISSN 0163-8343.

Link, B & Phelan J. (2001). Conceptualizing Stigma. *Annual Review of Sociology*, Vol. 27, No. 1 (2001), pp. 363-85, ISSN 0360-0572.

Livingstone, C & Adams, P. (2011). Harm Promotion: observations on the symbiosis between government and private industries in Australasia for the development of highly accessible gambling markets. *Addiction*, Vol. 106, No. 1 (January 2011), pp. 3–8, ISSN 1074-3529.

Lowe, T & Lubos, E. (2008). Effectiveness of Weight Management Interventions for People with Serious Mental Illness Who Receive Treatment with Atypical Antipsychotic Medications. A literature review. *Journal of Psychiatric & Mental Health Nursing*, Vol. 15, No. 10 (December 2008), pp. 857-63, ISSN 1351-0126.

MacIntyre, A. (2007). *After Virtue: a study in moral theory*, third edition, University of Notre Dame Press, ISBN 9780268035044, Notre Dame.

Meltzer, H. (2008) State-of-Science Review: SR-B6 The Mental Ill-Health of Homeless People for *Mental Capital and Wellbeing: Making the most of ourselves in the 21st century*. Retrieved from: www.bis.gov.uk/assets/bispartners/foresight/docs/mentalcapital/sr b6_mcw.pdf.

Miller, W. (2008). *The Ethics of Harm Reduction, In The Book of Ethics: expert guidance for professionals who treat addiction*, Geppert, C & Roberts, L, pp. 41-54, Hazelden, ISBN 9781592854929, Center City (MN).

Miller, P, Linteris, N & Forzisi, L. (2008). Is Groin Injecting an Ethical Boundary for Harm Reduction? *International Journal of Drug Policy*, Vol. 19, No. 6 (December 2008), pp. 486–91, ISSN 0955-3959.

Moore, D. (2007). Translating Justice and Therapy: the drug treatment court networks. *British Journal of Criminology*, Vol. 47, No. 1 (January 2007), pp. 42-60, ISSN 0007-0955.

Morgan, C, Kirkbride, J, Hutchinson, G, Craig, T, Morgan, K, Dazzan, P, Boydell, J, Doody, G, Jones, P, Murray, R, Leff, J & Fearon, P. (2008). Cumulative Social Disadvantage, Ethnicity and First-Episode Psychosis: a case-control study. *Psychological Medicine*,

Morgan, C, Burns, T, Fitzpatrick, R, Pinfold, V & Priebe, S. (2007). Social Exclusion and Mental Health: conceptual and methodological review. *British Journal of Psychiatry*, Vol. 191, No. 6 (December 2007), pp. 477-83, ISSN 0007-1250.

Morse, S. (2008). The Ethics of Forensic Practice: reclaiming the wasteland. *Journal of the American Academy of Psychiatry & the Law*, Vol. 36, No. 2 (June 2008), pp. 206-17, ISSN 1093-6793.

Muench, J & Hamer, A. (2010). Adverse Effects of Antipsychotic Medications. *American Family Physician*, Vol. 81, No. 5 (March 2010), pp. 617-22, ISSN 0002-838X.

National Coalition for the Homeless. (2009) *Mental Illness and Homelessness*, (July 2009), Retrieved from www.nationalhomeless.org/factsheets/Mental_Illness.pdf.

National Institutes of Health. (2010). *Summary of the FY 2011 President's Budget*. Retrieved From http://officeofbudget.od.nih.gov/pdfs/FY11/Summary%20of%20the%20FY%202011%20Presidents%20Budget.pdf.

Neale, J. (2008). Homelessness, Drug Use and Hepatitis C: a complex problem explored within the context of social exclusion. *International Journal of Drug Policy*, Vol. 19, No. 6 (December 2008), pp. 429-35, ISSN 0955-3959.

Nolan, J. (2003). Redefining Criminal Courts: problem solving and the meaning of justice. *American Criminal Law Review*, Vol. 40, No. 4 (Fall 2003), pp. 1541-65, ISSN 0164-0364.

Nussbaum, M. (1985). Finely Aware and Richly Responsible: moral attention and the moral task of literature. *Journal of Philosophy*, Vol. 82, No. 10 (October 1985), pp. 516-29, ISSN 0022-362X.

Onken, S, Craig, C, Ridgway, P, Ralph, R & Cook, J. (2007). An Analysis of the Definitions and Elements of Recovery: a review of the literature. *Psychiatric Rehabilitation Journal*, Vol. 3, No. 1 (Summer 2007), pp. 9-22, ISSN 1095-158X.

Parker Jr., F & Burke, L. (2005). Employers, Ethics, and Managed Care. *Employee Benefit Plan Review*, Vol. 59, No. 9 (February 2005), pp. 7-11, ISSN 0013-6808.

Piko, B & Kovacs, E. (2010). Do Parents and School Matter? Protective factors for adolescent substance use. *Addictive Behaviors*, Vol. 35, No. 1 (January 2010), pp. 53-6, ISSN 0306-4603.

Pincus, H & McQueen, L. (2002). The Limits of an Evidence-Based Classification of Mental Disorders, In *Descriptions and Prescriptions: values, mental disorders, and the DSMs*, Sadler, J (ed.), pp. 9-24, Johns Hopkins University Press, ISBN 0801868408, Baltimore.

Pouncey, C & Lukens, J. (2010). Madness versus Badness: the ethical tension between the recovery movement and forensic psychiatry. *Theoretical Medicine & Bioethics*, Vol. 31, No. 1 (February 2010), pp. 93-105, ISSN 1386-7415.

Proulx, M, Leduc, N, Vandelac, L, Gregoire, J & Collin, J. (2007) Social Context, the Struggle with Uncertainty, and Subjective Risk as Meaning-Rich Constructs for Explaining HBP Noncompliance. *Patient Education & Counseling*, Vol. 68, No. 1 (September 2007), pp. 98 106, ISSN 0738-3991.

Radcliffe, P & Stevens, A. (2008). Are Drug Treatment Services Only for 'Thieving Junkie Scumbags'? Drug users and the management of stigmatized identities. *Social Science & Medicine,* Vol. 67, No. 7 (October 2008), pp. 1065-73, ISSN 0277-9536.

Radden, J & Sadler, J. (2010). *The Virtuous Psychiatrist.* Oxford University Press, ISBN 9780195389371, Oxford.

Rose, D, Thornicroft, G, Pinfold, V & Kassam, A. (2007). 250 Labels Used to Stigmatise People with Mental Illness. *BMC Health Services Research*, Vol. 7, No. 97 (June 2007), pp. 1-7, ISSN 1472-6963.

Ross, C & Goldner, E. (2009). Stigma, Negative Attitudes and Discrimination towards Mental Illness within the Nursing Profession: a review of the literature. *Journal of Psychiatric & Mental Health Nursing*, Vol. 16, No. 6 (August 2009), pp. 558-67, ISSN 1351-0126.

Russell, B. (2008). An Integrative and Practical Approach to Ethics in Everyday Healthcare in *Risk Management in Canadian Health Care*, Dykeman, M & Dewhirst, K (eds.), pp. 9-13, Lexis-Nexis Canada, ISBN 978433443988, Toronto.

Rx&D. (2010). *Code of Ethical Practices*. Retrieved from: https://www.canadapharma.org/en/commitment/healthcare/pdfs/2010%20%20Code%20of%20Ethical%20Practices_en.pdf.

Schmidt, N, Kotov, R & Joiner Jr., T. (2004). *Taxometrics: toward a new diagnostic scheme for psychopathology*. American Psychological Association, ISBN 1591471427, Washington DC.

Schulze, B. (2007). Stigma and Mental Health Professionals: a review of the evidence on an intricate relationship. *International Review of Psychiatry,* Vol. 19, No. 2 (January 2007), pp. 137-55, ISSN 0954-0261.

[Senate] Standing Committee on Social Affairs, Science and Technology. (2006). *Out of the Shadows at Last*. Retrieved from: www.parl.gc.ca/39/1/parlbus/commbus/senate/come/socie/repe/pdf/rep02may06part1-e.pdf.

Shaffer, D, Hartman, J & Listwan, S. (2009). Drug Abusing Women in the Community: The impact of drug court involvement on recidivism. *Journal of Drug Issues*, Vol. 39, No. 4, (Fall 2009), pp. 803-28, ISSN 0022-0426.

Skorpen, A, Anderssen, N, Oeye, C & Bjelland, A. (2008). The Smoking Room as Psychiatric Patients' Sanctuary: a place for resistance. *Journal of Psychiatric and Mental Health Nursing*, Vol. 15, No. 9 (November 2008), pp. 728-36, ISSN 1365-2850.

Smith, T & Hirdes, J. (2009). Predicting Social Isolation among Geriatric Psychiatry Patients. *International Psychogeriatrics*, Vol. 21, No. 1 (February 2009), pp. 50-9, ISSN 1041-6102.

Sokol, D. (2007). Ethicist on the Ward Round. *BMJ*, Vol. 335, No. 7621 (September 2007), pp. 670, ISSN 0959-8138.

Srebnik, D & Russo, J. (2008). Use of Psychiatric Advance Directives during Psychiatric Crisis Events. *Administration & Policy in Mental Health*, Vol. 35, No. 4 (July 2008), pp. 272-82, ISSN 0894-587X.

Srebnik, D, Rutherford, L, Peto, T, Russo, J, Zick, E, Jaffe, C & Holtzheimer, P. (2005). The Content and Clinical Utility of Psychiatric Advance Directives. *Psychiatric Services*, Vol. 56, No. 5 (May 2005), pp. 592-8, ISSN 1075-2730.

Stewart, D & DeMarco J. (2010) Rational Noncompliance with Prescribed Medical Treatment. *Kennedy Institute of Ethics Journal*, Vol. 20, No. 3 (September 2010), pp.

Stuhlmiller, C. (2005). Promoting Student Interest in Mental Health Nursing, *Journal of the American Psychiatric Nursing Association*, Vol. 11, No. 6 (December 2005), pp. 355-8, ISSN 1078-3903.

Sutherby, K, Szmukler, G, Halpern, A, Alexander, M, Thornicroft, G, Johnson, C & Wright, S. (1999). A Study of "Crisis Cards" in a Community Psychiatric Service. *Acta Psychiatrica Scandinavica*, Vol. 100, No. 1 (July 1999), pp. 56-61, ISSN 0001-690X.

Swanson, J, McCrary, S, Swartz, M, Elbogen, E & Van Dorn, R. (2006). Superseding Psychiatric Advance Directives: ethical and legal considerations. *Journal of the American Academy of Psychiatry & the Law*, Vol. 34, No. 3 (September 2006), pp. 385-94, ISSN 1093-6793.

Szasz, T. (2009). *Antipsychiatry: quackery squared.* Syracuse University Press, ISBN 9780815609438, Syracuse.

Szasz, T. (1976). *Schizophrenia: the sacred symbol of psychiatry.* BasicBooks, ISBN 9780465072224, New York.

Szasz, T. (1961). *The Myth of Mental Illness: foundations of a theory of personal conduct*. Harper & Row, ISBN 0060141964, New York.

Tessman, L. (2005). *Burdened Virtues: virtue ethics for liberatory struggles*. Oxford University Press, ISBN 9780195179156, Oxford.

Walker, D & Jackson J. (2011). The Effect of Legalized Gambling on State Government Revenue. *Contemporary Economic Policy*, Vol. 29, No. 1 (January 2011), pp. 101-14, ISSN 1465-7287.

Wilson, A & Beresford, P. (2002) Madness, Distress and Postmodernity, In *Embodying Disability Theory*, Corker, M & Shakespeare, T (eds.), pp. 143-58, Continuum, ISBN 0826450555, London (U.K.).

Wilson, H & Skodol, A. (1994). Special Report: DSM-IV: overview and examination of major changes. *Archives of Psychiatric Nursing*, Vol. 8, No. 6 (December 1994), pp. 340-7, ISSN 0883-9417.

Wilton, R. (2004). Putting Policy into Practice? Poverty and people with serious mental illness. *Social Science & Medicine*, Vol. 58, No. 1 (January 2004), pp. 25–39, ISSN 0277-9536.

Winkler, E. (2005). The Ethics of Policy Writing: how should hospitals deal with moral disagreement about controversial medical practices? *Journal of Medical Ethics*, Vol. 31, No. 10, (October 2005), pp. 559-66, ISSN 0306-6800.

World Health Organization. (2004). *The World Medicines Situation.* Retrieved from: http://apps.who.int/medicinedocs/pdf/s6160e/s6160e.pdf.

World Health Organization. (2003). *Social Determinants of Health: the solid facts, second edition.* Wilkinson, R & Marmot, M. (eds.). Retrieved from: www.euro.who.int/data/assets/pdf_file/0005/98438/e81384.pdf.

Zaner, R. (2004). *Ethics and the Clinical Encounter*. First Academic Renewal Press, ISBN 0788099396, Lima (OH)

Chapitre IV.
L'allocation des ressources en matière de soins de santé

Giovanni Putoto et Renzo Pegoraro
Hôpital universitaire de Padoue et Fondation Lanza
Italie

1. Introduction

Dans de nombreux pays européens où des réformes du système de protection sociale sont en cours, on fait souvent référence à la nécessité de « rationaliser » la prestation de soins de santé. Ce terme est généralement utilisé pour désigner la nécessité d'organiser efficacement les soins de santé en réduisant les gaspillages et les coûts et en veillant à ce que les budgets soient respectés. Les mesures prises pour y parvenir sont variées : certaines concernent la prestation de services (par exemple, la concentration de la prestation de biens et de services, la redistribution des travailleurs de la santé) ; d'autres nécessitent une redéfinition du niveau de prestation de services (en évitant, par exemple, l'hospitalisation des malades pouvant être traités en clinique ou en hôpital de jour) ; d'autres reposent sur l'application des outils fournis par *la médecine factuelle* et *les soins de santé factuels* pour définir les soins médicaux et les interventions médicales les plus efficaces (par exemple, l'élimination des procédures dont l'efficacité n'est pas étayée par des preuves scientifiques solides). Tout cela vise à rendre la prestation de soins de santé plus efficiente et plus efficace. Néanmoins, malgré les efforts déployés dans cette direction, il est de plus en plus évident que la rationalisation de la prestation de soins de santé n'est pas suffisante en soi. Le vieillissement de la population, le développement de nouvelles technologies coûteuses, l'apparition de nouvelles maladies, telles que le sida, l'encéphalopathie spongiforme bovine (ESB), le syndrome respiratoire aigu sévère (SRAS) et, surtout, les attentes croissantes des bénéficiaires de soins de santé, conduisent tous à une tension insoutenable entre la demande et les ressources de soins de santé disponibles.

Le fait qu'il ne soit pas possible de satisfaire tout le monde, même en exerçant des pressions inacceptables sur les finances actuelles et en menaçant d'assurer la prestation pour les générations futures, et comme il est socialement inacceptable de laisser la prestation de soins au marché libre, il est inévitable que certains choix soient faits. Cela implique un processus de « rationnement » plutôt que de « rationalisation », qui peut être défini comme « la répartition des ressources entre les programmes et les personnes en concurrence ». Dans le processus de rationnement, une série de questions cruciales doivent être posées : quels traitements ou services de santé devraient être fournis aux citoyens ? Comment ces services devraient-ils être répartis entre les membres d'une société malgré les contraintes budgétaires ? Qui décide ? Comment ? Sur la base de quels critères ? Le problème du rationnement des soins de santé (que l'on désigne également par « établissement des priorités » ou « allocation des ressources ») est donc un problème de légitimité morale de ces choix ; le présent chapitre illustre cette question. Comme les problèmes de rationnement ne devraient pas changer dans un avenir prévisible, du moins en principe, nous allons aborder également les problèmes de rationnement actuels et futurs des soins de santé.

2. Du rationnement implicite au rationnement explicite

Traditionnellement, les nombreuses décisions d'allocation de ressources en matière de soins de santé étaient prises de manière non explicite. Les budgets de la santé ont été alloués aux autorités locales sur une base historique et les médecins ont été chargés de définir les priorités concernant la prestation des services. Aujourd'hui, les choix des politiciens et des gestionnaires professionnels de la santé doivent de plus en plus tenir compte des critères généraux et spécifiques de la planification dans le cadre des contraintes budgétaires, et ils sont soumis à l'examen d'un grand public de plus en plus déterminé à voir une prestation adéquate de soins de santé en échange de ses impôts . Mais ce sont les médecins qui voient les plus grands changements. Le vieux pacte qui leur a implicitement confié la tâche de répartir les ressources de santé selon leur jugement professionnel est révolu. Dans le monde médical, on exige désormais de manière explicite de rendre compte des choix de traitement qui ont été faits, et il existe des mécanismes pour vérifier les écarts dans la prestation de services diagnostiques et thérapeutiques. Ces choix étaient auparavant considérés comme strictement une question d'autonomie professionnelle. Un autre changement qui indique un passage à une forme de rationnement plus explicite est le changement de la relation médecin-patient, qui était autrefois paternaliste. Une population mieux formée ayant un accès facile aux informations de soins de santé, qui est de plus en plus consciente de la nécessité de participer aux décisions qui concernent son propre corps et sa propre santé, ainsi que ses droits associés aux soins de santé, pousse à questionner la prise de décision des médecins et à exiger des explications sur les choix faits pour inclure ou exclure certaines maladies des soins de santé. Il existe de nombreux cas de rationnement explicite qui apparaissent dans différents pays européens, dont le plus largement discuté a été celui de l'enfant B au Royaume-Uni, qui s'était vu refuser une thérapie expérimentale contre la leucémie, au motif qu'elle était excessivement coûteuse et d'une efficacité non prouvée (Ham, 1999).

En général, il existe un certain consensus sur le fait que le rationnement devrait être plus ouvert et plus explicite, ce qui permet d'accroître la responsabilité et la crédibilité de la prise de décision. Malgré tout, un certain nombre d'arguments s'y opposaient, notamment le fait qu'on peut entraîner une instabilité dans le système de santé et/ou causer des préjudices aux patients et au public. D'autres suggèrent que le rationnement concerne la prise de décision et devrait être considéré comme un processus politique expérimental et progressif.

3. Les niveaux de rationnement : macro, méso et micro

Le rationnement des soins de santé est un processus omniprésent qui se trouve à tous les niveaux et prend différentes formes. Les choix concernent les priorités de sorte que le rationnement, qui se fait à différents niveaux de la fonction publique par une hiérarchie de haut en bas, limite souvent les dépenses au niveau inférieur. Il existe au moins cinq niveaux auxquels des choix sont faits :

- le niveau de financement à allouer aux services de santé ;
- la répartition du budget entre la zone géographique et les services ;

- l'allocation de ressources à des formes particulières de traitement ;
- le choix des patients qui devraient avoir accès au traitement ;
- les décisions concernant les montants à consacrer à chaque patient.

Par commodité, il est courant de se référer à trois niveaux. Le premier (« macro ») est le niveau national ou régional, où le budget des soins de santé est défini. À ce stade, des décisions sont prises concernant l'augmentation des cotisations, la réduction des dépenses ou le financement de programmes particuliers. Les macro-décisions au niveau national représentent la contrainte majeure dans laquelle d'autres répartitions de fonds entre les régions et les prestataires de santé locaux sont définies selon des formules qui varient d'un pays à l'autre.

Le deuxième (« méso ») est le niveau local (régional ou hospitalier), où les ressources sont allouées à différentes fonctions et les autorités locales prennent des décisions sur les priorités locales. Ces choix peuvent concerner les priorités attachées, par exemple, aux services de traitement par rapport à la médecine préventive ; les groupes de patients particuliers, par exemple ceux qui souffrent d'insuffisance rénale par rapport aux toxicomanes ; ou certains services hospitaliers, par exemple les services de cancérologie par rapport à d'autres services, tels que les soins respiratoires.

Le troisième (« micro ») est le niveau de soins, où les professionnels de la santé prennent des décisions concernant les patients qui bénéficient de soins, comment, quand et où ils sont soignés. Il s'agit d'une question de droits professionnels qui peut être limitée par les contraintes d'en haut, mais jamais éliminée.

4. Les décideurs et les problèmes pour parvenir à un consensus : Qui décide ?

Dans les sociétés où les services de santé sont financés et fournis principalement par l'État, les augmentations des coûts et les contraintes budgétaires imposent des choix difficiles qui influent sur les services qui peuvent être fournis, les patients servis et les conditions de soins de santé. L'idée que l'opinion publique puisse influencer le processus décisionnel a pris de l'ampleur. On prend acte que l'opinion publique oblige les médecins, les responsables et les hommes politiques à tenir compte des préoccupations de la population, soutient l'élaboration des objectifs en fonction des besoins et favorise la cohésion sociale ainsi que l'identité civile. Beaucoup prétendent que, sans l'accord du public, les choix concernant le rationnement ne devraient jamais être effectués, car ils manquent de légitimité. Il est important de rappeler que l'opinion du public sur les services qui devraient être fournis diffère souvent de l'avis des médecins et des gestionnaires des services de santé. Il est également important de noter que, dans certains pays, les professionnels de la santé, autres que les médecins, ont leur mot à dire à cet égard.

Étant donné la tendance des prestataires de soins de santé à ne pas réagir parfois aux besoins de la société et à être repliés sur eux-mêmes, ce développement de la participation du public doit être considéré comme une étape positive. Dans une société démocratique, il n'est plus acceptable de prendre des décisions au nom et pour le compte d'autres personnes sans que ces personnes soient informées et consultées. Il s'agit de ce que nous appelons aujourd'hui les « droits des citoyens ». Néanmoins, associer le public à la prise de décision est un processus complexe, tant en principe que par rapport aux instruments utilisés pour recueillir l'opinion du public. Il convient d'examiner ces limites afin d'en atténuer les effets (Mossialos et King, 1999) :

– Le public, en général, n'est pas en possession de suffisamment d'informations pour prendre des décisions. À moins que certaines informations ne soient fournies sur les conséquences de l'efficacité, des risques et de la qualité de vie des interventions, ainsi que les options de traitements alternatifs, les décideurs ne comprennent pas pleinement le problème.
– Il y a un manque de connaissance du débat sur le rationnement, ce qui permettrait au public d'être en mesure d'évaluer les questions soulevées.
– L'effet du préjugé dans l'opinion publique causé par des réactions émotives générées par les médias, qui préfèrent les reportages sensationnalistes à une présentation fidèle des faits, ne devrait pas être sous-estimé, comme l'illustre le cas de Di Bella en Italie (Benelli, 2003).
– Il est important d'encourager le public à penser en termes d'intérêt public dans son ensemble, pour le bien commun au-delà du bien des individus.
– Même la représentation du public, lorsqu'elle existe, peut poser ses propres problèmes. L'inclusion ou l'exclusion de certains groupes ou individus peut influencer l'éventail des attitudes et

des valeurs exprimées. Une approche consiste à faire participer les utilisateurs de services, une autre consiste à recueillir l'opinion du grand public, ou l'opinion des représentants institutionnels. Dans l'État de l'Oregon aux États-Unis, par exemple, des groupes de personnes handicapées ont rejeté la première liste de traitements financés proposés ; ils prétendaient que la qualité de vie des personnes handicapées était sous-évaluée par la commission qui traite leur problème.

- Il convient aussi d'examiner le niveau auquel les choix sont faits (Litvaa et al., 2002). Au niveau du système et du programme, les informateurs ont généralement tendance à favoriser la consultation, sans assumer la responsabilité des décisions, mais en garantissant que leur contribution serait entendue et que les décisions prises après consultation seraient expliquées. Au niveau des patients, il se peut que le public ne participe qu'en définissant des critères pour choisir entre les bénéficiaires potentiels du traitement, en laissant le dernier mot aux médecins et aux patients concernés (et aux autres professionnels de la santé et à la famille concernés).
- Il existe de nombreuses méthodes qui peuvent être utilisées pour recueillir l'opinion du public. Parmi ces méthodes, on compte les enquêtes, les entretiens approfondis, les réunions publiques, les forums communautaires, les groupes de discussion et les jurys de citoyens. Cette liste n'est pas exhaustive, mais reflète une gamme d'options disponibles. Les avantages et les inconvénients en termes de temps, de coûts, de profondeur et d'ampleur d'analyses, de discussions et de délibérations, devraient être pris en compte.
- Quelle que soit la méthode utilisée, la valeur de la participation du public à la définition des priorités dépend en grande partie de l'importance accordée par les décideurs aux résultats de la consultation publique.

La participation du public à la définition des priorités est un élément essentiel de la légitimité. C'est un processus éducatif qui doit être encouragé et soutenu. Le débat public devrait être fondé sur une information pertinente et une communication précise, être ouvert et transparent avec tous les intervenants, et devrait utiliser des outils appropriés.

5. Les méthodes de rationnement

Les méthodes de rationnement applicables sont nombreuses. En général, elles sont classées comme suit :

- *La sélection* : en utilisant cette méthode, les bénéficiaires de soins sont sélectionnés sur la base des avantages cliniques qu'ils obtiendront ou des délais nécessaires pour les traiter.
- *Le refus* : cette méthode consiste à exclure certaines populations de patients parce qu'ils sont jugés indignes d'être traités ou parce que leurs besoins ne sont pas considérés comme suffisamment importants.
- *La déviation* : elle consiste à transférer les patients vers d'autres institutions. C'est une forme de rationnement lorsque les besoins d'un patient peuvent être satisfaits par d'autres services sociaux ou de santé.
- *La dissuasion* : elle consiste à dissuader les patients d'accéder aux soins de santé en imposant des exigences logistiques/administratives complexes, telles que des horaires d'ouverture peu pratiques, des formalités incompréhensibles, et un personnel inutile. Ce type de rationnement tend à défavoriser les personnes moins instruites et plus vulnérables.
- *Le délai* : cette méthode consiste à utiliser des listes d'attente. C'est la forme de rationnement implicite la plus reconnue dans les soins de santé : elle dissuade les patients d'accéder aux services de santé.
- *La réduction* : dans cette situation, l'accès aux services n'est pas refusé, mais la prestation de services est réduite, comme la fréquence des visites à domicile.
- *L'interruption* : c'est l'arrêt prématuré d'un service ou d'un traitement qui s'étend sur une durée maximale pour un traitement donné, tel que la sortie prématurée de l'hôpital ou la clôture des dossiers. Dans l'ensemble, ces mécanismes de rationnement sont utilisés par différents décideurs, bien que seule la première (sélection) soit officiellement approuvée. Souvent, le rationnement n'est pas délibéré ou conscient, mais un moyen pour les professionnels de faire face aux pressions budgétaires ou autres. Une alternative consiste à élaborer des lignes directrices comme une solution à moyen/long terme.

6. Les approches techniques et distributives du rationnement

Pour faire des choix ou établir des priorités, certains critères sont nécessaires qui reflètent les valeurs les plus répandues dans la société. Tous les pays qui se sont engagés dans cette voie ont énoncé les valeurs sur lesquelles ils ont fondé leurs choix. En général, il existe différents principes qui peuvent guider les choix d'une société. On peut classer ces principes en critères techniques ou en critères de répartition. Les premiers se réfèrent aux qualités « techniques » que les services doivent posséder pour être qualifiés, telles que l'efficience, l'efficacité et la pertinence. Les autres critères sont de nature « distributive », en ce sens qu'ils contribuent à établir un ordre de priorités dans le choix entre différents groupes de patients, tels que l'avantage relatif, et le devoir d'assistance.

7. Les critères techniques

Ce sont des conditions préalables à tout choix de priorités. Par exemple, il est bien établi et reconnu que les interventions en matière de soins de santé devraient être efficaces, efficientes et appropriées. De telles considérations peuvent aider à faire des choix, dans la mesure où elles contribuent à exclure les interventions qui ne répondent pas à ces critères, mais elles ne suffisent pas à elles seules à établir le nombre et la nature des interventions à fournir, et à qui.

7.1 L'efficacité

Le principe d'efficacité affirme que la priorité ne doit être accordée qu'aux interventions qui produisent des résultats médicaux positifs. C'est un principe intuitif et intéressant en soi. Les difficultés surgissent lorsque l'on doit appliquer ce principe et faire face à ses implications. Selon certaines études, l'efficacité de la majorité des procédures chirurgicales et médicales utilisées aujourd'hui n'est pas fondée sur des preuves scientifiques (85% selon le Bureau américain de l'évaluation des technologies). La méthode scientifique utilisée pour évaluer l'efficacité des traitements médicaux repose sur l'utilisation de la recherche clinique et a comme référence absolue l'essai randomisé contrôlé, l'instrument d'évaluation le plus rigoureux (donc les circonstances de la vie réelle), bien qu'il ait abordé l'efficience plutôt que l'efficacité. Malgré le développement récent des approches de *la médecine factuelle* et *des soins factuels* et des instruments plus raffinés tels que la méta-analyse, le critère de l'efficacité n'est pas sans limites. Mais avant tout, la collecte et l'analyse des données sur les interventions sont souvent coûteuses et peuvent aboutir à des conclusions ambiguës. Parfois, la recherche clinique n'est pas menée avec la rigueur requise, et souvent un traitement qui peut ne pas être d'une efficacité globale peut être approprié dans des circonstances particulières. Éliminer toutes les procédures dont l'efficacité n'est pas démontrée serait donc peu judicieux : même les traitements qui ne sont pas scientifiquement bien corroborés peuvent parfois être utiles.

7.2 L'efficience

L'efficience est un concept économique. Il existe au moins trois types d'efficience identifiés : technique, productive et allocative.

L'efficience technique compare les ressources nécessaires à une intervention en santé (intrants) avec les avantages obtenus sur le plan de la santé (extrants). Le rapport doit être optimal : le résultat optimal par rapport aux ressources, ou les ressources minimales par rapport au résultat. Un exemple d'efficience technique est celui de l'utilisation de 10 mg d'alendronate plutôt que 20 mg dans le traitement de l'ostéoporose, car des études ont montré que la dose la plus faible a donné les mêmes résultats cliniques (en supposant que l'utilisation de la dose la plus faible est moins coûteuse que l'utilisation de la dose la plus forte).

L'efficience productive est liée à la possibilité de choisir entre deux ou plusieurs traitements alternatifs par rapport aux coûts et aux résultats. Prenant, par exemple, une politique qui passe du dépistage de l'âge maternel au dépistage biochimique du syndrome de Down. Le concept d'efficience productive se réfère à la maximisation des résultats médicaux pour un coût donné, ou à la minimisation des coûts pour un résultat donné. Si la somme des coûts du nouveau programme de dépistage biochimique est inférieure ou égale à celle du programme d'âge maternel et si les résultats sont égaux ou supérieurs, alors le programme biochimique est productivement efficient par rapport au programme d'âge maternel. Dans le domaine des soins de santé, l'efficience productive permet d'évaluer la rentabilité relative des interventions par rapport aux résultats directement comparables.

L'efficience allocative se réfère à la destination des ressources que la société met à la disposition des différentes utilisations alternatives, et définit comme optimale l'allocation qui améliore la situation sanitaire d'une personne sans compromettre celle d'une autre.

La promesse du principe de l'efficience, sous ses trois formes, comme guide pour la définition des choix, est attrayante d'un point de vue éthique, car elle promet de fournir un plus grand nombre de services de santé au même coût, et de rendre les choix moins douloureux. Mais l'application de ce principe, en décidant de l'allocation optimale des ressources limitées au sein d'une société, pose des problèmes. La théorie économique en général a conduit au développement des différentes méthodes d'évaluation des coûts et des avantages associés aux différentes interventions de santé, notamment l'analyse du rapport coût-efficacité, coût-utilité et coût-avantage. Les critiques de cette approche ne résident pas tant dans l'évaluation des coûts que dans la notion d'avantage et de conséquences sur la santé et surtout dans la répartition. Dans l'analyse du rapport coût-efficacité, les résultats d'une intervention de santé sont mesurés à l'aide d'indicateurs spécifiques à l'intervention ou à la maladie traitée (par exemple, la réduction des taux d'infection ou le taux de survie à cinq ans) et ne permettent donc pas de dresser une comparaison entre les différentes maladies, mais seulement entre les traitements alternatifs du même trouble (par exemple, les médicaments par rapport à la chirurgie). Dans l'analyse du rapport coût-utilité, cette limitation a été surmontée, dans une certaine mesure, par l'utilisation de formules complexes, telles que les années de vie pondérées par la qualité (QALY) et les années de vie ajustées sur l'incapacité (DALY), qui ont tendance à mieux refléter non seulement la coût d'une intervention, mais le gain de la quantité et de la qualité des années de vie productives/indépendantes et fonctionnelles. Cela permet de comparer entre différentes interventions pour différentes maladies et permet d'établir un « tableau de classement » des interventions sur la base de ces critères. L'évaluation du rapport coût-avantage peut également inclure une évaluation monétaire du gain en matière de santé, même une évaluation de la valeur économique des années supplémentaires gagnées.

D'un point de vue technique, les limites de ces techniques ont leur coût, leur complexité et la difficulté de les réaliser, et d'un point de vue éthique, elles cachent de sérieux jugements de valeur sous leur apparente neutralité. Le fait que les ressources limitées puissent être utilisées pour privilégier certains groupes sociaux à l'exclusion des autres uniquement sur la base de critères économiques est une importance source d'inquiétudes éthiques et sociales.

7.3 La pertinence

Selon les classifications classiques des traitements, un traitement pertinent est celui où les avantages escomptés dépassent les effets négatifs escomptés (les risques) associés au traitement. On peut distinguer entre la pertinence clinique et la pertinence organisationnelle.

La pertinence clinique – un traitement qui n'est pas efficace ne peut être approprié, mais un traitement scientifiquement corroboré peut cependant être inapproprié s'il est effectué chez un patient dont la maladie n'indique pas son utilisation dans sa situation particulière. Depuis quelques années, la question de l'utilisation appropriée des interventions a fait l'objet de recherches sur les services de santé, abordant la question de la variation de l'utilisation des services. Aux États-Unis, on estime que certaines procédures médicales (y compris la coronarographie, l'endoscopie, le pontage aortocoronarien et l'hystérectomie) ont un taux d'utilisation inappropriée qui varie de 15 à 30%.

La pertinence organisationnelle se réfère au type de prestation de services (service d'hospitalisation, hôpital de jour, consultation) approprié à l'intervention offerte en matière de sécurité des patients et à l'utilisation la plus économique des ressources. Avec l'introduction de ces moyens de paiement, comme les groupes de diagnostics (DRGs), l'évaluation de la pertinence organisationnelle comprend un examen (connu sous le nom d' « examen d'utilisation ») de la paperasserie clinique pour évaluer la nécessité médicale du traitement fourni, les moyens de fournir ce traitement, et sa durée. Ainsi, l'intervention et le calendrier appropriés pour une telle intervention peuvent être évalués, et les soins de longue durée inappropriés dentifiés.

8. Les critères de répartition

Les critères de répartition constituent un ensemble de principes qui établissent un ordre de priorité dans l'allocation des ressources en matière de soins de santé. Ils n'abordent pas la question de ce qui doit être garanti aux personnes et à la société dans son ensemble, mais tentent de déterminer qui (quelle personne, quel groupe social) peut avoir accès à de telles ressources.

8.1 Le besoin

Dans presque toutes les méthodes de rationnement des ressources, il existe un principe sous-jacent d'égalité ou de justice, selon lequel les ressources doivent être allouées en fonction des besoins. Un élément clé de la justice exige que les personnes ayant les mêmes besoins doivent recevoir le même traitement et qu'un besoin plus important l'emporte sur un besoin moins important. Le principe d'égalité exige que la plus grande priorité des ressources soit accordée à ceux qui ont les plus grands besoins. Mais comment évaluer qu'un besoin est plus grand qu'un autre ? Qui est l'auteur de cette évaluation : le médecin ou le patient ? Les besoins peuvent être évalués en fonction des conséquences ou des résultats des interventions. Une société juste aurait l'obligation morale de répondre aux besoins de chaque citoyen pour le traitement, mais pas à de simples désirs. Il se peut que les préférences des médecins et des patients ne coïncident pas lorsque, par exemple, des décisions concernant la qualité contre la durée de vie doivent être prises. Même si le concept de besoin est crucial, il reste mal défini et élastique. Dans quelle mesure une société qui peut satisfaire les besoins est étroitement liée aux ressources disponibles. La science peut aider à classer les besoins en fonction de leurs conséquences, indépendamment de la prise en compte des coûts. Le rapport entre les besoins et les ressources est cependant un choix politique.

8.2 Le mérite / le démérite

Selon la notion de mérite, la priorité doit être accordée à ceux qui méritent une attention particulière. Par exemple, les personnes âgées méritent une plus grande attention car elles ont travaillé et payé leurs impôts depuis plus longtemps que quiconque ; ou les enfants, parce qu'ils n'ont pas encore eu la chance de réaliser leur potentiel humain. Le fait que l'on porte des jugements sur le mode de vie par rapport à certains facteurs de risque qui peuvent justifier la restriction de la prestation de services de santé est un signe de réprobation. Par exemple, les gros fumeurs, les toxicomanes et les alcooliques peuvent être jugés indignes de recevoir certaines interventions de soins de santé, à moins qu'ils changent leurs comportements à haut risque. La notion de mérite/démérite est controversée, voire inacceptable, car elle contredit le principe des Lumières de la fraternité (ou plus généralement, de la parenté) de l'humanité.

8.3 Le risque

La notion de risque est semblable à celle de besoin et fait référence à la détérioration d'une situation qui pourrait se produire en l'absence d'une action ou d'une intervention. Alors que le concept de besoin mesure le déficit de bien-être d'une personne, celui de risque évalue les conséquences d'une non-intervention. Les prestataires de services possèdent les informations nécessaires concernant les niveaux relatifs des risques.

8.4 L'avantage

Le sens communautaire du principe de l'avantage repose sur l'examen du bien collectif et de l'utilisation des ressources communes. Ce ne sont pas les caractéristiques individuelles du besoin ou du risque qui comptent, mais le résultat final pour la communauté dans son ensemble. La priorité doit être accordée à ceux qui peuvent tirer le maximum d'avantages d'une intervention (la « capacité de bénéficier »). Le principe sous-jacent est que les ressources limitées doivent être utilisées de manière à maximiser l'avantage non à l'individu, mais à l'ensemble collectif. Selon ce principe, il est immoral de ne pas considérer les coûts associés à l'intervention, car ce serait ignorer les sacrifices imposés aux autres.

8.5 Le devoir d'assistance

Le devoir d'intervenir lorsqu'une vie est en danger imminent ne peut être évité. Selon ce principe, la priorité doit être accordée aux personnes en situation d'urgence ou dont la vie est en danger. Dans les soins de santé, comme dans d'autres secteurs, l'application de ce principe est considérée comme un indicateur fondamental de notre degré de civilisation. En fait, on attache plus d'importance à l'acte d'assistance qu'à l'issue de l'intervention ; cela crée une difficulté pratique, car on n'offre aucune assistance concernant le moment de mettre fin à de telles interventions si le patient ne meurt pas. Appliquer le principe du devoir d'assistance dans toutes les situations entraînerait un système excessivement coûteux.

9. Les théories de la justice en matière de soins de santé

Les critères techniques et, en particulier, les critères de répartition que nous avons examinés jusqu'ici sont des tentatives pour trouver certaines bases rationnelles communes qui permettent de traiter le problème de l'allocation des ressources dans le domaine de la santé. Outre leur apparente neutralité, ces critères nécessitent une hypothèse plus ou moins explicite sur les valeurs. Celle-ci nécessite à son tour la prise en compte des théories de la justice distributive, dont trois en particulier : *la liberté individuelle*, *l'utilitarisme* et *l'égalitarisme*. Ces théories ont des visions profondément différentes du monde, mais elles sont toutes inspirées par deux considérations qui, dans une certaine mesure, les lient ensemble :

- La justice, quoique pertinente pour la conscience individuelle, ne se limite pas aux convictions de l'individu mais représente les nécessités de la coexistence humaine.
- La justice porte au moins sur l'un des concepts suivants : l'égalité, la liberté, la responsabilité, l'équité.

Nous allons maintenant examiner plus en détail les différentes positions de la justice, tant d'un point de vue général que par rapport au domaine de la santé.

9.1 La théorie de la liberté individuelle

Cette approche philosophique attache la plus grande importance aux droits de la liberté individuelle. En conséquence, l'État est tenu de soutenir l'autonomie individuelle, à la fois par des droits qui promeuvent la notion et par la promotion d'une économie de marché. On laisse au marché le soin de redistribuer les ressources afin de garantir un niveau de vie digne pour tous, en soutenant les attentes individuelles. L'État devient un spectateur discret dans la société où les libertés individuelles prévalent, en offrant une autonomie aussi complète que possible. Pour ces raisons, dans un État libéral « pur », il n'y a pas d '« impératif formel » pour soutenir la solidarité sociale. Par définition, l'État n'est pas tenu de lutter contre les inégalités ou d'assumer la tâche d'offrir des services sociaux, tels que la santé ou l'éducation. Dans le domaine de la santé, les résultats sont les suivants :

- Il n'y a pas de « droit » automatique à la santé pour les sujets.
- L'État n'est pas moralement tenu de fournir un mécanisme pour la protection de la santé.
- Les soins de santé sont fournis au moyen d'un contrat privé entre le patient et le prestataire de soins ; le patient paie le service et la relation médecin-patient en est le reflet.
- La qualité et le montant des soins reçus dépendent de la capacité du patient à en assumer les coûts.

9.2 La théorie utilitariste

Les difficultés de la théorie de la liberté individuelle aboutissent à un recours à l'utilitarisme (ou plus généralement au conséquentialisme), où les droits de la liberté individuelle sont subordonnés aux exigences de maximiser *l'utilité*, c'est-à-dire l'état de « bonheur maximal et de misère minimale » ou « le plus grand bonheur au plus grand nombre ». Par définition, chaque action est jugée en fonction de la quantité d'utilité qu'elle génère : l'objectif est le meilleur résultat possible pour le plus grand nombre de personnes pour le coût minimum en termes de perte d'utilité. L'utilitarisme inverse ainsi la relation entre l'individu et la société, en favorisant la seconde. Dans la poursuite de l'objectif de l'utilité sociale, l'État favorise le bien d'un grand nombre de personnes par rapport au bien individuel.

La prestation d'un système de santé publique est conforme à la théorie dans son ensemble, en gardant à l'esprit que l'objectif est la promotion de l'utilité en termes de meilleur état de santé possible pour un maximum de personnes. Du point de vue sociétal, traiter de nombreux patients souffrant de différentes maladies est considéré comme équivalent au fait de sauver quelques-uns dont la vie est en danger.

9.3 La théorie égalitariste

Le modèle égalitaire comprend un grand nombre de positions, parfois philosophiquement et politiquement très éloignées les unes des autres. Il regroupe les formes de socialisme, la théorie du contrat social et le communautarisme. L'égalitarisme accorde la plus grande importance à l'égalité des droits fondamentaux (à la vie, la liberté, le travail, la culture, etc.) et aux conditions qui soutiennent et protègent ces droits. Les besoins collectifs et sociétaux priment sur le besoin individuel dans la théorie, où les organismes publics jouent un rôle majeur dans leur devoir de protéger et de soutenir les nécessiteux. C'est l'antithèse du libéralisme individuel, où une société coopérative est tenue de lutter contre l'inégalité sous toutes ses formes :

> « *Les inégalités sociales et économiques doivent remplir deux conditions : premièrement, elles doivent être rattachées à des emplois et à des postes ouverts à tous dans des conditions d'égalité équitable des chances* ; *deuxièmement, ces inégalités ne sont justifiées que si elles profitent aux plus démunis* » (Rawls, 1999).

La médecine égalitaire est fondée sur le « droit à la santé » – la protection et la promotion de l'intégrité physique et mentale, de la santé et de la qualité de vie, et de l'environnement, sont considérées comme des droits positifs. L'État doit assumer la protection et la promotion de ces droits, en fournissant des soins universellement accessibles selon le principe de la solidarité.

10. Les conflits et les limites des approches philosophiques

Les théories de la justice et leurs conséquences sur l'organisation des soins de santé et les problèmes de rationnement se prêtent à un ensemble de réflexions qui illustrent à la fois les forces et les faiblesses de telles approches.

Les théories de *la liberté individuelle* ont pour avantage de garantir une liberté individuelle maximale, mais le prix à payer est élevé, en particulier pour ceux qui ne sont pas en mesure de participer pleinement au marché et ceux dont l'autonomie individuelle est affaiblie (les pauvres, les personnes âgées, les personnes handicapées et d'autres). De plus, les impératifs du marché, loin de promouvoir le bien-être de nombreuses personnes, récompensent l'égoïsme et mettent en exergue les inégalités économiques. En outre, la liberté sans responsabilité est incomplète, la vie matérielle et morale est régie par les lois de l'offre et de la demande, dans le seul but de réaliser la liberté individuelle.

L'utilitarisme a l'avantage de subordonner les avantages individuels au bien-être de nombreuses personnes ; son principal objectif est de maximiser l'utilité collective. La théorie n'est pas à l'abri des critiques. Cependant, l'une d'elles est qu'en maximisant l'utilité de l'ensemble collectif, il est possible d'ignorer les besoins de l'individu. Il existe également des difficultés à définir l'utilité, dans la mesure où il s'agit d'un terme subjectif (dans les évaluations de la qualité de vie). Les valeurs impliquées, les charges du traitement coûteux et les avantages cliniques pour le patient sont incommensurables (ils ne peuvent pas être comparés les uns aux autres) à moins qu'il y ait un traitement alternatif semblable à utiliser comme point de comparaison. En l'absence d'une autre solution, l'application d'une évaluation utilitaire crée souvent plus de problèmes qu'elle n'en résout.

L'égalitarisme cherche à optimiser la justice sociale et à protéger les droits, mais cette théorie s'expose aussi à des critiques. D'abord, quel est le fondement de cette égalité ? Sur la base du mécanisme social auquel nous voulons faire référence, les droits sociaux peuvent avoir un fondement plus ou moins solide. Dans le cas du contrat social, les droits sont normalement attribués aux membres de la société ou, ce qui revient au même, sont tirés d'eux. Pourtant, les droits sociaux pourraient également être attribués, indépendamment d'un accord social, comme des droits humains fondamentaux qui ne peuvent être remis en question, par exemple par la règle de la majorité. Deuxièmement, il existe un risque que la dynamique sociale pourrait prévaloir sur l'individu, ce qui oblige ce dernier à accepter des priorités et des objectifs qui s'opposent à ses propres droits.

Pour conclure cette partie, qui concerne le rationnement des soins de santé, on peut affirmer qu'il existe dans les sociétés pluralistes des tensions et des confrontations permanentes sur la justice distributive et la manière dont elle peut être garantie aux citoyens. Un accord fondé sur les approches philosophiques décrites plus haut est susceptible d'être irréalisable ; il est donc nécessaire d'explorer d'autres solutions au problème du rationnement des ressources de soins de santé.

11. L'approche éthico-procédurale

Les approches normatives sont importantes car elles permettent d'identifier les valeurs fondamentales qui sont au cœur de la prise de décision politique, mais elles ne suffisent pas, comme nous l'avons vu, car les différentes théories aboutissent à des conclusions différentes et il n'y a pas de consensus sur la bonne approche à adopter. Ajoutons à cela le fait qu'elles sont trop abstraites pour être appliquées en tant que telles à la réalité du monde des établissements de santé. Les approches empiriques sont parfois utiles parce qu'elles permettent d'identifier ce qui a été fait et ce qui pourrait être fait, mais pas ce qui devrait être fait. En l'absence d'un large consensus sur l'acceptabilité de différents principes directeurs régissant l'allocation des ressources, le problème de la répartition « équitable » devient une question de « justice procédurale ». Une approche éthico-procédurale exige un processus décisionnel qui permette un accord sur ce qui est légitime et équitable en termes de rationnement. Au lieu de se concentrer sur les principes et les valeurs qui devraient étayer la prise de décision, l'approche éthico-procédurale demande comment ces décisions sont prises. Elle implique un changement de perspective du contenu au processus. La raison d'être de l'approche éthico-procédurale est la suivante : indépendamment du financement ou de la prestation des services de santé, l'autorité légitime est conférée par l'influence du processus démocratique sur le système. Une approche éthico-procédurale bien connue est « *la responsabilité pour le caractère raisonnable* » (Daniel et Sabin, 2002). Les conditions essentielles à l'application de cette approche sont les suivantes :

1. *La condition de publicité* : les décisions relatives aux limites directes et indirectes des soins et leurs justifications doivent être accessibles au public.
2. *La condition de la pertinence* : les justifications doivent reposer sur des éléments de preuve, des raisons et des principes que toutes les parties saines d'esprit (les gestionnaires, les cliniciens, les patients et les consommateurs en général) peuvent juger pertinents pour décider comment répondre aux différents besoins d'une population sous des contraintes en matière de ressources nécessaires.
3. *La condition de recours* : il existe un mécanisme de résolution des contestations et des litiges concernant les décisions relatives à la définition des limites, y compris la possibilité de réviser les décisions à la lumière d'autres preuves ou arguments.
4. *La condition d'exécution* : il existe une réglementation volontaire ou publique du processus pour veiller à ce que les trois premières conditions soient remplies.

Les avantages de cette approche sont nombreux. Par exemple, il existe un aspect éducatif. Tous les partis experts à la décision peuvent apprécier la valeur du débat et de la délibération pour parvenir à une décision équitable au regard des contraintes de ressources. En outre, « *la responsabilité pour le caractère raisonnable* » occupe une position intermédiaire entre le rationnement implicite et le rationnement explicite. De la même façon que l'approche implicite, les principes sur lesquels la décision est prise ne doivent pas être communiqués à l'avance ; en revanche, comme dans l'approche explicite, il y a un appel à une plus grande transparence dans la révélation des raisons des décisions relatives au rationnement des ressources.

12. Les expériences internationales

Au niveau international, trois stratégies de base de rationnement ont émergé. La première (et, jusqu'à présent, l'unique exemple en son genre) est celle employée par l'État de l'Orégon (États-Unis), qui a abordé deux questions ensemble : quelle est la nature et la quantité de traitements que l'État devrait fournir à ses citoyens tout en agissant dans les limites de ses contraintes budgétaires ? C'est la forme de rationnement la plus explicite et la plus radicale à ce jour. Une deuxième stratégie est celle des Pays-Bas et de la Suède, qui définit un ensemble de principes pour mettre en œuvre un programme de traitements médicaux disponibles pour les ayants droit (Pays-Bas) ou pour définir des priorités dans la fourniture de soins de santé (Suède). Aucun des deux pays n'est parvenu à dresser une liste des traitements disponibles. Une troisième stratégie est celle adoptée par la Nouvelle-Zélande et la Grande-Bretagne, qui se préoccupent moins des principes généraux que de la mise en place d'un processus continu d'élaboration des orientations et des conseils sur les traitements appropriés, en soutenant leur thèse selon laquelle le rationnement devrait se faire au niveau local et individuel (micro).

12.1 L'Orégon

L'État de l'Orégon aux États-Unis a été le premier à aborder explicitement et fondamentalement les problèmes de rationnement des soins de santé. À la suite du décès par leucémie d'un enfant qui s'est vu refuser une transplantation, les autorités ont créé une Commission en 1989, la *Health Services Commission*, pour formuler des recommandations sur la façon d'étendre le programme *Medicaid* financé par le gouvernement à une partie de la population qui n'était pas couverte, et la façon de définir les priorités dans le programme *Medicaid* lui-même. Après avoir vainement essayé une approche exclusivement technique (l'analyse du rapport coût-efficacité), les autorités se sont tournées vers une méthode qui associait une maladie aux traitements et les ordonnait en fonction de la gravité de la maladie. Des ajustements ont été apportés à la liste, en fonction de ce que la Commission considérait comme « raisonnable », en prenant en compte les résultats d'une consultation publique. Le « Plan de l'Orégon » a été mis en pratique en 1994 : il finance 565 traitements sur les 696 inscrits. Cette liste a été modifiée depuis cette date et des modifications ont été apportées aux priorités initialement définies. L'abandon de l'approche technique, qui a fait l'objet d'un débat acharné au sein de la profession médicale et du public, est devenu un symbole et une opportunité d'apprentissage pour de nombreux pays confrontés à des choix difficiles de rationnement.

12.2 Les Pays-Bas

En 1990, le gouvernement néerlandais a créé un Comité gouvernemental sur les choix en matière de soins de santé, avec le mandat d'examiner le problème des choix dans les soins de santé et d'identifier les critères d'élaboration d'un ensemble de traitements médicaux de base qui devraient être offerts à tous les citoyens bénéficiant de l'assurance maladie publique ou privée nécessaire. Dans son rapport, publié en 1991, le Comité a adopté une approche globale, avec une méthode d'évaluation de la nécessité et la disponibilité des traitements, en utilisant quatre critères-filtres :

- La nécessité.
- L'efficacité.
- L'efficience.
- La responsabilité individuelle.

Le rapport porte également sur des questions, telles que l'évolution technologique, les listes d'attente, la pertinence du traitement et la participation du public à l'établissement des priorités. Le comité n'a toutefois pas choisi de dresser une liste des traitements à intégrer dans le programme de base, mais s'est limité à appliquer les principes à quelques cas controversés (fécondation in vitro, médecine homéopathique, soins dentaires pour les adultes, services de blessures sportives, soins aux personnes âgées).

12.3 La Suède

La Commission parlementaire suédoise des priorités a été créée en 1992 pour « discuter du rôle des services de santé dans leur contexte social et définir les principes éthiques fondamentaux qui devraient guider la hiérarchisation nécessaire des ressources ». Un rapport intérimaire intitulé « *No Easy Choices* » a été publié en 1993 et distribué pour commentaires. La commission a identifié deux types d'approches au problème de l'établissement des priorités : une approche clinique fondée sur les besoins des patients et une approche politico-administrative où les ressources limitées doivent être prises en considération. Une caractéristique intéressante des délibérations suédoises a été le développement d'une plateforme éthique fondée sur certains principes pour orienter les choix des priorités :

- Le principe de la dignité humaine.
- Le principe du besoin et de la solidarité.
- Le principe du rapport coût-efficacité.

Le rapport final ne contenait pas une liste détaillée des services à inclure ou à exclure, mais il regroupait les traitements en cinq catégories de priorité décroissante. Cette approche est une méthode pour aider à établir les priorités et aider les responsables à prendre des décisions.

12.4 La Nouvelle-Zélande

En 1992, un Comité national consultatif sur les services de santé de base a été créé en Nouvelle-Zélande pour « définir les services auxquels chacun devrait avoir accès, dans des conditions acceptables et sans délais d'attente déraisonnables ». Les difficultés pratiques rencontrées pour dresser une liste définitive ont amené le Comité à identifier comme essentiels les services déjà fournis, car ceux-ci étaient considérés comme étant « le résultat de nombreuses années de bon sens raisonnable, de décisions fondées sur des principes ». Le Comité a élaboré des orientations pour les services d'application générale, ceux qui ont des coûts élevés, ou ceux qui sont fournis en grande quantité. Les orientations sont partagées lors de conférences, et les efforts pour faire participer le public au débat sont remarquables.

12.5 La Grande-Bretagne

En Grande-Bretagne, il n'y a pas eu de Comité national chargé d'examiner le problème de l'établissement des priorités dans les soins de santé. La tâche est déléguée au niveau local, et les autorités locales doivent définir un plan annuel de services qu'ils souhaitent fournir. Certaines autorités locales ont été plus explicites au cours des dernières années sur les services qu'elles fourniront, bien qu'elles limitent toujours l'accès aux traitements marginaux, tels que le détatouage. Au niveau national, il existe une agence qui évalue les traitements et élabore des orientations – l'Institut national pour la santé et l'excellence clinique – et une autre qui examine la performance des services – la Commission des soins de santé.

12.6 Les pays en voie de développement

Les pays en voie de développement qui disposent de ressources plus limitées que les pays développés sont obligés de faire des choix difficiles en termes de prestation de soins de santé et de personnes qui en seront les bénéficiaires. Un exemple concret est la prestation de traitements antirétroviraux pour les malades du sida en Afrique. Les ressources limitées, même si l'on tient compte de l'aide internationale, ne permettent pas l'accès universel à ces médicaments : des choix doivent être faits. Les gouvernements peuvent faire de tels choix sur la base de critères financiers, socio-économiques ou médicaux. De façon alternative ou en conjonction, les ressources peuvent être allouées sur la base de critères moins formels et injustes, tels que les préférences individuelles des décideurs, ou les considérations politiques (Rosen, 2005).

La Banque mondiale conseille aux pays en voie de développement d'affecter les ressources aux programmes de santé publique sur la base de considérations économiques et de rentabilité, en utilisant des outils, tels que l'outil *the Disability Adjusted Life Years*[4] (la Banque mondiale, 1993). En tout cas, les mêmes considérations doivent être prises en compte : Qui décide ? Selon quels critères ? Sur quelles valeurs reposent les décisions ? Dans quelle mesure peut-on dire que le processus décisionnel est démocratique ?

---

[4] On peut traduire « *the Disability Adjusted Life Years* » par « les années de vie corrigées de l'incapacité » [Le traducteur].

13. Conclusion

Les expériences internationales permettent de montrer encore une fois à quel point la question du rationnement des soins de santé est difficile. Tous les pays que nous avons considérés ont trouvé leur propre façon d'établir des priorités. Il n'y a pas de consensus sur les principes ou sur les méthodologies utilisées pour faire des choix. Les principes généraux, lorsqu'ils doivent être appliqués de manière pratique au niveau local ou individuel, doivent être interprétés à la lumière des circonstances et il existe une ambiguïté permanente dans cette application. Il n'est pas possible de prédire toutes les situations dans lesquelles les règles devront être appliquées, ce qui requiert une certaine liberté de jugement et d'interprétation. Tout cela confirme qu'il n'existe pas de solutions simples à portée de main (Holm, 1998).

Coulter et Ham (2001) ont résumé l'expérience internationale dans l'établissement des priorités en matière de soins de santé, et ont conclu : « Il est nécessaire de renforcer les processus institutionnels dans lesquels les décisions sont prises ; les processus de définition des priorités doivent être transparents et responsables ; les directives cliniques sont de plus en plus utilisées comme un outil de définition des priorités, mais des processus équitables sont nécessaires pour les directives, tout comme pour la définition de priorités de façon plus générale ; la politique de rationnement préfère faire le dos rond et échapper à la responsabilité, mais cela est insoutenable à une époque de sensibilisation accrue du public à l'élaboration des politiques ; l'élaboration des politiques visant à définir les priorités est un exercice d'apprentissage politique ; et 'la responsabilité pour le caractère raisonnable' est un cadre éthique de premier plan pour l'établissement des priorités dans les institutions ».

En conséquence, une stratégie visant à améliorer l'établissement des priorités dans les soins de santé implique l'amélioration du processus d'établissement des priorités en utilisant des orientations, telles que celles fournies par l'approche « responsabilité pour la caractère raisonnable ». Sans analyse et débat sur les politiques publiques, les personnes et les institutions peuvent prendre des décisions arbitraires quant à l'accès au traitement, et le rationnement implicite peut favoriser aussi bien l'inégalité que l'inefficacité.

14. Références

Benelli E. (2003). The role of the media in steering public opinion on healthcare issues. *Health Policy*, Vol. 63, No. 2, (February, 2003), pp.179-186, ISSN 0168 8510.

Coast, J., Donovan, J., Litva, A., Eyles, J., Morgand, K., Shepherd, M. & Tacchie, J. (2002). 'If there were a war tomorrow, we'd find the money': contrasting perspectives on the rationing of health care. *Social Science & Medicine*, Vol.54, No.12, (June 2002), pp.1839–1851, ISSN 0277 9536.

Coulter A. & Ham C. (eds.) (2001). *The Global Challenge of Health Care Rationing*. Philadelphia: Open University Press, Buckingham. ISBN 0 335 20463 5.

Daniels N. & Sabin E. (2002) *Setting Limits Fairly*. New York: Oxford University Press. eISBN 019514936X, ISBN 9780195149364, New York USA.

Gibson L., Martin D. & Singer P. (2005). Priority setting in hospitals: fairness, inclusiveness, and the problem of institutional power differences. *Social Science & Medicine*, Vol. 61, No. 11, (December, 2005), pp. 2355-2362, ISSN 0277-9536.

Ham C. (1999). Tragic choices in health care: lessons from the *Child B case*. *BMJ*, Vol. 319, No. 7219, (June, 1999), pp.1258-1261, ISSN 0959 8138.

Holm S. (1998). Goodbye to the simple solutions: the second phase of priority setting in health care. *BMJ*, Vol. 317, No. 7164, (October, 1998), pp. 1000-1002, ISSN 0959 8138.

Klein R. (1993). Dimensions of rationing: Who should do what? *BMJ*, Vol.307, No. 6899, (July, 1993), pp.309-311, ISSN 0959 8138.

Klein R. (1995). Priorities and rationing: Pragmatism or principles? *BMJ*, Vol. 311, No. 7008, (September, 1995), pp. 761-762, ISSN 0959 8138.

Klein R., Day, P. & Redmayne, S. (1996). *Managing scarcity*. In Ham .C (ed.) State of Health Series. Buckingham: Open University Press.

Litva A., Coast, J., Donovan, J., Eyles J., Shepherd, M., Tacchif J., Abelsong J, Morgane K. (2002). 'The public is too subjective': public involvement at different levels of health-care decision making. *Social Science & Medicine*, Vol. 54, no.12, (June, 2002), pp.1825–1837, ISSN 0277 9536

Mossialos E. & King D. (1999). Citizens and rationing: analysis of a European survey. *Health Policy*, Vol. 49, No.1-2, (October, 1999), pp. 75–135, ISSN 0168 8510.

Rawls J. (1971) *A Theory of Justice*. Cambridge: Harvard University Press, ISBN 0 674 01772 2.

Rosen, S., Sanne, I., Collier, A. &Simon, J.L. (2005). Hard choices: rationing antiretroviral therapy for HIV/AIDS in Africa". *Lancet*, Vol.365, No. 9456, (January, 2005), pp. 354-356, eISSN 1474 547X

Spagnolo A. et al (2004) *Etica e giustizia in sanità*. Milano: Mc Graw Hill 2004. World Bank (1993) World Development Report: Investing in Health. New York: Oxford University Press.

Deber R., Wiktorowicz M., Leatt P., Champagne F. (1994). Technology acquisition in Canadian hospitals: how is it done, and where is the information coming from?" *Healthcare Management Forum*, Vol. 7, No.4, pp. 18–27, ISSN 0840 4704.

Deber R., Wiktorowicz M., Leatt P., Champagne F. (1995). Technology acquisition in Canadian hospitals: how are we doing? *Healthcare Management Forum*, Vol.8, No. 2, pp. 23–28, ISSN 0840 4704.

Martin D.K., Shulman K., Santiago-Sorrell P., Singer P.A. (2003). Priority setting and hospital strategic planning: a qualitative case study. *Journal of Health Services Research and Policy*, Vol. 8 No.4, (2003), pp. 197–201 ISSN 1355-8196.

Madden S., Martin D.K., Downey S., Singer P.A. (2005). Hospital priority setting with an appeals process: a qualitative case study and evaluation. *Health Policy*, Vol. 73, No. 1, (July, 2005), pp.10–20, ISSN 0168 8510.

Hope T., Hicks N., Reynolds D.J.M., Crisp R., Griffiths S. (1998). Rationing and the Health Authority. *BMJ*, Vol. 317, No.7165, (October, 1998), pp. 1067–9, ISSN 0959 8138.

Mitton C. & Donaldson C. (2002). Setting priorities in Canadian Regional Health Authorities: a survey of key decision makers. *Health Policy*, Vol. 60, No. 1, (April, 2002), pp. 39–58, ISSN 0168 8510.

Singer P.A., Martin D.K., Giacomini M., Purdy L. (2000). Priority setting for new technologies in medicine: a qualitative case study. *BMJ*, Vol.321, No.7272, (November, 2000), pp. 1316–8, ISSN 0959 8138

Foy R., So J., Rous E., Scarffe J.H. (1999). Perspectives of commissioners and cancer specialists in prioritising new cancer drugs: impact of the evidence threshold. *BMJ*, Vol. 318, No. 7181, (February, 1999), pp. 456–9, ISSN 0959 8138.

Martin D.K., Pater J.L., Singer P.A. (2001) "Priority setting decisions for new cancer drugs: *a qualitative study". Lancet, Vol. 358, No. 9294, (November, 2001), pp. 1676–81*, ISSN 01406736.

Chapitre V.
L'éthique et la procréation médicalement assistée, repenser la relation procréatrice

Laurent Ravez
Maître de conférences à l'Université de Namur
Directeur du centre interdisciplinaire de droit, d'éthique et des sciences de la santé
Belgique

1. Introduction

Depuis la naissance de Louise Brown, le premier « bébé-éprouvette » dans l'histoire de l'humanité, en juillet 1978, les critiques de la procréation médicalement assistée (PMA) n'ont pas cessé. Ces critiques sont généralement de deux types. Les premières concernent l'aspect médico-technique de la PMA et remettent en question l'efficacité et la sécurité de ces biotechnologies. Les secondes, que j'examinerai ici, concernent l'aspect éthique de la PMA.

Je vais d'abord examiner les critiques éthiques de la PMA, en particulier dans la littérature francophone (bien qu'elles ne soient pas très différentes dans la littérature anglophone), et proposer une manière de les classer, avant de montrer les limites d'une telle classification. Ces critiques peuvent être regroupées en trois catégories : la médicalisation de la procréation, le bouleversement des structures de filiation et le statut de l'embryon. Nous verrons que, bien que cette critique soit éclairante dans certains cas, elle est souvent excessive, et néglige, en même temps, l'efficacité des technologies de procréation dans le soulagement des souffrances des couples stériles, comme l'ont montré mes travaux antérieurs (Ravez, 2006).

La souffrance des patients est un élément essentiel de l'évaluation éthique de la PMA, mais il ne suffit pas d'établir un cadre axiologique satisfaisant. Je vais montrer que ce cadre est essentiel. Je proposerai trois éléments de ce cadre, en tenant compte des limites des critiques formulées à l'égard de la PMA, mais aussi les limites de la PMA elle-même.

2. La « médicalisation » de la procréation

La « médicalisation » de la procréation, dont certains accusent la PMA, se traduit par deux attitudes professionnelles :
1. La formulation du désir d'un enfant comme un besoin qu'il faut immédiatement satisfaire ;
2. L'interprétation de la stérilité comme une pathologie.

Par « formulation du désir d'un enfant... », j'entends une incompréhension profonde de la complexité qui pousse deux êtres humains à s'unir et dont un enfant apparaît parfois comme un symbole de cette union. Pour ceux qui dénoncent cette incompréhension, il est particulièrement restrictif d'imaginer que le désir humain d'avoir un enfant est seulement ou surtout biologique, tout en tentant de résoudre d'éventuelles défaillances mécaniques qui peuvent être à l'origine de cette stérilité. Pour illustrer cela, je cite Geneviève Delaisi de Parseval qui écrit : « C'est dans l'esprit que les enfants sont conçus » (Delaise de Parseval et Verdier, 1985, p. 20).

Considéré comme un besoin, l'enfant, lorsqu'on le souhaite, doit être obtenu le plus rapidement possible et dans les meilleures conditions possible. Le *désir* est formulé comme un *besoin* que tout le monde a le *droit* de satisfaire. De ce point de vue, la stérilité constitue un obstacle au besoin d'avoir un enfant, obstacle que la médecine reproductive a le devoir de soulager. De nombreux auteurs qui critiquent la procréation médicalement assistée affirment que le fait de considérer la stérilité comme une « pathologie » est susceptible d'éliminer la souffrance psychologique qui est parfois l'origine de ce désir. Il est peut-être préférable d'écouter d'abord ce que les couples ayant des difficultés pour procréer tentent de dire, avant de se lancer dans une série de procédures biomédicales. En d'autres termes, la stérilité devrait être considérée comme un appel à l'écoute du couple plutôt que ou seulement comme un appel aux techniques et aux procédures médicales.

3. Le bouleversement des structures sociales de la filiation

La procréation médicalement assistée est aussi régulièrement accusée dans la littérature francophone de bouleverser les structures traditionnelles de la filiation, menaçant ainsi de détruire les fondements de la famille humaine. L'insémination artificielle par donneur de sperme

(AID) permet de dissocier la procréation biologique et la filiation sociale (Mehl, 1999). Avec cette dissociation, le père social n'est plus nécessairement le père biologique des enfants portés par son partenaire. Sur le plan social, cette situation n'est pas nouvelle. L'adoption ou l'adultère peut également créer de telles situations. Mais la nouveauté se trouve dans la participation de la science, et particulièrement des biotechnologies, à cette dissociation.

Le développement de la fécondation *in vitro* (FIV) utilisant les gamètes d'un donneur (ovules et/ou spermatozoïdes) a renforcé la différence entre ces deux modes ; la procréation biologique et la filiation sociale. On a suggéré que vous puissiez faire un enfant aujourd'hui en ralliant différentes personnes à la cause et sans que personne n'ait des relations sexuelles avec quelqu'un d'autre (Malherbe, 1997). Vous n'avez besoin que de la collaboration d'un *père génétique*, qui fournit les spermatozoïdes, d'une *mère génétique* pour les ovules, d'une *mère porteuse* fournissant son utérus, d'une *mère adoptive* qui deviendra la mère socialement reconnue de l'enfant, d'un *père de substitution*, le compagnon de la mère porteuse, et d'un *père adoptif* qui deviendra le père légal.

Compte tenu d'une telle dissociation des éléments de la procréation, on craint que les fondements mêmes de notre vie en tant que société ne soient sapés. Nous avons une confusion d'idées concernant la paternité, située quelque part entre les *lignées*, c'est-à-dire que le parent d'un enfant est la source de la conception biologique, et la *volonté*, c'est-à-dire le parent d'un enfant est la source du désir et du choix d'un enfant. Derrière ces problèmes, nous trouvons une question présente dans l'anthropologie sociale : devient-on père par conception ou filiation ? Dans toutes les sociétés humaines, en ce qui concerne la filiation, il peut y avoir une primauté du social sur le biologique. L'anthropologue Françoise Héritier déclare : « En résumé, jusqu'à maintenant, il n'y a jamais eu de société humaine fondée uniquement sur le sens biologique de la filiation ou qui accorderait la même importance à une relation purement biologique qu'au sens social de la filiation » (Héritier, 1996, p. 258). En fait, du point de vue de l'anthropologie sociale, on pourrait avancer l'idée que non seulement le clivage entre *la filiation sociale* et *la filiation biologique* existait partout et toujours, mais que ce clivage permet d'atténuer une situation de stérilité, souvent mal acceptée socialement.

4. Le statut de l'embryon

Quant au statut de l'embryon, il suscite de nombreuses controverses. L'avis n° 18 (16 septembre 2002) du Comité consultatif de Bioéthique de Belgique (CCB), concernant la recherche *in vitro* sur les embryons humains, souligne la difficulté de parvenir à un accord sur le statut moral de l'embryon. Il met en évidence cinq possibilités.

La première possibilité est « intentionnaliste » ou « externaliste », elle est défendue par ceux qui affirment que le statut moral de l'embryon dépend des intentions de ses parents (biologiques). Selon cette approche, l'embryon humain ne peut être considéré comme une personne à part entière, à moins qu'il ne fasse partie d'un projet parental. Un tel projet est absent dans le cas d'embryons surnuméraires ou d'embryons créés à des fins expérimentales. La deuxième possibilité consiste à respecter l'embryon en tant que personne dès que l'ovule a été fécondé ; cette position est décrite comme « internaliste » ou « créationniste ». Une troisième possibilité accorde un statut moral à l'embryon à partir du quinzième jour de développement. La quatrième possibilité correspond aux opinions défendues en 1984 et 1986 par le Comité consultatif national d'éthique pour les sciences de la vie et de la santé (CCNE) en France, selon lequel l'embryon est une personne potentielle, c'est-à-dire qu'il n'est pas une personne réelle, mais qu'il a le potentiel d'en devenir une, et doit être respecté pour cette potentialité. La dernière possibilité est connue sous le nom de « gradualiste », en ce sens que l'embryon humain a un statut moral variable en fonction de son degré de développement : un fœtus de 39 semaines devra être respecté et protégé plus qu'un embryon de 10 semaines.

La question du statut moral de l'embryon est d'une importance capitale, car les techniques de la PMA exigent le sacrifice de nombreux embryons pour effectuer des expériences. Si nous considérons l'embryon comme une personne dès les premiers stades de son développement, il est clair que ces expériences devraient cesser.

Mehl écrit : « En fin de compte, les scientifiques caractérisent l'humanité d'un embryon, non par une définition essentialiste, mais plutôt par ce qu'ils veulent en faire. Paradoxe : dans le passé, la science examinait l'embryon pour savoir ce qu'elle pourrait en faire. Et maintenant, elle accorde à l'embryon un statut en fonction de ce qu'elle veut en faire – autoriser l'avortement, faire des recherches... Le statut de l'embryon par les scientifiques semble donc fondamentalement opportuniste » (Mehl, 1999, p. 90-91). Cette accusation d' «

opportunisme » semble structurer l'article : « L'embryon aléatoire » (Hermitte, 1990). Ses critiques nous rappellent le principe moral selon lequel la fin ne justifie pas les moyens. Appliqué à notre sujet, ce principe pourrait signifier la chose suivante : quels que soient « les avantages » que la PMA peut apporter aux couples, c'est au détriment injustifiable de certains embryons. D'autre part, ces embryons ne pouvaient exister dès le départ sans la PMA.

5. La souffrance refusée

De telles critiques nous aident à déceler les faiblesses ou même les dangers que présentent les nouvelles techniques de la PMA. Néanmoins, quels que soient les mérites relatifs de ces critiques, ils ne comprennent pas la souffrance des couples stériles et l'efficacité des nouvelles techniques de la PMA pour soulager cette souffrance.

De nombreux cliniciens constatent la souffrance des couples stériles qui désirent un enfant. Les symptômes de cette détresse rappellent ceux de la dépression clinique. Muriel Flis-Trèves, une psychiatre ayant travaillé dans l'équipe du Professeur Frydman (le « père » du premier bébé-éprouvette français), écrit à ce sujet : « La souffrance qui accompagne le diagnostic [de stérilité] est intense. Elle est souvent suivie d'un abandon soudain des intérêts de l'existence quotidienne, y compris le travail, les loisirs et même temporairement des activités sexuelles. » Pour les hommes, Luc Roegiers souligne que les principaux éléments de cette dépression concernent « le doute sur soi, sur ses possibilités sexuelles, sur sa capacité à transmettre son génome » (Roegiers, 1994, p.169).

Confrontée à cette souffrance, la PMA peut apporter un soulagement au couple qui souffre, tout simplement en fournissant l'enfant tant attendu. Le témoignage positif des couples aidés par la PMA est beaucoup plus difficile à trouver que les plaintes lorsque le traitement échoue. Quand la grossesse commence enfin, les couples oublient souvent les circonstances particulières qui ont donné lieu à leur souhait le plus cher. Muriel Flis-Trèves écrit : « Dès qu'elle tombe enceinte, la femme qui a eu recours à la PMA aspire à devenir une mère comme les autres. Sa grossesse est désormais « banale » et elle est confrontée aux mêmes angoisses, joies et espoirs que toutes les autres femmes » (Flis-Trèves, 1998, p.191). Béatrice Koeppel, une psychologue spécialisée en stérilité, a la même position : « La première ou la deuxième année après la naissance d'Amandine, les grossesses obtenues par la FIV [fécondation *in vitro*] paraissaient toujours extraordinaires. Ce n'est plus du tout le cas. Au contraire, la grossesse est considérée comme banale. Et c'est ce que les gens apprécient dans la PMA : être comme toute future mère, se plaindre de restrictions, consulter les livres avidement, ne pas être différente de ses semblables » (Koeppel, 2000, p.167-168). Peu de temps après le commencement de la grossesse, l'idée même de stérilité devient insupportable à de nombreux couples aidés par la PMA, ce qui rend très difficile la discussion sur leur (ancienne) stérilité.

6. Un « chèque en blanc » pour la PMA ?

Si la souffrance des couples stériles constitue un élément essentiel en faveur de la PMA, il n'est toujours pas raisonnable de donner au personnel médical un « chèque en blanc ». Il est important de ne pas perdre de vue le fait que ce type de traitement est extrêmement tributaire des progrès techniques et scientifiques, et en particulier des biotechnologies. Comme le souligne Jacques Ellul, le sociologue français qui a eu une grande influence sur la philosophie francophone de la technologie, le développement technoscientifique est principalement guidé par ce que l'on pourrait appeler « les impératifs techniques » ou « l'impératif du technicien », que l'on peut résumer comme suit : « tout ce qui est techniquement possible est souhaitable » (Ellul, 1954, p, 122). La technologie en elle-même n'est pas contraire à l'éthique, mais elle est en fait en dehors de l'éthique, c'est-à-dire non identifiée d'un point de vue éthique à la question de son développement.

Sans limites éthiques, la PMA risque d'exacerber le problème même qu'elle essaie de résoudre : la souffrance des couples stériles. Nous devons reconnaître les succès de la PMA ; nous devons également examiner ses échecs et les souffrances qu'elle peut causer. C'est la souffrance que les auteurs critiquant la PMA dénoncent, c'est-à-dire la souffrance des couples auxquels la PMA a échoué à offrir le bébé désiré et pour lesquels la détresse s'est accrue avec la procédure. G. Delaisi de Parseval écrit à ce sujet : « [...] les procédures médicales concernant l'infertilité [...] produisent presque toujours des dysfonctionnements sexuels : prise de température, rapports sexuels prévus ou interdits, analyse, examens, traitements invasifs qui interfèrent avec le désir sexuel ou la réalisation des rapports sexuels, anxiété induite par la médicalisation, [...] compromettent parfois la relation équilibrée au sein du couple » (Delaisi de Parseval, 1985, p. 61).

D'une part, nous devons reconnaître l'efficacité de la PMA dans la lutte contre le fléau de la stérilité. D'autre part, nous devons éviter une approche qui justifierait l'utilisation de toutes les biotechnologies en matière de procréation humaine, sous prétexte d'éventuels avantages thérapeutiques. Il est toutefois évident qu'un tel effort de clarté ne peut être efficace que dans un cadre éthique acceptable tant pour les experts que pour les patients, ainsi que pour les décideurs. Aujourd'hui, la PMA est intégrée dans le milieu médical et je n'ai pas l'intention de remettre en question son apport, comme le font de nombreux auteurs. Mais, tout en acceptant le principe de la PMA, il est important d'optimiser son apport, non seulement sur le plan technique mais aussi sur le plan éthique.

7. Repenser la relation de procréation et définir un nouveau cadre axiologique

Il serait intéressant d'examiner plus profondément le cadre suivant :

1. Écouter ceux qui souffrent de stérilité, sans nécessairement approuver tout ce qu'ils disent ;
2. Respecter la complexité du don de la vie ;
3. Considérer les progrès techniques et scientifiques non pas comme une fin en soi, mais comme un moyen de satisfaire le désir du couple d'avoir un enfant (en tenant compte des contraintes de ressources).

8. Écouter ceux qui souffrent de stérilité, sans nécessairement approuver tout ce qu'ils disent

Le défi ici est d'encourager les intervenants engagés dans le domaine de la médecine reproductive à prendre au sérieux la souffrance et le stress liés à la stérilité, tout en laissant ouverte la question de savoir si cette souffrance est la cause ou la conséquence de cette stérilité. Nous trouvons une illustration de cette position dans les mots de M. Bydlowski, un des experts en psychologie de l'infertilité en France : « Des années de travail de consultation sur l'infertilité nous ont confronté à la souffrance des patients. [...] Leur détresse est la conséquence de leur infertilité. Il nous a semblé toutefois que cette souffrance existe souvent avant la demande symptomatique : l'infertilité serait alors le témoignage de cette souffrance » (Bydlowski, 2000a, p. 119). Si l'infertilité est le résultat de la détresse mentale, tout avantage que la PMA pourrait produire ne peut éliminer le malaise existentiel ; cela devrait être entendu et examiné avant ou sans rapport avec le lancement d'un projet parental. Les experts devraient trouver et utiliser les moyens pour différencier les demandes d'un enfant qu'ils reçoivent, afin d'identifier quels sont les appels à l'aide des femmes ou des couples pour lesquels la PMA est une solution à une existence blessée. Imaginez une demande d'aide, adressée à un médecin, d'avoir un enfant, d'un patient qui, en fait, cherche désespérément une guérison psychologique, une guérison qui ne peut se produire même quand un enfant pourrait enfin naître.

Pour illustrer ce point, je me tourne vers E. Jéronymidès, une thérapeute accompagnant les femmes ayant des difficultés de procréation. Elle rapporte le cas d'une consultation avec une femme à la recherche d'une assistance médicale pour une stérilité secondaire. Après deux séances, la patiente, qui avait des rapports très difficiles avec son mari, a arrêté ses soins pendant plusieurs années. La thérapeute l'a rencontrée plus tard par hasard. « Quatre ans plus tard, je l'ai croisée. Elle se souvenait de moi et semblait heureuse de me parler. Elle m'a dit qu'elle avait maintenant un petit garçon de deux mois. Elle l'avait naturellement, sans PMA. Elle ne l'a pas planifié, elle ne l'a aucunement programmé. Elle a ensuite rappelé qu'elle n'avait pas contacté l'hôpital ou le programme de la PMA à l'époque, parce que son père était gravement malade. Il avait fini par être hospitalisé et il est mort d'un cancer. « C'est pourquoi, me dit-elle, je ne suis plus revenue pour vous voir. J'ai eu beaucoup de mal à accepter la mort », me dit-elle d'un ton très grave, « je ne m'en suis pas encore remise et je ne sais pas si je m'en remettrai un jour. Il est très difficile de perdre son père. J'étais vraiment très attachée à lui ». Elle a dit qu'elle n'allaitait pas son enfant car elle avait beaucoup de travail et qu'elle devait quitter son domicile tous les jours. Le ton qu'elle utilise à propos de la naissance du bébé est neutre, avec une pointe d'amertume. C'est comme si l'arrivée de l'enfant, et sa présence avec elle, ne pouvaient, malgré tout, combler le vide laissé par la perte de son père » (Jéronymidès, 2001, p. 54).

En d'autres termes, la souffrance exprimée à la clinique de fertilité peut dissimuler les difficultés existentielles – la discorde au sein du couple, les difficultés avec ses parents, une enfance malheureuse

(Bydlowski, 2000 ; Ravez, 2006) – que la PMA, en tant que telle, n'a aucun moyen de détecter ou de résoudre, simplement parce que la PMA est une technologie conçue pour traiter les dysfonctionnements biologiques. Dans ce contexte, il existe un grand risque que les professionnels assistent le couple avec des techniques qu'ils ne veulent pas réellement. Une approche interdisciplinaire à la clinique de la PMA, en utilisant une équipe de médecins, d'infirmières, de psychologues, de travailleurs sociaux et d'autres agents, peut réduire ce risque.

9. Respecter la complexité du don de la vie

Donner la vie, que ce soit « naturellement » ou avec l'aide de la science médicale, n'implique pas seulement une mobilisation efficace des gamètes, un processus physiologique ou un organisme fonctionnant correctement. Le contexte familial, les aspects psychologiques et la généalogie sont des éléments essentiels et ne doivent pas être négligés. Ces éléments sont des facteurs déterminants pour une relation parentale saine. Bydlowski a écrit : « L'enfant humain résultera de la combinaison unique de la programmation biologique spécifique aux espèces – acides nucléiques, molécules, cellules – et de la psyché parentale préexistante – les désirs secrets, les rêves, les souvenirs et les mots » (Bydlowsi , 2000b, p.24). La vie présente une dimension génétique ou biologique, mais elle est également donnée à l'enfant au milieu de la complexité vécue, des relations affectives et générationnelles créées par ses parents. La PMA sape souvent cette complexité, comme le souligne Brigitte-Fanny Cohen, une célèbre journaliste française qui s'est engagée dans une procédure de la PMA : « Mon sentiment, du moins, est que pour les [...] agents de la PMA, gynécologues et biologistes, j'étais juste un utérus et des ovaires, au mieux, un taux d'hormone folliculo-stimulante (FSH), un certain nombre de follicules ou d'ovocytes » (Cohen, 2001, p.67).

De la même manière, la PMA peut parfois ignorer des acteurs importants, tels que les maris ou d'autres partenaires et les grands-parents, en raison du désir d'un enfant. Les maris ne peuvent être considérés comme des agents à part entière dans le projet de procréation, et sont parfois traités comme de simples porteurs de gamètes. Comme l'a écrit le gynécologue Pierre Fonty de manière provocante : « Ces hommes ont l'impression d'être réduits au rang d'une machine à sperme qui produit sur demande, et de plus être considérés comme des êtres animés par le désir de leur partenaire, ayant leurs propres désirs et instincts sexuels » (Fonty, 2003, p. 100).

Cependant, la situation change progressivement, car certains praticiens de la PMA qui semblent être plus conscients ces derniers temps de l'importance non biologique des considérations de la paternité sont maintenant plus souvent évoqués. Delaisi de Parseval parle du « père qui est devenu père en raison de la considération de son propre père à son égard ; en bref, un père qui vit l'expérience de la paternité qui, paradoxalement, n'est pas très différente de celle de la maternité » (Delaisi de Parseval, 2003, p.110). Il est clair alors qu'« être père implique de se référer à son propre rôle en tant que fils » (Clerget, 2003, p. 121). La paternité comprend à la fois l'héritage et la transmission.

10. Considérer les progrès techniques et scientifiques non comme une fin en soi, mais comme un moyen de servir le désir du couple d'avoir un enfant (en tenant compte des contraintes de ressources)

Contrairement à certaines critiques formulées à son encontre, la PMA offre des moyens de plus en plus efficaces pour les couples stériles d'avoir l'enfant désiré. Mais l'éducation en matière de santé publique s'avère nécessaire pour la PMA. Les méthodes et les techniques de la PMA doivent être considérées comme des moyens d'aider les couples à avoir des enfants et non comme un remède contre la détresse et l'angoisse dans la vie moderne. La PMA n'offre pas le bonheur, mais crée les conditions techniques permettant au bonheur du couple de s'exprimer à travers et avec la naissance d'un enfant. En d'autres termes, nous ne devons pas nous attendre à ce que la PMA offre l'amour, un certain équilibre, ou l'harmonie au sein du couple. Bien au contraire, si le couple est fragile, les difficultés de la PMA sont susceptibles d'aggraver encore la situation. Pour y remédier, un dialogue permanent devrait être établi entre le couple et l'équipe de la PMA.

11. Conclusion

J'ai soutenu ici que les critiques de la PMA ignorent le fait que la PMA puisse soulager la souffrance des couples stériles. J'ai toutefois soutenu que cela ne constitue pas une raison suffisante pour donner un « chèque en blanc » éthique à la PMA, car la PMA est une technologie et, en tant que telle, exige un discernement éthique. Trois suggestions éthiques ont été faites ici : écouter ceux qui souffrent de stérilité, sans nécessairement approuver tout ce qu'ils disent ; respecter la complexité du don de la vie ; et considérer les progrès techniques et scientifiques non pas comme une fin, mais comme un moyen de servir le désir du couple d'avoir un enfant (en tenant compte des contraintes de ressources). D'autres discussions éthiques sur la PMA sont nécessaires.

12. Références

Bydlowski, M. (2000a). *La dette de vie. Itinéraire psychanalytique de la maternité*. Paris : PUF, ISBN-10: 2130503535, ISBN-13: 978-2130503538, Paris.

Bydlowski, M. (2000b). *Je rêve un enfant. L'expérience intérieure de la maternité*. Paris : Odile Jacob, ISBN-10: 2738123996, ISBN-13: 978-2738123992, Paris.

Clerget, J. (2003). "*L'homme devenant père*", in *Le père, l'homme et le masculin en périnatalité*. ed. P. Marciano P (Rarnonville Saint-Agne: Eres, 2003), ISBN 2-7492-0126-8.

Cohen, B.H. (2001).*Un bébé mais pas à tout prix. Les dessous de la médecine de la reproduction*. Paris: J.-C. Lattès, ISBN-10: 2290326682, ISBN-13: 978-2290326688.

Delaisi de Parseval, G & P. Verdier. (1994). *Enfant de personne*. Paris : Odile Jacob, France.

Delaisi de Parseval, G. (2003). "*Les PMA ou 'Paternités médicalement assistées*", in *Le père, l'homme et le masculin en périnatalité*. éd. P. Marciano P Ramonville Saint-Agne: Eres, ISBN 9782749201269.

Ellul, J. (1954). *La Technique ou L'Enjeu du siècle*. Paris : Armand Colin, 1954, Paris: Économica, 1990.

Flis-Trèves, M. (1998). *Elles veulent un enfant*. Paris: Albin Michel, ISBN 2226105441.

Fonty, B., & Hoguenin, J. (2003). *Les pères n'ont rien à faire dans les maternités*. Paris : Editions générales First, ISBN 2-87691-747-5, France.

Héritier, F. (1996). Masculin-Féminin. *La pensée de la différence*. Paris : Odile Jacob, 1996, ISBN 2-7381-1605-1, Paris.

Hermitte, M.H. (1990). "*L'embryon aléatoire*", *in Le magasin des enfants*, ed. J. Testart (Paris: François Bourin, 1990), 238-265.

Jéronymidès, E. (2001). *Elles aussi deviendront mères. Des femmes qui se sentent stériles*. Paris: Payot et Rivages, ISBN 2228893498 978 2228893497, France.

Koeppel, B. (2000). *La vie qui revient. Dans un service de fécondation in vitro*. Éd. Calmann-Lévy (10 mai 2000), ISBN-10: 2702131204, ISBN-13: 978-2702131206, France.

Malherbe, J.F. (1997). *Pour une éthique de la médicine*. Namur: Artel-Fides, ISBN 287374040X9782873740405, Montréal, Canada.

Mehl, D. (1999). *Naitre?* : *La controverse bioéthique*, paris: Bayard, 1999, ISBN 2227137738, ISBN 9782227137738.

Ravez, L. (2006). *Les amours auscultées: une nouvelle éthique pour l'assistance médicale à la procréation*. Paris: Les Ed. du Cerf, ISBN 2204079731 ISBN 9782204079730.

Roegiers, L. (2000). *Les cigognes en crise* (Bruxelles: De Boeck Université, 1994), ISBN 10: 2804119238, ISBN 13: 9782804119232 .4

Chapitre VI.
Les cellules souches, les questions éthiques et religieuses

Farzaneh Zahedi-Anaraki et Bagher Larijani
Centre de recherche en endocrinologie et métabolisme,
Centre de recherche en éthique médicale et histoire de la médecine
Université des sciences médicales de Téhéran
Iran

1. Introduction

Les cellules souches sont capables de générer plusieurs types de tissus cellulaires qui peuvent être utilisés pour des approches thérapeutiques d'une maladie débilitante et incurable. Même si de nombreuses applications de cellules souches font l'objet de recherches, de telles recherches ont suscité de grands espoirs et promesses, ainsi que des mises en garde et des questions éthiques et religieuses dans différentes sociétés. En général, on se préoccupe peu de l'utilisation de cellules souches non humaines ou adultes. En revanche, la recherche sur les cellules souches embryonnaires a été confrontée à des questions formulées par les professionnels de la santé, le public, les groupes religieux et les organisations nationales et internationales. Le débat est en partie lié au « statut de personne » et à la notion de dignité humaine. Les sources de cellules souches, le statut moral de l'embryon humain, le glissement vers la commercialisation de la vie humaine, les préoccupations en matière de sécurité, l'intervention sur la lignée germinale et le défi de la proportionnalité sont des questions d'ordre éthique.

La recherche sur les cellules souches est une question prometteuse mais controversée sur laquelle de nombreuses religions ont pris des positions fortes. Le moment auquel la vie humaine commence est un défi crucial. Plusieurs groupes soutiennent que la conception, le développement du sillon primitif, l'implantation, l'apparition de l'âme et la naissance sont des étapes spécifiques du développement humain au cours desquelles la dignité commence. Dans le présent chapitre, nous procéderons à un bref examen de l'histoire et des faits scientifiques concernant les cellules souches ; nous examinerons ensuite les questions éthiques. L'autre objectif que nous nous fixons est de clarifier le débat religieux sur la question, en mettant l'accent sur les perspectives des religions monothéistes. Certaines directives nationales et internationales connexes feront l'objet d'un bref examen.

2. Les définitions

La fécondation *in vivo* (reproduction normale) ou *in vitro* (FIV) des ovules (cellules germinales femelles) par les spermatozoïdes (cellules germinales mâles) donne des *zygotes* qui contiennent le matériel génétique total, la moitié de l'ADN mâle et la moitié de l'ADN femelle. Dans des conditions favorables, le zygote se divise et forme le *blastomère* (8 cellules), puis le *blastocyste* (120-150 cellules) vers le cinquième jour. Les blastocystes sont composés de cellules souches. À ce stade, la division d'un blastocyste peut produire deux ou plusieurs embryons humains normaux. Au cours de la troisième semaine du développement humain, le *sillon primitif*, qui est le système nerveux central primitif, apparaît. À ce stade, l'embryon est une entité unique qui n'est plus jumelable. Certains scientifiques considèrent ce stade comme le moment où la vie humaine commence en tant que telle (Balint, 2001).

Les cellules souches des blastocystes sont capables de se différencier le long de chacune des couches germinatives de l'ectoderme (peau, nerfs, cerveau), du mésoderme (os, muscle) et de l'endoderme (poumons, système digestif) (Hyun, 2008). Après ce stade de développement du fœtus humain, on peut également trouver les cellules souches dans différents tissus, mais leur capacité est limitée. Par exemple, comme l'a indiqué Lewis (2009), alors que les cellules souches mésenchymateuses sont capables de produire des os, du cartilage et du muscle, les cellules souches de la moelle osseuse ne peuvent donner naissance qu'à des globules blancs. La partie suivante jette plus de lumière sur la question.

3. Les cellules souches : les faits et les promesses

Les cellules souches sont des cellules indifférenciées ayant la capacité de renouvellement qui peut être utilisée pour la régénération des cellules et tissus de l'organisme. De nombreux avantages thérapeutiques potentiels sont définis pour différents types de cellules souches. En fonction de leur pouvoir de différenciation, les cellules souches peuvent être classées comme totipotentes, pluripotentes, multipotentes et unipotentes (tableau 1)....

Terme	Définition	Exemple	Sources
Totipotentes	Elles sont capables de produire un être entier	Les blastomères	Les cellules provenant d'œufs fécondés (embryons de 1 à 3 jours)
Pluripotentes	Elles sont capables de se différencier en couches de cellules germinales : l'ectoderme, le mésoderme et l'endoderme	Les cellules souches embryonnaires	Les embryons de 5 à 14 jours
Multipotentes	Elles sont capables de produire plusieurs types de cellules et de se renouveler au cours de la vie de l'être et au cours de nombreuses générations futures si elles sont transplantées	Les cellules souches hématopoïétiques	Le sang du cordon, les tissus fœtaux, la moelle osseuse, les cellules souches adultes
Unipotentes	Elles ne peuvent se différencier qu'en une seule lignée et avec une capacité d'autorenouvellement limitée ou nulle	Les cellules souches neurales	Les cellules souches adultes
Pluripotentes induites (CSPI)	Les cellules adultes normales reprogrammées à un état embryonnaire, capables de donner tous les tissus	---	Provenant d'une cellule non pluripotente

Tableau 1. La classification des cellules souches et le potentiel de différenciation

Les cellules souches embryonnaires (CSE) sont capables de donner tous les tissus et les lignées germinales (spermatozoïdes et ovules) et de se renouveler indéfiniment. Ces cellules souches pluripotentes ont été isolées pour la première fois en 1998. Cependant, les ressources en CSE sont limitées et, comme les embryons humains doivent être détruits pour la production des CSE, de nombreuses personnes s'opposent à l'utilisation de ce type de cellules souches pour la recherche scientifique ou les approches thérapeutiques.

Les cellules souches embryonnaires peuvent être fabriquées en laboratoire de deux façons : par dérivation de la masse cellulaire interne (MCI) d'un blastocyste dans un embryon de 5 à 14 jours, ou par transfert de noyaux de cellules somatiques (TNCS). Le TNCS ou le clonage, qui a été porté à la connaissance du public après le clonage de la brebis « Dolly » en 1997 (Wilmut et al., 1997), est également utilisé comme une technique de production de cellules souches pour la recherche fondamentale en biologie du développement et en thérapies cellulaires. Par clonage, l'ADN d'un ovule non fécondé est remplacé par l'ADN de la cellule du patient. Bien qu'un scientifique coréen ait prétendu extraire des cellules souches du clonage humain en 2004 (Hwang, 2004, 2005), son travail a été reconnu plus tard comme une fraude scientifique (Kennedy, 2006). Bien que l'innocuité du clonage suscite d'importantes préoccupations, comme l'indiquent Fischbach et Fischbach, les cellules souches produites par clonage thérapeutique ont un avantage sur celles prélevées sur des embryons issus de la FIV ou de fœtus avortés en ce sens que les cellules générées par clonage thérapeutique sont génétiquement identiques aux cellules de la personne qui a donné le noyau (Fischbach & Fischbach, 2004), elles sont donc immunologiquement compatibles avec le patient, ce qui évite les problèmes de rejet (Coors, 2002 ; Weissman, 2002). Les cellules germinales embryonnaires humaines, qui sont dérivées des crêtes gonadiques de fœtus avortés, constituent une autre source de cellules pluripotente (Gogle et al., 2003 ; Balint, 2001).

Les cellules souches multipotentes ont fait l'objet de plus de 40 ans de recherche et ont été utilisées avec succès dans le traitement de certaines maladies telles que la leucémie depuis des décennies (Hyne, 2008). L'utilisation de ces cellules souches suscite moins de débats éthiques et religieux, car on peut les trouver à l'état naturel comme des cellules souches adultes dans tout l'organisme ; cependant, leur potentiel limité de différenciation a limité leurs utilisations pratiques.

En outre, la production de masse de cellules souches multipotentes (et unipotentes) prend beaucoup de temps.

Les cellules souches adultes inactives sont présentes dans de nombreux tissus et doivent être signalées. Les cellules souches hématopoïétiques, utilisées pour la transplantation de moelle osseuse en oncologie, sont un bon exemple de l'utilisation de ce type de cellules souches dans la transplantation cellulaire et tissulaire. Les déchets médicaux, tels que le liquide amniotique, le placenta, le sang menstruel, le liquide synovial du genou, les dents, la liposuccion, les cordons ombilicaux sont une source de cellules souches adultes (Lewis, 2009). Les cellules souches pluripotentes induites ont été reprogrammées à l'aide de rétrovirus pour qu'elles se comportent comme des cellules souches embryonnaires (Hyne, 2008). Les méthodes qui reprogramment les cellules humaines adultes à un état pluripotent ont d'abord été décrites par deux groupes de chercheurs du Japon et des États-Unis (Takahashi et al., 2007, Blow ; 2008). Compte tenu de la mutagénicité des virus et du potentiel d'activation des oncogènes, et du débat sur leurs propriétés et leur potentiel en tant que cellules souches embryonnaires, les cellules souches pluripotentes induites ne sont pas encore utilisées comme agents thérapeutiques pratiques (Blow, 2008). D'autres expériences ont montré que les gènes de reprogrammation peuvent être réalisés de manière plus sûre sans l'utilisation de virus (Lewis, 2009).

La principale utilisation potentielle des cellules souches en médecine concerne les thérapies de remplacement des cellules et des tissus. Le traitement à vie de maladies, telles que la maladie de Huntington, la maladie de Parkinson, le diabète de type 1, l'infarctus du myocarde, les lésions de la moelle épinière, les accidents vasculaires cérébraux, les ulcères cutanés chroniques et les brûlures par transplantation de cellules souches, suscite des espoirs. L'utilisation de cellules souches dans le traitement de la maladie d'Alzheimer, de la nécrose avasculaire, de la surdité neurale, de l'arthrose, de l'insuffisance hépatique et de certaines maladies auto-immunes, y compris la sclérose en plaques, la polyarthrite rhumatoïde et le lupus érythémateux disséminé, fait également l'objet d'études. La recherche sur les cellules souches peut ouvrir la voie à l'élaboration de nouvelles approches en médecine régénérative. Puisque les cellules souches embryonnaires peuvent proliférer sans limite et peuvent se différencier en n'importe quel type de cellules, elles offrent un accès sans précédent aux tissus du corps humain, et elles ont le potentiel de fournir une quantité illimitée de tissus pour les thérapies de transplantation pour traiter un large éventail de maladies dégénératives (*National Institute of Health* [NIH], 2006). La recherche génétique, la compréhension du développement normal, la recherche sur la différenciation des tissus humains et les recherches sur les anomalies congénitales sont d'autres utilisations potentielles des cellules souches. Les cellules souches peuvent également être utilisées pour la mise au point de médicaments et les tests de toxicité. Elles peuvent soutenir la recherche sur l'innocuité et l'efficacité de nouveaux médicaments.

Le potentiel thérapeutique des cellules souches a été annoncé et le grand enthousiasme du public s'est traduit dans certaines histoires et certains films. L'utilisation des cellules souches pour la transplantation cellulaire et tissulaire pose des défis d'ordre scientifique, éthique, juridique, religieux et social. Ces préoccupations devraient être abordées avant l'utilisation généralisée de cette science et technologie. Nous nous proposons d'examiner les principales questions éthiques et les perspectives religieuses dans les sections suivantes.

4. Les questions éthiques

Les arguments moraux pour et contre la recherche sur les cellules souches et la thérapie de cellules souches sont nombreux, concernant des questions telles que les types de cellules, les sources et les techniques de production, et l'utilisation. La recherche sur les cellules souches ou les utilisations thérapeutiques des cellules souches adultes suscitent peu d'inquiétudes. Mais les cellules souches embryonnaires ont été associées à de sérieux débats éthiques. L'utilisation de cette nouvelle science et technologie pour la reproduction humaine a provoqué des conflits éthiques et politiques dans le monde. Le clonage humain a été un sujet de préoccupation, notamment pour les éthiciens, les juristes, les savants religieux, les sociologues et les politiques.

Les défis diffèrent en fonction des différentes sociétés. L'étude de Zarzeczny et Caulfield (2009) confirme la complexité des questions soulevées par la recherche sur les cellules souches. Les résultats de cette étude, menée au Canada, suggèrent quelques thèmes principaux, notamment les théories/les points de vue sur l'élaboration des politiques, les questions concernant la science et la santé, les questions liées à l'approvisionnement en embryons, les débats sur les nouvelles technologies comme le clonage, les sources non embryonnaires de cellules souches, la concurrence juridictionnelle, les questions de propriété intellectuelle, la nécessité d'établir des directives et des normes, les questions de financement de la recherche et le tourisme des cellules souches (Zarzeczny et Caulfield, 2009).

On peut examiner les questions éthiques connexes en utilisant différentes approches éthiques, comme l'utilitarisme, la déontologie et le principlisme. Chaque approche peut justifier ou rejeter l'utilisation de cellules souches dans la recherche ou la thérapeutique. Par exemple, selon l'approche utilitariste, les conséquences de l'utilisation des cellules souches devraient être évaluées en utilisant le rapport avantages/inconvénients comme une mesure pour accepter ou rejeter la nouvelle technologie. Dans une approche déontologique (fondée sur les devoirs), le devoir d'aider ceux qui souffrent ou de sauver des vies peut permettre la recherche sur les cellules souches ou la thérapie fondée sur ces cellules. En éthique fondée sur les principes, différents principes devraient être examinés collectivement pour évaluer le caractère moral ou immoral de l'utilisation des cellules souches.

Les personnes qui sont pour ou contre la recherche sur les cellules souches peuvent être philosophiquement réparties en différentes catégories. Par exemple, certains détracteurs soulignent que les êtres humains ont une dignité et que chaque personne est une fin en soi, et non seulement un moyen de parvenir à une autre fin. Cette idée est conforme à la déontologie. Elle signifie que chaque personne, et notamment un fœtus, devrait être respectée et protégée (Balint, 2001). D'autre part, ceux qui soutiennent la recherche sur les cellules souches humaines, que ce soit dans la bioéthique religieuse ou laïque, soutiennent les avantages de cette recherche pour sauver des vies humaines et le devoir de soulager les souffrances conformément aux approches utilitaires et aux approches fondées sur les devoirs. Certains vont même jusqu'à affirmer que cette recherche est un « impératif moral », compte tenu des avantages potentiels de l'allègement des souffrances humaines (Balint, 2001).

Des questions importantes, telles que le respect de la dignité humaine, pourraient influencer ces discussions. Les questions éthiques seront examinées dans ce qui suit sans référence au fondement philosophique.

4.1 La dignité humaine

Dans le processus de recherche sur les cellules souches, les cellules souches doivent être extraites du blastocyste, l'embryon humain est donc détruit. Les opposants à la recherche sur les cellules souches affirment que la destruction d'embryons humains est moralement équivalente au meurtre d'un être humain. La moralité de la destruction d'embryons humains pour le bénéfice d'autrui est le principal argument de la bioéthique tant laïque que religieuse. Les opinions au sujet du statut ontologique des embryons préimplantatoires varient considérablement. Certains soutiennent la thèse « conceptualiste », selon laquelle l'embryon est une « personne », compte tenu de son potentiel de se développer en une personne. D'autres estiment que l'embryon (et même le fœtus) est une « non-personne », et qu'on ne devrait pas lui attribuer, le cas échéant, un grand statut moral (De Wert & Mummery, 2003).

Il y a un autre point de vue de la « valeur relative » des embryons humains, plus que des cellules mais moins que des personnes (Hinman, 2009). Ce point de vue affirme que les embryons méritent le respect, mais pas dans la même mesure qu'une personne pleinement développée. Selon cet argument moral, le statut moral d'un embryon humain augmente graduellement avec son développement dans l'utérus et, au moment de sa naissance, il doit pouvoir jouir de tous les droits de la personne humaine (UNESCO, 2004).

Un autre argument moral affirme que le statut des embryons diffère selon les étapes du processus de développement embryonnaire (UNESCO, 2004). Selon cet argument, la question est de savoir à quel moment, après la fécondation de l'ovule par le sperme, la masse cellulaire devient un être humain. Cela semble une impasse éthique que la science ne peut résoudre. Pour une prise de décision éthique concernant la recherche sur les cellules souches, nous devrions établir à quel moment naît une nouvelle entité humaine. Selon les faits scientifiques, il existe des moments importants de détermination de la nature des embryons humains, notamment le moment de la fécondation, le moment de l'implantation dans l'utérus, l'apparition initiale du sillon primitif (19 jours), le début du rythme cardiaque (23 jours), le développement des ondes cérébrales (48 jours), le moment où les structures internes et externes essentielles sont achevées (56 jours), le moment où le fœtus commence à bouger (12-13 semaines) (Hinman,

2009) et le moment où le fœtus serait viable à l'extérieur de l'utérus (Balint, 2001).

Comme il a été indiqué plus haut, au cours de la troisième semaine du développement embryonnaire humain, le sillon primitif se développe et trois couches germinatives apparaissent. Avant ce stade, les embryons peuvent se diviser et produire deux ou plusieurs embryons. Cependant, après le développement du sillon primitif, l'embryon devient une entité unique. C'est pourquoi nombreux sont ceux qui pensent que l'individualité ontologique commence à ce stade, l'embryon peut donc être utilisé pour la recherche avant ce stade, jusqu'à 14 jours de développement (De Wert & Mummery, 2003).

Les écoles religieuses font également valoir différents points qui seront examinés plus loin. Il ne fait aucun doute qu'un embryon est un être vivant, qu'il mérite ou non les droits de la personne. Cependant, une entité aurait les pleins droits et privilèges des êtres humains lorsque l'identité individuelle commence. Il existe différents points de vue sur les embryons préimplantatoires. Certains bioéthiciens ont avancé « l'argument de la trajectoire » pour défendre les droits humains d'un embryon humain avant l'implantation (Hinman, 2009). Selon cet argument, dès qu'un embryon précoce a le potentiel de devenir un être humain à l'avenir, il mérite une protection. D'autres prétendent cependant qu'une entité avant l'implantation n'est plus qu'une graine. Il existe également un autre point de vue selon lequel les embryons humains, même s'ils ne sont pas des personnes, méritent le respect (Hinman, 2009). Comme le conclut Hinman (2009, diapo. 20) : « Nous pouvons constater l'accord entre certains partisans des deux parties du débat sur les cellules souches embryonnaires humaines sur le principe général du respect de la vie humaine innocente, leur désaccord ne peut porter sur ce principe, mais sur la façon dont le principe doit être appliqué dans des cas particuliers ».

La crainte de « l'instrumentalisation » des embryons humains est un obstacle à la création d'embryons (De Wert & Mummery, 2003). Cependant, malgré l'opposition à la création d'embryons à des fins de recherche, des arguments plaident en faveur de l'utilisation d'embryons surnuméraires dans le processus de fécondation *in vitro* comme sources de cellules souches embryonnaires, car ces embryons seraient de toute façon détruits. Plusieurs centaines de milliers d'embryons non désirés sont éliminés chaque année dans les cliniques de fécondation *in vitro*. De nombreux éthiciens sont en faveur de l'utilisation de ces embryons avant l'apparition du sillon primitif.

Cependant, comme les cellules souches qui proviennent d'embryons surnuméraires peuvent provoquer un rejet immunitaire lorsqu'elles sont transplantées sur un patient, certains chercheurs insistent sur la production de cellules souches génétiquement identiques par le clonage ou d'autres techniques afin d'éviter le rejet immunitaire à la suite d'une transplantation (UNESCO, 2004).

Les recherches menées au Canada (Zarzeczny & Caulfield, 2009) montrent que même si les questions liées au statut moral des embryons restent un essentiel enjeu dans les écrits consacrés à la recherche sur les cellules souches, les discours associés au statut moral des embryons pourraient ne pas recevoir la même attention dans les domaines sociaux et autres. Par exemple, alors que le statut moral des embryons joue un rôle central dans le discours juridique, il joue un rôle relativement mineur dans la presse écrite (Zarzeczny & Caulfield, 2009).

4.2 La sécurité

Les avantages potentiels des cellules souches dans la pratique clinique suscitent l'enthousiasme d'un grand nombre de personnes. Le pouvoir thérapeutique inégalé des cellules souches en médecine est à l'origine d'un grand nombre d'allégations. Les avantages potentiels associés à un grand intérêt du public ont exercé d'importantes pressions sur les scientifiques pour qu'ils poursuivent leurs recherches. Parallèlement aux promesses, la science des cellules souches constitue une menace pour la sécurité humaine. Comme le souligne Dresser (2010), de nombreuses allégations concernant le pouvoir thérapeutique des cellules souches ne sont pas fondées sur des éléments de preuve solides et de nombreuses données ne sont pas examinées dans le cadre d'essais cliniques chez les humains. En d'autres termes, nous avons beaucoup à apprendre sur l'utilisation des cellules souches pour le traitement des maladies. Par conséquent, avant toute décision sur l'utilisation des cellules souches, il convient d'établir leur innocuité et leur efficacité.

Les risques de traitements par cellules souches, notamment les traitements des tumeurs après injection de cellules souches (Amariglio et al., 2009, cité dans Lindvall et al., 2004, 2006) ont attiré l'attention sur les questions de sécurité et l'importance des normes médicales et éthiques avant l'application clinique de ce nouveau type de traitement. Certains, qui sont favorables à la recherche sur les cellules souches, affirment que cette recherche en est encore à ses balbutiements et est bien loin des utilisations cliniques, thérapeutiques ou reproductives. En fonction du principe de non-malfaisance, les préjudices causés à l'embryon ne peuvent être justifiés par des avantages futurs pour la société. On laisse aussi entendre que «... *le préjudice causé à la société en permettant la destruction des embryons est plus important*. » (Balint, 2001).

4.3 Le consentement éclairé

De nombreux scientifiques pensent que les gens sont mal informés sur les cellules souches, leurs sources et leurs éventuels avantages et inconvénients. Il semble également que les entreprises et les industries médicales sont optimistes quant à l'avenir des cellules souches. Ainsi, une demande de recherche sur les cellules et de thérapie a été créée dans de nombreuses sociétés. Certains centres de traitement sont situés dans des pays où le contrôle éthique est moindre, comme la Chine et certains pays d'Europe de l'Est. Une augmentation du tourisme des cellules souches a suscité l'attention dans de nombreux pays (Zarzeczny, 2010). Pour ces raisons, la révélation de l'information aux patients et à leurs familles est essentielle. Murdoch et al., (2010, p. 21) ont souligné que cette révélation devrait avoir au moins trois éléments :

« 1. Révéler et discuter des risques de préjudices physiques, psychologiques, économiques réels causés par les interventions et les déplacements, dont les coûts de la procédure par rapport aux moyens du patient.

2. Révéler et transmettre des preuves scientifiques indépendantes des risques ou des avantages pour une intervention définie.

3. Révéler toute preuve de conduite contraire à l'éthique ou de pratiques douteuses. Ceci comprend :

- *Le défaut de fournir des éléments de preuve locaux et nationaux de contrôle.*
- *L'engagement dans des pratiques douteuses de recrutement de patients.*
- *La fausse déclaration, la fraude ou la maltraitance des patients. »*

Comme il a été indiqué plus haut, les embryons supplémentaires des cliniques de FIV, qui ne sont plus recherchés par les parents, sont des sources pour la recherche sur les cellules souches. L'obtention du consentement pour ces embryons pose des problèmes. On se demande si le consentement des parents biologiques est suffisant et comment le consentement devrait être obtenu et enregistré. En outre, comme le souligne Balint (2001), il peut y avoir une pression émotionnelle sur les parents pour qu'ils donnent leur consentement. Les sentiments et les croyances des parents peuvent également être une source d'anxiété supplémentaire et de sentiment de culpabilité au sujet du don d'embryons à des fins de recherche.

Le consentement des donneurs de gamètes dans les cas de la fécondation *in vitro* devrait également être obtenu et enregistré. De nombreux éthiciens s'inquiètent des risques pour les femmes qui participent au processus de production d'ovules. Dans le cas de la fraude coréenne sur le clonage, un problème éthique était lié au prélèvement d'ovules chez le personnel féminin subalterne, qui soulevait la question de la coercition et de la violation de leurs droits (Longstaff et al., 2009, cité dans Saunders & Savulescu, 2008). D'un point de vue féministe, l'instrumentalisation des femmes dans le processus de création d'embryons à des fins de recherche constitue une préoccupation majeure, puisque la création d'embryons humains à des fins de recherche nécessite le prélèvement d'ovules chez les femmes (UNESCO, 2004). Dans le clonage animal, il faut des centaines d'ovules non fécondés pour produire un embryon cloné. Chez les femmes, il devrait y avoir une période de traitement hormonal suivie d'une chirurgie invasive pour obtenir des ovocytes à des fins de recherche. Outre le risque d'exploitation des femmes et la commercialisation des ovules humains (UNESCO, 2004), il peut y avoir des risques pour la vie, tels que le syndrome d'hyperstimulation ovarienne (SHO).

4.4 La pente glissante

Les opposants à la recherche sur les cellules souches ont utilisé un argument de la pente glissante. Ils mettent en doute la moralité de l'utilisation des cellules souches, en pensant que, si nous acceptions la création et la destruction d'embryons humains dans le cadre d'une telle recherche, il n'y aurait aucune ligne de démarcation logique qui nous permette de définir le moment à partir duquel on tolère la destruction d'un embryon humain. Comme l'affirme Evers (2002), on peut ouvrir la voie à une pente glissante de pratiques déshumanisantes, comme les fermes d'embryons, les bébés clonés, l'utilisation des fœtus comme pièces de rechange et la réification de la vie humaine.

Le droit à la liberté reproductive dans les systèmes sociaux individualistes peut être utilisé pour justifier des approches en matière de reproduction utilisant des cellules souches. Certains opposants affirment que la destruction d'une entité comme un zygote humain est semblable à l'avortement, qui a donc un lien avec la recherche sur les cellules souches (Dresser, 2010). Toutes les sociétés devraient prendre position sur la question de la destruction d'embryons humains dans le cadre de la recherche sur les cellules souches.

4.5 L'allocation des ressources et la commercialisation

De nombreux patients, scientifiques, politiques et même bioéthiciens ont rendu hommage à la thérapie à base de cellules souches et aux espoirs qu'elle suscite (Murdoch, et al., 2010), malgré les débats sur l'innocuité et l'efficacité. De nombreux éthiciens font part de leurs inquiétudes au sujet de la marchandisation des embryons humains. Il pourrait y avoir une perte subie en termes de d'équité d'accès aux avantages des cellules souches, car de nombreuses personnes ne seraient pas en mesure de payer le coût élevé de ce nouveau traitement.

L'allocation des ressources et la justice distributive sont des questions importantes. Les ressources limitées des systèmes de santé soulèvent des questions sur les priorités de recherche dans de nombreuses sociétés. La recherche sur les cellules souches est coûteuse, et ses résultats ne seraient peut-être pas utiles pour un grand nombre de patients ou de personnes saines. On peut donc affirmer que l'argent peut être dépensé plus efficacement pour des programmes de soins de santé plus importants qui couvrent une vaste gamme de maladies et une grande partie de la population en général.

Toutefois, nombreux sont ceux qui affirment que l'interdiction de la recherche sur les cellules souches par les gouvernements ne saurait mettre fin à ces recherches dans le secteur privé. La recherche privée peut susciter des inquiétudes au sujet de la commercialisation de la recherche sur les cellules souches, ce qui peut entraîner une répartition inéquitable des avantages au sein de la société (Balint, 2001). Certains concluent donc que le financement et le soutien fédéral de la recherche sur les cellules souches embryonnaires sont la seule approche qui puisse garantir une répartition équitable des avantages (Balint, 2001). En outre, une telle politique peut aider les chercheurs à respecter plus scrupuleusement les normes éthiques.

Les secteurs privés ont généralement tendance à allouer leurs ressources à des domaines à fort potentiel de gains financiers. Cependant, les priorités de l'affectation des ressources dans le budget public par les gouvernements dépendent d'autres facteurs, tels que les besoins en matière de santé publique, la valeur scientifique de la proposition, le progrès dans un domaine particulier, la répartition entre différents domaines de recherche et les besoins nationaux en matière de formation et d'infrastructure (Dresser, 2010). Le financement de la recherche sur les cellules souches n'est pas considéré comme une priorité de recherche dans certains pays, en raison d'autres besoins en matière de soins de santé et des restrictions du budget consacré à la santé. De nombreux pays sous-développés ou en voie de développement sont obligés de consacrer des fonds de recherche à des maladies fréquentes avec des taux élevés de mortalité et de morbidité.

Le tourisme des cellules souches et la crainte des conséquences néfastes sur la santé due à un manque de contrôle représentent d'autres préoccupations qui ont suscité une attention particulière parmi les éthiciens et les médecins. Ces questions méritent d'être traitées ailleurs et de manière séparée, d'autant qu'elles ne sont pas propres aux cellules souches.

4.6 D'autres questions

De nombreuses questions éthiques liées à l'utilisation de cellules souches s'appliquent à la recherche biomédicale en général. Certaines questions discutées plus haut, telles que les priorités de recherche et l'allocation de ressources limitées, la révélation de la vérité sur les avantages et les inconvénients et l'obtention du consentement, jouent un rôle important dans la recherche sur les cellules souches. L'attention prêtée à l'intégrité de la recherche et aux questions connexes, telles que la conduite responsable de la recherche, la propriété des données et la paternité, est particulièrement importante dans ce domaine.

Une autre question éthique générale pertinente est celle du conflit d'intérêts. Il y a des intérêts financiers pour les chercheurs qui travaillent dans ce domaine. L'honnêteté et l'ouverture des chercheurs, l'examen indépendant approprié de la recherche, sont nécessaires.

Certaines questions sont plus spécifiques et nécessitent une attention particulière. Par exemple, les cellules souches peuvent être utilisées pour l'étude du développement normal d'embryons humains et pour la recherche génétique. Ainsi, des inquiétudes ont été soulevées quant aux interventions sur les lignées germinales qui sont des tentations d'eugénisme (Balint, 2001).

Une question est le principe de subsidiarité, selon lequel la recherche sur les cellules souches ne peut être éthiquement acceptable qu'en l'absence d'autres alternatives (De Wert & Mummery, 2003). On a discuté de certaines options en tant qu'alternatives aux cellules souches embryonnaires humaines, à savoir les cellules germinales embryonnaires humaines, les cellules souches adultes et la xénotransplantation. Pour comparer ces alternatives, de nombreux éléments devraient être analysés, notamment les charges et/ou les risques, les chances de succès et d'applicabilité, et l'échelle de temps durant laquelle les applications cliniquement utiles devraient être attendues (De Wert et Mummery, 2003). Les faibles taux de succès de l'utilisation des cellules souches embryonnaires humaines et les résultats incertains, ainsi que les infections entre espèces causées par la xénotransplantation et les taux élevés de rejet immunitaire, sont les facteurs qui font obstacle à la première et à la troisième alternative.

Les expériences sur les cellules souches adultes ont connu un grand succès au cours des dernières décennies. Les scientifiques les étudient depuis les années 1960 (UNESCO, 2004). L'évitement des problèmes de rejet du système immunitaire constitue un atout important de ces cellules. Cependant, leur potentiel de développement et leur capacité de prolifération en tant qu'alternatives aux cellules souches embryonnaires suscitent beaucoup de doutes (Kuehnle & Goodell, 2002 ; Gavaghan, 2001).

Comme on l'a déjà vu, les cellules souches pluripotentes induites sont proposées comme une autre alternative pour les cellules souches embryonnaires humaines (Hyne, 2008 ; Takahashi et al., 2007 ; Blow, 2008). De nombreuses expériences ont été faites au cours des dernières années pour évaluer l'efficacité et l'innocuité de cette nouvelle option (Lewis, 2009). Des fœtus avortés ont été proposés comme sources pour obtenir des cellules souches germinales, bien que des questions cruciales soient soulevées (Balint, 2001). La coercition des femmes, leur sécurité, la sécurité des receveurs de cellules souches, les questions de consentement éclairé et la vulnérabilité du fœtus sont des préoccupations qui font que cette suggestion demeure une question controversée.

Selon certains partisans, la recherche sur les cellules souches peut sauver de nombreuses vies. Mais le principe de proportionnalité incite les éthiciens à évaluer les avantages et les inconvénients potentiels. La poursuite du progrès médical à tout prix ne semble pas éthique.

5. Lois et directives

Au cours des dernières décennies, la recherche sur les cellules souches a posé un défi aux politiques et aux organismes de réglementation nationaux et internationaux. Malgré les défis rencontrés dans différentes sociétés, les chercheurs poursuivent toujours la recherche sur les cellules souches. De nombreux scientifiques prennent conscience de la nécessité d'un contrôle et d'un encadrement pour prévenir les comportements contraires à l'éthique et les résultats négatifs. Ainsi, des organismes nationaux et internationaux ont tenté d'orienter les activités liées aux cellules souches de manière éthique. Les orientations éthiques générales, telles que le rapport Belmont (*Department of Health, Education, and Welfare*, 1979), la Déclaration d'Helsinki (*The World Medical Association* [WMA], 2008) et les principes directeurs internationaux d'éthique de la recherche biomédicale concernant des sujets humains (*Council for International Organizations of Medical Sciences* [CIOMS], 2002), devraient être observés par des chercheurs sur les cellules souches. Il existe également des directives et des normes spécifiques sur les cellules souches à l'échelle internationale et dans différents pays.

L'élaboration d'orientations éthiques internationales et de cadres juridiques pour le clonage humain a été examinée à la fin du XXe siècle. La question du clonage reproductif a été discutée à plusieurs reprises dans les organismes des Nations unies après la naissance de Dolly en 1997. En 1998, l'Assemblée générale des Nations Unies a approuvé une déclaration interdisant le clonage d'êtres humains à des fins de reproduction (UNESCO, 2004).

La Déclaration universelle sur le génome humain et les droits de l'homme (UNESCO, 1997) (Section C-Article 11) et le rapport du Comité international de bioéthique (CIB) de l'UNESCO sur « l'utilisation des cellules souches embryonnaires pour la recherche thérapeutique » (UNESCO, 2001) ont été élaborés pour traiter ces questions complexes dans différentes sociétés. D'autres organisations internationales, telles que l'Organisation mondiale de la santé (OMS), ont également élaboré des résolutions pertinentes.

La Société internationale pour la recherche sur les cellules souches a également tenté de traiter les différences scientifiques, culturelles, religieuses, éthiques et juridiques pertinentes entre les différents pays, en préparant les «principes directeurs pour la conduite de la recherche sur les cellules souches embryonnaires humaines». (ISSCR, 2006). La mission du groupe de travail pour l'élaboration des directives a été énoncée comme suit : «... souligner la responsabilité qu'ont les scientifiques de veiller à ce que la recherche sur les cellules souches humaines soit menée selon les normes rigoureuses de l'éthique de la recherche et encourager des pratiques de recherche uniformes qui devraient être suivies par l'ensemble des scientifiques qui travaillent sur les cellules souches humaines à l'échelle mondiale. » En raison des utilisations thérapeutiques toujours croissantes des cellules souches dans la pratique clinique, les « orientations en matière de passage de la recherche à l'utilisation pratique des cellules souches » ont été élaborées en 2008 (ISSCR, 2008). Les orientations abordent trois principaux domaines du passage de la recherche à l'utilisation pratique des cellules souches : (a) le traitement et la fabrication des cellules ; b) les études précliniques ; c) la recherche clinique.

En ce qui concerne la controverse sur le moment où le statut de personne commence, ce sont les directives et les lois qui le déterminent. La Loi sur la fécondation et l'embryologie humaine du Royaume-Uni, par exemple, définit le stade de développement du sillon primitif comme le moment où la vie humaine commence et où la recherche doit être arrêtée (Balint, 2001, citation de *Human Fertilization and Embryology Act*, 1990).

Comme le souligne Childress (2004), le lien entre l'éthique et la politique publique demeure important. Deux types de politiques publiques sont particulièrement importantes pour la recherche sur les cellules souches humaines : les politiques publiques sur l'utilisation des fonds publics et les politiques publiques sur l'autorisation, l'encadrement ou l'interdiction des activités, telles que le clonage humain, quand on met de côté l'utilisation des fonds publics (Childress, 2004).

De nombreuses sociétés ont tenté de définir le statut juridique de l'embryon humain et d'encadrer la recherche sur les cellules souches. Il existe d'importantes différences entre les pays en matière d'encadrement de la recherche sur les cellules souches. Aux États-Unis, le Comité consultatif national de bioéthique (NBAC) a décidé que la création d'embryons uniquement à des fins de recherche n'était pas acceptable, alors qu'au Royaume-Uni, la *Human Fertilisation and Embryology Authority* permet la création d'embryons à des fins de recherche, mais les embryons ne doivent jamais être implantés. (Balint, 2001). En outre, au Royaume-Uni et dans d'autres pays où la recherche sur les cellules souches est autorisée en vertu des réglementations nationales, il existe des directives et des recommandations normalisées pour les secteurs public et privé ; cette réglementation et ce contrôle n'existent pas aux États-Unis (Balint, 2001). Les *National Institutes of Health* (NIH) ont donné des orientations concernant la recherche sur les cellules souches humaines dans le but de « lever les obstacles à une recherche scientifique responsable sur les cellules souches humaines » (NIH, 2009).

Au Canada, *les lignes directrices en matière de recherche sur les cellules souches pluripotentes humaines* publiées par les Instituts de recherche en santé du Canada (*Canadian Institutes of Health Research*, 2010) et la Loi sur la procréation assistée (*Health Canada*, 2004), sont les règlements les plus importants concernant l'utilisation des cellules souches dans la recherche et les technologies de procréation.

Au Costa Rica et en Allemagne, l'élimination des embryons à des fins de recherche est interdite.

Certains pays, comme la Belgique et le Royaume-Uni, autorisent la recherche sur les embryons surnuméraires et les embryons créés dans les 14 jours qui suivent la fécondation. Au Danemark et au Japon, bien que la recherche sur les embryons surnuméraires soit autorisée, la création d'embryons uniquement à des fins de recherche est interdite (UNESCO, 2004). De nombreux pays européens ont interdit le clonage reproductif, mais il existe une grande diversité de croyances religieuses et laïques à ce sujet (Nippert, 2002). Au Moyen-Orient, l'Iran, en tant que pays pionnier dans le domaine de la recherche sur les cellules souches (Ilkilic et Ertin, 2010 ; Saniei et De Vries, 2008) qui a fait état de la création d'une nouvelle lignée de cellules souches en 2003 (Baharvand et al., 2004), a récemment établi des directives éthiques pour la recherche sur les cellules souches et les traitements à base de ces cellules dans le pays (Nejad-Sarvari et al., 2011).

L'interdiction du financement public de la recherche sur les cellules souches dans certains pays comme les États-Unis a suscité quelques inquiétudes quant à la « fuite des cerveaux » potentielle, mais le financement des coûts de la recherche par les secteurs à but non lucratif et privé a offert de nombreuses perspectives aux scientifiques pour qu'ils poursuivent ces recherches dans ces pays (Dresser, 2010).

6. Les perspectives religieuses

Comme je l'ai indiqué plus haut, la définition du moment à partir duquel commence la vie humaine est cruciale dans les débats sur les cellules souches. L'apparition de l'âme est définie comme le moment où l'entité devient un être humain, selon les positions de nombreuses religions, bien que le moment où l'âme apparaît soit une question contestée depuis longtemps.

Le judaïsme considère l'embryon extracorporel au stade préimplantatoire comme un matériel génétique, la recherche sur les cellules souches est donc autorisée selon la plupart des branches du judaïsme (Hinman, 2009 ; Childress, 2004 ; Ohara, 2003 ; la Commission consultative de bioéthique, 2000). Un embryon humain n'est considéré comme sacré qu'au quatrième mois de grossesse, selon la plupart des savants juifs (Pompe et al., 2005). De ce fait, la recherche sur les cellules souches et les embryons humains est autorisée pendant cette période.

Dans le christianisme, alors que la croyance dominante à l'heure actuelle affirme que l'apparition de l'âme survient dès la conception, le théologien catholique romain, Thomas d'Aquin, croyait que l'âme arrive vers le troisième mois de grossesse (quand l'enfant bouge). Saint Augustin pensait que le statut de personne commence par l'apparition de l'âme à quarante jours de gestation, conformément aux vues d'Aristote et des talmudistes (Balint, 2001). Bien que cette opinion ait été acceptée par les papes Innocent III (1211) et Grégoire XIII (1550), le recours accru à l'avortement au XVIIIe siècle a conduit à un changement dans la pensée de l'Église. Ainsi, le Pape Pie IX a décrété que l'apparition de l'âme survient à la fécondation, et son point de vue a été suivi par l'Église orthodoxe (Balint, 2001).

Actuellement, l'Église catholique croit que le statut de personne commence à la conception (Daar et al., 2004). Malgré la forte opposition des catholiques à la recherche sur les cellules souches, les protestants ont un éventail plus large d'opinions (Childress, 2004 ; Ohara, 2003 ; *Bioethics Advisory Commission*, 2000). Les chrétiens protestants moins conservateurs soutiennent la recherche sur les cellules souches au moins avant le développement du sillon primitif, 14 jours après la fécondation (Fadel, 2007).

La plupart des penseurs musulmans acceptent la recherche sur les cellules souches embryonnaires (Childress, 2004 ; Ohara, 2003 ; Bioethics Advisory commission, 2000), malgré les obstacles qui s'opposent à la recherche dans certains pays musulmans (Ilkilic & Ertin, 2010). Selon les enseignements de l'Islam, les décisions concernant la recherche sur les cellules souches et la recherche sur le clonage devraient être fondées sur les avantages et les limites.

De nombreuses autorités religieuses musulmanes interdisent le clonage reproductif à cause de ses conséquences inévitables ; en revanche, la recherche sur les cellules souches et le clonage à des fins thérapeutiques sont parfois autorisés avec précautions dans les stades du développement du fœtus précédant l'apparition de l'âme (Larijani & Zahedi, 2004). La plupart des courants de l'Islam considèrent l'apparition de l'âme comme le moment où l'entité aurait le statut d'un être humain à part entière, bien que la singularité morale de l'homme se manifeste lors de l'implantation.

Le Saint Coran décrit les différentes étapes du développement humain dans l'utérus dans les versets 12-14 du chapitre (Sourate) Al Moumoune (les Croyants)[5]. Sur la base de ces versets et de quelques autres sources islamiques, les savants musulmans reconnaissent que l'apparition de l'âme survient 120 jours après la conception (Aksoy, 2005 ; Morrison et Khademhosseini, 2011). Il convient de noter qu'en Islam, la vie embryonnaire humaine a droit au respect à tous les stades avant même le souffle de l'esprit dans le fœtus (Fadel, 2007) ; cependant, le respect grandit au fil des semaines jusqu'au moment de l'apparition de l'âme où l'enfant mérite le plein respect de l'être humain.

Comme le soulignent Ilkilic et Ertin (2010), « l'apparition de l'âme donne à l'embryon un statut moral exceptionnel qui est déterminant pour l'évaluation éthique de toute intervention médicale affectant

---

[5] Je vous propose deux traductions françaises des versets 12-14 du chapitre (Sourate) d'Al-Mu'Minûn (Les Croyants). La première est tirée de la traduction française du Coran que l'orientaliste Albert Kazimirski (1808-1887) a réalisée en 1884 :

« 12. Nous avons créé l'homme de l'argile fine. 13. Ensuite nous l'avons fait une goutte de sperme fixé dans un réceptacle solide. 14. De sperme nous l'avons fait un grumeau de sang, le grumeau de sang devint un morceau de chair, que nous avons formé en os, et nous revêtîmes les os de chair, ensuite nous l'avons formé par une seconde création. Béni soit Dieu, le plus habile des créateurs ! »

La seconde est tirée de la traduction française du Coran que l'anthropologue Malek Chebel (1953-2016) a réalisée en 2009 :

« 12 - Nous avons créé l'homme d'une substance de terre fine. 13 - avant d'en faire une goutte de sperme déposée en lieu sûr. 14 – puis, de cette goutte de sperme, Nous avons fait un grumeau, de ce grumeau une consistance plus grande, et de là un début d'ossature que Nous avons revêtu de chair. Enfin, Nous en avons créé un être nouveau, que le Seigneur soit loué, Lui le meilleur des créateurs. » [Le traducteur]

l'embryon ». Les activités expérimentales et les utilisations thérapeutiques des cellules souches sont donc autorisées avant l'apparition de l'âme, en prenant des précautions nécessaires lorsqu'elles sont justifiées par des principes islamiques, tels que l'intérêt public. La recherche du progrès scientifique et la recherche de nouveaux traitements contre les maladies humaines peuvent également s'appliquer pour justifier l'utilisation de cellules souches embryonnaires humaines (Fadel, 2007).

Les savants musulmans ont pris en compte la source des cellules souches dans l'émission de la fatwa (décret religieux) sur l'admissibilité de la recherche sur les cellules souches. Par exemple, lors de la conférence du Conseil de jurisprudence islamique de la Ligue islamique mondiale, tenue à La Mecque en 2003, les érudits musulmans ont émis l'avis selon lequel l'utilisation de cellules souches à des fins de thérapie ou de recherche scientifique est autorisée dans la mesure où les sources des cellules sont acceptées. Les adultes consentants, le placenta ou le sang du cordon ombilical, les ovules fécondés excédentaires produits dans le cadre d'une fécondation *in vitro* et les embryons spontanément avortés, sont des ressources acceptables, et il est interdit d'utiliser les fœtus intentionnellement avortés comme sources de cellules souches (Fadel, 2007, citation de la Ligue Musulmane Mondiale, 2003).

7. Conclusion

Les cellules souches humaines ont suscité beaucoup d'espoirs en médecine. Il y a encore de nombreuses questions scientifiques et d'inconnues entourant le sujet. Les options thérapeutiques des cellules souches n'ont peut-être pas une application généralisée à court terme. Les conséquences éthiques, sociales et juridiques de l'utilisation des cellules dans la recherche et le traitement suscitent d'importantes préoccupations. Les bioéthiciens, les dirigeants religieux, les organismes de réglementation et les organismes politiques ont examiné ces questions et ont tenté d'en traiter les conséquences de manière appropriée. Dans le présent chapitre, nous nous proposions d'examiner certains défis pertinents, dans l'espoir de renforcer la relation entre la science et l'éthique. Les différentes positions que les différentes religions monothéistes ont adoptées concernant ce nouveau type de recherche ont également été examinées dans ce chapitre.

La science des cellules souches évolue rapidement dans le monde ; il est toutefois important de trouver des alternatives et d'effectuer des recherches parallèles. Alors que certains scientifiques pensent que les préoccupations éthiques sont des obstacles au progrès scientifique, d'autres s'inquiètent des effets néfastes et cherchent de nouvelles alternatives, telles que les cellules souches pluripotentes induites, qui peuvent aborder la question de la dignité humaine dans le domaine de la recherche sur les cellules souches.

Étant donné les promesses de la recherche sur les cellules souches, il semble qu'il y ait un conflit entre le devoir de réduire la souffrance et le devoir de respecter la vie humaine. Il est plus judicieux d'encadrer la recherche sur les cellules souches que de l'interdire. Dans les pays où les activités dans le domaine de la recherche sur les cellules souches sont financées par le gouvernement, l'observance éthique et le contrôle des activités privées et publiques peuvent être maintenus de façon plus efficace.

Les marchés et le tourisme des cellules souches devraient être contrôlés, encadrés et supervisés. Le grand public devrait s'engager plus activement dans cette discussion et dans la recherche de solutions et d'orientations.

8. Références

Aksoy, S. (2005). Making regulations and drawing up legislation in Islamic countries under conditions of uncertainty, with special reference to embryonic stem cell research. *Journal of Medical Ethics*, Vol. 31, No. 7, pp. 399-403, ISSN 0306-6800, eISSN 14734257.

Amariglio, N; Hirshberg, A; Scheithauer, BW; Cohen, Y; Loewenthal, R; Trakhtenbrot, L., et al. (2009). Donor-derived brain tumor following neural stem cell transplantation in an ataxia telangiectasia patient. *PLoS Med*, Vol. 6, No. 2, (February 2009), e1000029, pp. 0221-0231, ISSN 1549-1277, eISSN 1549-1676.

Baharvand, H; Ashtiani, SK; Valojerdi, MR; Shahverdi, A; Taee, A; Sabour, D. (2004). Establishment and in vitro differentiation of a new embryonic stem cell line from human blastocyst. *Differentiation*, Vol. 72, no. 5, (Jun 2004), pp. 224-9, ISSN 03014681, eISSN 1432-0436.

Balint JA. (2001). Ethical issues in stem cell research. In: Ethics and Law in stem cell research Panel, Date of access: February 25, 2011, Available from: <http://www.albanylawreview.org/archives/65/3/EthicalIssuesinStemCellResearch.pdf>
Bioethics Advisory commission. (2000). Summary of presentations on religious perspectives relating to research involving human stem cells, 1999. In: *Ethical issues in human stem cell research*. Vol. 1, Bioethics Advisory commission, Rockville, June 2000, pp. 99-104.
Blow, N. (2008). Stem Cells: A new path to pluripotency. *Nature*, Vol. 451, No. 7180, (13 February 2008), pp. 858-858, ISSN 00280836, eISSN 1476-4687.
Canadian Institutes of Health Research. (2010). *Updated Guidelines for Human Pluripotent Stem Cell Research*, June 30, 2010. Retrieved from <http://www.cihr-irsc.gc.ca/e/42071.html>
Childress, JF. (2004). Human stem cell research: some controversies in bioethics and public policy. *Blood Cells, Molecules, and Diseases*, Vol. 32, (January-February 2004), pp. 100-105, ISSN 1079-9796.
Coors ME. (2002). Therapeutic cloning: from consequences to contradiction. *Journal of Medicine and Philosophy*, Vol. 27, No. 3, 2002. pp. 297-317, ISSN 0360-5310, eISSN 1744-5019.
Council for International Organizations of Medical Sciences (CIOMS). (2002). International Ethical Guidelines for Biomedical Research Involving Human Subjects. Available from: <http://www.cioms.ch/publications/layout_guide2002.pdf
Daar, AS; Court, BE; Singer, PA. (2004). Stem cell research and transplantation: science leading ethics. *Transplant Proceedings*, Vol. 36, No. 8, (Oct 2004), pp. 2504-2506, ISSN 0041-1345.
Department of Health, Education, and Welfare. (1979). The Belmont report. Available from: < http://ohsr.od.nih.gov/guidelines/belmont.html>
DeWert, G; Mummery, CH. (2003). Human embryonic stem cells: research, ethics and policy. *Human Reproduction*, Vol. 18, No. 4, (April 2003), pp. 672-682, eISSN 1460-2350, ISSN 0268-1161.

Dresser, R. (2010). Stem cell research as innovation: Expanding the Ethical and Policy Conversation. *The Journal of Law, Medicine & Ethics*, Vol. 38, No. 2, pp. 332–341, (Summer 2010), eISSN 1748 -720X.

Evers K. (2002). European perspectives on therapeutic cloning. *The New England Journal of Medicine*, Vol. 346, No. 20, (May 16, 2002), pp. 1579-82, ISSN 0028-4793, eISSN 1533-4406.

Fadel, HE. (2007). Prospects and Ethics of Stem Cell Research: An Islamic Perspective. *Journal of the Islamic Medical Association of North America (JIMA)*, Vol. 39, No. 2, pp.73-83, ISSN 0899- 8299, eISSN 2160-9829.

Fischbach, GD; Fischbach RL. (2004). Stem cells: science, policy, and ethics. *The Journal of Clinical Investigation*, Vol. 14, No. 10, (Nov 15, 2004), pp. 1364-1370, ISSN 0021-9738, eISSN 1558-8238.

Gavaghan, H. (2001). The promise of stem cells. *Bulletin of the world Health Organization*, Vol. 79, No. 8, (2001), pp. 800-801, ISSN 0042 9686.

Gogle, CR; Guthrie, SM; Sanders, RC; Allen, WL; Scott, EW; Peterson, BE. (2003). An overview of stem cell research and regulatory issue*s*. *Mayo Clinic Proceedings*, Vol. 78, (August 2003), pp. 993-1003, ISSN 0025-6196, eISSN 1942-5546.

Health Canada. (2004). Assisted Human Reproduction Act (AHRA). Retrieved from: <http://laws-lois.justice.gc.ca/eng/acts/A-13.4/FullText.html >

Hinman LM. (2009). The Ethics of Stem Cell Research. In: *Lectures in Applied Ethics*, Date of access: March 27, 2011, Available from:
<http://ethics.sandiego.edu/Presentations/AppliedEthics/StemCellEthics/StemCellEthicspdf>

Hwang, WS; Roh, SI; Lee, BC; Kang, SK; Kwon, DK; Kim, S; et al. (2005). *Patient-Specific Embryonic Stem Cells Derived from Human SCNT Blastocysts*. Science, Vol. 308, No. 5729, pp.1777-83, ISSN 0036-8075, eISSN 1095-9203.

Huwang, WS; Ryu, YJ; Park, JH; Park, ES; Lee, EG; Koo, JM; et al. (2004). Evidence of a pluripotent human embryonic stem cell line derived from a cloned blastocysts. *Science*, Vol.

303, No. 5664, 2004, pp. 1669-1674, ISSN 0036 8075, eISSN 1095 9203

Hyun, I. (2008). Stem Cells, In: *From Birth to Death and Bench to Clinic: The Hastings Center Bioethics Briefing Book for Journalists, Policymakers, and Campaigns*, Mary Crowley (ed.), pp. 159-162, The Hastings Center, Retrieved from: < http://www.thehastingscenter.org/Publications/BriefingBook/>

Ilkilic, I; Ertin, H. (2010). Ethical aspects of human embryonic stem cell research in the islamic world: positions and reflections. *Stem Cell Rev*, Vol. 6, No. 2, (June 2010), pp.151-61, ISSN 1550 -8943.

International Society for Stem Cell Research (ISSCR). (2006). Guidelines for the Conduct of Human Embryonic Stem Cell Research. ISSCR, Retrieved from: <http://www.isscr.org/guidelines/ISSCRhESCguidelines2006.pdf >

International Society for Stem Cell Research (ISSCR). (2008). Guidelines for the Clinical Translation of Stem Cells. ISSCR, Retrieved from: <http://www.isscr.org/clinical_trans/pdfs/ISSCRGLClinicalTrans.pdf >

Kennedy, D. (2006). Editorial Retraction. *Science*, Vol. 335, No. 5759, pp. 335, ISSN 0036- 8075 eISSN 1095- 9203.

Kuehnle, L; Goodell, MA. (2002). The therapeutic potential of stem cells from adults. *BMJ,* Vol. 325, (Augest 2002), pp. 372-376, ISSN 1759 2151.

Larijani, B; Zahedi, F. (2004). Islamic perspective on human cloning and stem cell research. *Transplantation Proceedings*, Vol. 36, No. 10, (Dec 2004), pp. 3188- 3189, ISSN 00411345.

Lewis, R. (2009). A stem cell primer. *Biology Digest*, Vol. 35, No. 9, pp. 11-19, (May 2009), ISSN: 0095-2958.

Longstaff, H; Schuppli, CA; Preto, N; Lafrenière, D; McDonald, M. (2009). Scientists' Perspectives on the Ethical Issues of Stem Cell Research. *Stem Cell Rev and Rep*, Vol. 5, No. 2, (June 2009), pp. 89–95, ISSN 1550-8943, eISSN 1558-6804.

Morrison, DWG; Khademhosseini, A. (access 2011). Stem Cell Science in Iran. Published by the Iranian Studies Group (ISG) at Massachusetts Institute of Technology (MIT). Available from:<http://isgmit.org/projectsstorage/StemCell/stem_cell_iran.pdf>

Murdoch, CE; Scott, CT. (2010). Stem Cell Tourism and the Power of Hope, *The American Journal of Bioethics*, Vol. 10, No. 5, (May 2010), pp.16-23, ISSN 1526-5161, eISSN 1536-0075.

National Institute of Health [NIH]. (2006). Regenerative medicine 2006, Retrieved from: <http://stemcells.nih.gov/staticresources/info/scireport/PDFs/Regenerative_Medicine_2006.pdf >

National Institute of Health (NIH). (2009). NIH Guidelines for Human Stem Cell Research. Retrieved from: < http://stemcells.nih.gov/policy/2009guidelines.htm >

Nejad-sarvari, N; Emami-razavi, SH; Larijani, B; Zahedi, F. (2011). The proposal of ethical guidelines in stem cell research and treatments in Iran. *Journal of Medical Ethics and History of Medicine*, vol. 4, No. 2, pp. 15-24, eISSN: 2008-0387. Available from: <http://journals.tums.ac.ir/upload_files/pdf/17809.pdf> (in Farsi)

Nippert, I. (2002). *The pros and cons of human therapeutic cloning in the public debate. J Biotechnol* , Vol. 98, No. 1, (Sep 2002), pp. 53-60, ISSN 0168 -1656.

Ohara, N. (2003). Ethical consideration of experimentation using living human embryo: the Catholic Church's position on human embryonic stem cell research and human cloning. *Clin Exp Obstet Gynecol*, Vol. 30, No. 2-3, 2003, pp. 77–81, ISSN 0390-6663.

Pompe, S; Bader, M; Tannert, Christof. (2005). Stem-cell research: the state of the art. *EMBO Reports*, Vol. 6, No. 4, (April 2005), pp. 297–300, ISSN 1469 221X.

Saniei M, De Vries R. (2008). Embryonic stem cell research in Iran: status and ethics. *Indian J Med Ethics*, Vol. 5, No. 4, Oct-Dec 2008, pp. 181-4, ISSN 0974-8466.

Takahashi, K; Tanabe, K; Ohnuki, M; Narita, M; Ichisaka, T; Tomoda, K; Yamanaka, SH. (2007). Induction of Pluripotent Stem Cells from Adult Human Fibroblasts by Defined Factors. *Cell*, Vol. 131, No. 5, pp. 861-72, ISSN 0092-8674.

The United Nations Educational, Scientific and Cultural Organization (UNESCO). (1997). The Universal Declaration on the Human Genome and Human Rights. Available from: <http://www.unesco.org/new/en/social-and-human sciences/themes/bioethics/human-genome-and-human rights/>

The United Nations Educational, Scientific and Cultural Organization (UNESCO). (2001). The Use of Embryonic Stem Cells in Therapeutic Research. Available from: <http://www.eubios.info/UNESCO/ibc2001sc.pdf >

The World Medical Association (WMA). (2008). Declaration of Helsinki. Available from: <http://www.wma.net/en/30publications/10policies/b3/17c .pdf>

The United Nations Educational, Scientific and Cultural Organization. (2004). Human cloning: ethical issues. France: UNESCO, SHS-2004. Retrieved from: <http://unesdoc.unesco.org/images/0013/001359/135928e. pdf >

Weissman IL. (2002). Stem cells-scientific, medical and political issues. *The New England Journal of Medicine*, Vol. 346, No. 20, 2002, pp. 1576-1579, ISSN 0028-4793, eISSN 1533- 4406.

Wilmut, I; Schnieke, AE; McWhir, J; Kind, AJ; Campbell, KHS. (1997). Viable offspring derived from fetal and adult mammalian cells. *Nature*, Vol. 385, No. 6619, pp. 810-13, (27 February 1997), ISSN 0028- 0836, eISSN 1476 -4687.

Zarzeczny, A; Caulfield, T. (2009). Emerging Ethical, Legal and Social Issues Associated with Stem Cell Research & and the Current Role of the Moral Status of the Embryo. *Stem Cell Rev and Rep*, Vol. 5, No. 2, (June 2009), pp. 96-1ffi, ISSN 155-8943 eISSN 1558-6804.

Zarzeczny, A; Caulfield, T. (2010). Stem Cell Tourism and Doctors 1 Duties to Minors-A View From Canada, *The American Journal of Bioethics*, Vol. 10, No. 5, (May 2010), pp.3-15, ISSN 1526-5161, eISSN1536-0075.

Chapitre VII.
L'argument des « différences culturelles » et ses idées fausses : le retour de la vérité médicale en Chine

Jing-Bao Nie
1Université d'Otago
Nouvelle-Zélande
2 (Professeur adjoint, visiteur) Université normale du Hunan et
Université de Pékin
Chine

1. Introduction

Les différences culturelles sont réelles et saisissantes. Elles sont constatées, discutées et débattues en bioéthique, comme dans la vie sociale et politique contemporaine en général. Mais il est très difficile d'interpréter les différences culturelles. Leurs situations factuelles, leurs significations morales et leurs implications politiques sont rarement, voire jamais, aussi simples qu'elles le paraissent. Les différences culturelles peuvent être mal comprises, mal interprétées, mal représentées et mal utilisées, de différentes manières.

Des perceptions empiriquement problématiques, des jugements éthiquement douteux et des résolutions pratiquement controversées se trouvent facilement mêlés lorsque l'on examine les questions de différence culturelle. De nombreux travaux sur la bioéthique interculturelle n'ont souvent servi qu'à renforcer des stéréotypes et des mythes profondément enracinés concernant aussi bien les cultures occidentales que les cultures non occidentales, en particulier les secondes. Un exemple flagrant d'une telle confusion est le recours aux différences culturelles apparentes comme une justification éthique pour rejeter les normes considérées comme originaires de l'Occident et où elles sont fortement mises en avant – telles que la révélation de la vérité par les professionnels de la santé, le consentement éclairé, les droits des patients, les droits des femmes et les droits humains en général. Certains cercles soutiennent largement l'idée selon laquelle ces pratiques et valeurs ne sont pas pertinentes et applicables aux sociétés et cultures non occidentales.

Dans le présent article, je vais procéder à un examen critique de l'argument des « différences culturelles » tel qu'il a été formulé contre la révélation de la vérité médicale dans le contexte chinois. Je démontrerai que, malgré sa popularité et sa plausibilité apparente, l'argument est sérieusement déficient tant sur le plan descriptif que sue le plan normatif. J'ai montré ailleurs, grâce à des comparaisons entre la Chine et l'Occident étayées par une abondante documentation chinoise, que la révélation directe est loin d'être culturellement étrangère à la Chine et que, au contraire, il existait autrefois une longue tradition de révélation de la vérité médicale en Chine, bien qu'elle soit oubliée (Nie, 2011, chap. 6). Je soutiens ici que, même si la révélation de la vérité médicale était culturellement étrangère à la Chine, comme on le suppose habituellement, il existe des exigences éthiques pour réformer la pratique chinoise courante contemporaine de la non-révélation ou de la révélation indirecte par l'intermédiaire des membres de la famille. Par ailleurs, je présenterai une défense confucéenne de la de vérité comme un principe éthique fondamental et une vertu cardinale personnelle et sociale que les médecins feraient bien de prendre au sérieux.

Dans ce processus, je dénonce certains obstacles intellectuels communs à la compréhension interculturelle : la destruction absolue des différentes cultures comme étant « radicalement différentes » les unes des autres, la promotion de la tyrannie des pratiques culturelles existantes et l'occultation des véritables enjeux éthiques. Pour poser la question de manière positive, je cherche à présenter les éléments d'une bioéthique interculturelle plus adéquate ou d'une « bioéthique transculturelle » – une éthique qui résiste aux stéréotypes culturels, qui défend la primauté de la morale et souligne la richesse, l'ouverture et l'hétérogénéité interne de l'éthique médicale dans toutes les cultures, que ce soit en Chine ou ailleurs.

2. L'argument des « différences culturelles »

Il est bien connu que les professionnels de la santé dans la Chine contemporaine (y compris Hong Kong et Taiwan) refusent habituellement de communiquer aux patients des informations cruciales sur des maladies mortelles comme le cancer, ce qui contraste fortement avec la plupart des pays occidentaux où la véracité constitue un élément essentiel, voire légalement requis, des bonnes pratiques médicales. Toute information donnée est généralement limitée aux seuls membres de la famille, et est souvent donnée d'une manière ouvertement paternaliste (par exemple, Kleinman, 1988, p. 152 ; Li et Chou, 1997 ; Pang 1998, 1999 ; Tse, Chong et Fob, 2003 ; Fan et Li, 2004 ; Tang et Lee, 2004 ; Zhu, 2005 ; Zeng, Li, Chen et Fang, 2007 ; Tang et al., 2008).

Cette situation n'est pas limitée à la Chine. La non-révélation ou la révélation indirecte par l'intermédiaire des membres de la famille est la pratique courante dans d'autres pays asiatiques comme le Japon et le Népal, ainsi que dans d'autres régions du monde, comme le Moyen-Orient et l'Europe de l'Est et du Sud (par exemple Surbone, 1992 ; Mitsuya, 1997 ; Gongal et al., 2006 ; Mobereek et al., 2008). Dans différents pays ou dans différents groupes ethniques au sein du même pays, les patients atteints de cancer et d'autres maladies mortelles reçoivent des informations très différentes sur leur diagnostic, leur pronostic et leurs options thérapeutiques (Macklin, 1999 ; Mitchell, 1998 ; Mystakidou et al., 2004 ; Tuckett, 2004 ; Hancock et al., 2007 ; Surbone 2006, 2008). Comme le caractérise le titre d'un éditorial écrit par un médecin italien dans la revue *Support Care Cancer*, « des différences subsistent quant à la révélation de la vérité à travers le monde » (Surbone, 2004).

Selon des écrits plus récents, bien qu'on assiste à une évolution dans les attitudes et les pratiques par rapport à la révélation de la vérité vers une plus grande révélation du diagnostic aux patients cancéreux dans le monde entier, la partialité et la non-révélation sont encore monnaie courante dans de nombreuses cultures centrées sur les valeurs familiales et communautaires (Surbone, 2008, p. 237). Cette différence culturelle frappante – la révélation directe dans la plupart des pays occidentaux et la non-révélation ou la révélation indirecte dans la plupart des sociétés non occidentales – existe encore au XXIe siècle.

C'est en reconnaissant ce clivage culturel que la conception des « différences culturelles », qui s'oppose à la révélation de la vérité médicale dans les sociétés non occidentales comme la Chine, a pris racine. Deux éthiciens médicaux chinois ont résumé la question de façon succincte : « Contrairement (à l'Occident), l'éthique médicale chinoise reste déterminée, aujourd'hui encore, en théorie et en pratique, à cacher la vérité et à mentir, le cas échéant, pour atteindre ce que la famille considère comme le meilleur intérêt du patient » (Fan et Li,

2004, p. 180). La révélation directe de la vérité – le soi-disant « mode individualiste occidental » - est définie comme étant culturellement étrangère à la Chine et donc éthiquement peu judicieuse parce qu'elle viole les soi-disant « valeurs familiales chinoises ».

Au Japon, des arguments semblables ont été avancés pour rejeter la révélation de la vérité médicale et la remplacer par un type de consentement éclairé centré sur la famille. Un argument majeur qui sous-tend cette distinction est que la notion de soi dans la culture japonaise et occidentale est définie comme respectivement « interdépendante ou indépendante », ou, pour le dire autrement, en termes de famille ou d'individu (Akabayashi et Slingsby, 2006).

L'argument des différences culturelles contre la révélation de la vérité médicale peut prendre différentes formes. Dans le contexte chinois, un argument commun, sous la forme d'un syllogisme, est le suivant :

Prémisse majeure : Différentes normes et pratiques culturelles devraient être respectées et maintenues ;

Prémisse mineure : contrairement à la pratique occidentale de la révélation directe concernant la maladie en phase terminale, la norme culturelle en Chine est la non-révélation ou la révélation indirecte par l'intermédiaire des membres de la famille ;

Conclusion : Donc, les professionnels de la santé devraient s'abstenir de dire aux patients chinois la vérité sur leur maladie en phase terminale.

Une version plus élaborée de l'argument est la suivante :

Première prémisse : différentes normes et pratiques culturelles devraient être respectées et maintenues ;

Deuxième prémisse : les cultures chinoise et occidentale sont fondamentalement et radicalement différentes ;

Troisième prémisse : la révélation de la vérité est la norme culturelle occidentale et est fondée sur la culture individualiste occidentale ;

Quatrième prémisse : la non-révélation ou la révélation indirecte par l'intermédiaire des membres de la famille est la norme culturelle chinoise et est fondée sur la culture chinoise centrée sur la famille ;

Conclusion : donc, la non-révélation ou la révélation indirecte par l'intermédiaire des membres de la famille devrait être maintenue et la pratique de la révélation de la vérité médicale rejetée en Chine.

Quelle que soit sa forme, l'argument des différences culturelles consiste en deux affirmations fondamentales : l'une descriptive et l'autre normative. L'affirmation empirique ou *descriptive* généralise le secret et le mensonge aux malades et aux mourants en tant que norme culturelle représentative et authentique des Chinois. L'affirmation *normative* insiste pour que la pratique de la non-révélation soit maintenue afin de respecter les différences culturelles apparentes. L'affirmation descriptive est bien plus répandue que l'affirmation normative : ceux qui souscrivent à l'affirmation normative ont toujours fondé leur position sur l'affirmation descriptive. En revanche, ceux qui acceptent l'affirmation descriptive n'approuvent pas nécessairement l'affirmation normative ; ils sont donc libres de prendre une position éthique contre la non-révélation ou la révélation indirecte de la vérité.

3. Le débat actuel en Chine

Défiant le stéréotype contemporain qui fait d'elle une nation monolithique, immuable ou un « lion endormi » (dans la célèbre métaphore de Napoléon), la Chine a toujours été en pleine évolution. Au cours des trois dernières décennies – que les autorités chinoises désignent comme une période de « réforme et d'ouverture » – les énormes transformations sociales et économiques qu'a connues la Chine ont eu un profond impact sur l'histoire de la Chine et du monde. Sur le plan médical, la relation entre le médecin et le patient, y compris le traitement de l'information médicale relative aux maladies incurables et en phase terminale, a connu une « révolution » comparable. Dans les années 1980, alors que j'étais étudiant en médecine et stagiaire en Chine, le fait que les patients ne soient jamais directement informés de leur maladie en phase terminale était de pratique courante. Nous avons reçu l'instruction de dissimuler un tel diagnostic et même de mentir aux malades et aux mourants – par exemple, ne pas écrire le caractère chinois du cancer (*ai*) sur la carte du patient, mais l'abréviation anglaise Ca. Ce secret qui entoure les malades en phase terminale était (et est toujours) désigné par un terme spécial quasi médical – « traitement médical protecteur » (*baohuxing yiliao*).

Cependant, depuis les années 1990 et surtout au début des années 2000, les patients, les professionnels de santé et le grand public ont contesté la pratique de la dissimulation d'informations médicales cruciales. Un changement historique se produit en Chine, un passage du secret et du mensonge à une révélation honnête et directe. En 2008, treize hôpitaux à travers la Chine et la première revue chinoise *Medicine and Philosophy* ont conjointement publié une série de rapports consacrés au consentement éclairé (*Yixue Yu Zhexu* 2008, p. 1-12). L'un d'entre eux est intitulé « Les principes directeurs en matière de révélation de la vérité aux patients atteints de cancer et de leur consentement ». Bien qu'il ne préconise qu'une révélation partielle et insiste sur la nécessité d'une « confidentialité appropriée » (*ibid.*, p. 7-8), ce rapport indique que le débat chinois sur la question est implicitement passé de la question de savoir *si* les patients devraient être informés sur leur maladie à celle de savoir *quand* et *comment* ils devraient être mieux informés.

À bien des égards, le débat chinois ressemble fortement au débat occidental des années 1960 et 1970. Bien sûr, les partisans de la révélation honnête et directe reprennent le discours des droits - le droit du patient de savoir et de décider. Ils attirent également l'attention sur les dommages causés par le secret et la dissimulation de la vérité aux patients, ainsi que les avantages pour les patients et les médecins d'une communication honnête. D'autre part, les défenseurs de la non-révélation, en particulier les professionnels de la santé et les membres de la famille, mettent l'accent sur le devoir de protéger les patients et, au moins, d'éviter de nuire. On suppose que la communication d'informations médicales complexes et négatives est mauvaise pour le moral des patients, voire les dépasse. On affirme souvent, non seulement dans les médias de masse, mais aussi dans les écrits médicaux et universitaires, que la révélation de la vérité sur la maladie en phase terminale effraie et déprime les patients, les prive d'espoir, et peut même abréger leur vie. On répand l'idée selon laquelle les jeunes femmes sont plus vulnérables que les autres groupes et sont plus susceptibles de se suicider après avoir pris connaissance d'un pronostic négatif.

Le débat chinois diffère dans un domaine important de celui qui a eu lieu en Occident il y a plusieurs décennies : la question des différences culturelles. Un argument commun, invoqué contre la révélation de la vérité médicale en Chine, réside dans le recours aux différences culturelles, notamment aux valeurs et au contexte culturel chinois. En effet, le fait d'invoquer l'argument culturel soulève un certain nombre de questions concernant la tendance chinoise actuelle à une révélation honnête et ouverte. Ce nouveau développement est-il une simple imitation de la norme occidentale contemporaine ? Est-il une conséquence de l'hégémonie culturelle occidentale ou même de l'impérialisme bioéthique ? Plus fondamentalement, ce changement d'attitude actuel est-il simplement un changement de mode ou repose-t-il sur des fondements moraux sains ? Si l'argument des différences culturelles contre la révélation de la vérité médicale en Chine est valable, alors les efforts actuels visant à réformer la pratique encore répandue de garder le secret et de mentir aux malades et aux mourants évoluent dans la mauvaise direction.

Mais l'argument contre cette réforme est sérieusement déficient. Dans ce qui suit, je révèle et discute un certain nombre de problèmes empiriques et normatifs posés par cet argument, si attrayant soit-il à première vue.

4. La dichotomie entre l'Est et l'Ouest

L'argument des différences culturelles est ancré et perpétue une habitude de pensée profondément enracinée et encore répandue : la dichotomie de l'Occident et du non-Occident comme « radicalement différents » l'un de l'autre (pour un examen critique de ce que l'on peut appeler « l'erreur de la dichotomie des cultures », voir Nie, 2011, en particulier les chap. 1 et 2). En bioéthique, cette polarisation de l'Est et de l'Ouest se manifeste dans l'idée populaire mais spécieuse de « bioéthique individualiste occidentale » contre « bioéthique communautaire asiatique » (Nie, 2007). Selon cette façon de voir, la pratique dominante ou la position officielle d'une culture ou d'un groupe social donné est considérée comme le représentant authentique de la culture ou du groupe social concerné. Et les différences entre les cultures et au sein de ces cultures sont perçues comme radicales, fondamentales et largement incompatibles entre elles. En conséquence, la richesse réelle et la grande pluralité interne d'une culture donnée et la complexité des différences culturelles entre et au sein des différents groupes sont trop excessivement simplifiées et trop souvent gravement faussées.

En s'appuyant sur cette dichotomie culturelle et en la perpétuant, l'argument des différences culturelles contre la révélation de la vérité médicale dans le contexte chinois a grossièrement déformé les réalités historique et socioculturelle de la Chine et de l'Occident. Comme l'a révélé la première partie de mon étude comparative de la révélation de la vérité médicale (Nie, 2011, chap. 6), il est simplement faux, d'un point de vue historique, d'affirmer que la révélation de la vérité est la norme culturelle occidentale représentative, alors qu'elle est culturellement étrangère à la Chine. Loin d'être une tradition culturelle ancestrale, la révélation de la vérité médicale en Occident ne devint la norme acceptée que dans les années 1970 ou même plus tard – elle a une histoire de seulement quelques décennies. D'autre part, la pratique et la norme traditionnelles de la culture et de l'éthique médicale chinoises permettant aux médecins de révéler honnêtement et directement aux patients le diagnostic et le pronostic de leur maladie terminale vont totalement à l'encontre de ce qui a été universellement présumé et présenté, tant en Chine qu'à l'étranger. De nombreux documents historiques fondamentaux, y compris les biographies d'anciens sages en médecine et des centaines de médecins célèbres dans différentes dynasties (Chen, 1991 [1723]), révèlent une tradition chinoise bien établie de la révélation de la vérité médicale qui remonte, au moins, à vingt-six siècles. Paradoxalement, la pratique courante contemporaine de la non-révélation en Chine en tant que phénomène « historique » présente beaucoup de similitudes avec une ancienne norme occidentale de dissimulation de l'information médicale.

5. Les patients chinois veulent connaître la vérité

D'un point de vue sociologique, l'approche des différences culturelles suppose que non seulement les patients chinois sont maintenus dans l'ignorance de leur maladie, mais qu'ils préfèrent même cet état de choses. Cependant, contrairement à cette hypothèse, la grande majorité des Chinois, comme les Occidentaux, veulent connaître la vérité sur leur état de santé en cas de maladie grave, ce qui va totalement à l'encontre de cette supposition.

Dans un sondage téléphonique réalisé auprès de 2674 ménages chinois à Hong Kong en 1995, 95% des 1138 personnes interviewées, âgées de 18 à 65 ans, ont indiqué qu'elles préféreraient connaître leur diagnostic médical, même si les perspectives étaient sombres. Le même pourcentage de personnes interrogées ont dit qu'elles seraient fâchées si leur famille seulement était informée, alors qu'elles-mêmes ne l'étaient pas. Et 97% de ceux qui ont répondu voudraient connaître leur pronostic. Les chercheurs ont conclu que les motifs de préférence exprimés par les Chinois à Hong Kong étaient « très similaires à ceux rapportés dans les études menées sur les populations occidentales » (Fielding et Hung, 1996). Les patients taiwanais atteints de cancer ont également exprimé une forte préférence pour que les professionnels de la santé leur disent la vérité, avant même d'informer les proches (Tang et Lee, 2004).

Il en va de même pour la Chine continentale. Au début des années 2000, à l'occasion d'une conférence que j'ai donnée à une soixantaine d'étudiants, composés principalement de doctorants, dans le cadre de l'un des plus importants programmes d'éthique en Chine (à l'Université normale du Hunan située à Changsha, une ville centrale du sud de la Chine), j'ai demandé aux étudiants s'ils aimeraient connaître la vérité, s'ils étaient atteints d'une maladie mortelle. Une grande majorité a répondu « oui » (environ 50), et seulement une poignée a répondu « non ».

Malgré certaines lacunes dans la sélection des échantillons et le plan de recherche, de nombreuses études approfondies menées en Chine continentale indiquent clairement que la grande majorité (voire une majorité écrasante) des patients chinois atteints de maladies en phase terminale préfèrent être pleinement informés des faits médicaux concernant leur maladie. Une étude menée auprès de 311 patients cancéreux à Guangzhou, dans le sud-est de la Chine, a montré que 72,99% estimaient que les patients devraient être pleinement informés ; 24,12% ont répondu que la décision dépendrait des souhaits des patients eux-mêmes ; et seulement 2,89% pensaient que les patients ne devraient pas être informés de leur diagnostic de cancer (Huang, Wang, Zhang, Lü et Li, 2001). Dans une étude menée à Shenyang, dans le nord-est de la Chine, sur 198 patients âgés hospitalisés atteints de cancer et 312 membres de la famille, 94% des patients et 82,7% des membres de la famille ont estimé qu'il était essentiel de connaitre la vérité sur leur maladie en phase terminale, et 97% des patients, ainsi que 90,4% des membres de la famille estimaient que le partage d'informations médicales précises améliorerait les résultats du traitement (Gao, Zou et Yang, 2006). Une autre étude menée auprès de 302 patients cancéreux à Wuhan, dans le centre de la Chine du Sud, a conclu que, en général, les patients atteints de cancer souhaitent vivement connaître la vérité sur leur maladie et que la pratique du « traitement protecteur » suscite la méfiance à l'égard des professionnels de la santé et des préoccupations croissantes au sujet de la gravité de leur maladie (Zeng, Zhou, Hong, Xiang et Fang, 2008).

Cependant, la vision de la différence culturelle est exacte sur un point : en Chine, la plupart des professionnels de la santé et la majorité des membres de la famille ne sont pas disposés à informer honnêtement les patients (voir les résultats de l'étude présentés plus loin). Curieusement, lorsqu'on leur a demandé s'ils aimeraient connaître la vérité s'ils étaient eux-mêmes atteints d'une maladie en phase terminale, la grande majorité de ceux qui ont répondu ont dit qu'ils voudraient la connaître. Une étude menée en 2004 auprès de 180 infirmières dans la province de Shandong, dans le nord-est de la Chine côtière, a montré que, lorsqu'elles s'imaginent comme des patientes, elles préféreraient être informées, même si, *en tant que professionnelles de la santé*, elles hésiteraient à dire la vérité à leurs propres patients. (Zhu, 2005, p. 73). Lorsque les infirmières se mettent à la place de leurs patients, l'écrasante majorité d'entre elles, soit 92,6%, préfèrent connaître le diagnostic et le pronostic de la maladie grave et en phase terminale. Toutefois, lorsqu'on leur a demandé si *en tant qu'infirmières*, elles devaient informer leurs patients sur leurs maladies néfastes, 71,6% ont déclaré qu'elles dissimuleraient la vérité. Lorsqu'on leur a demandé de s'imaginer comme des membres de la famille des patients, 2,5% seulement parleraient directement et immédiatement, 69,1% choisiraient de dire la vérité après avoir tergiversé pendant un certain temps, et 28,4% ne révéleraient en aucun cas la maladie (*ibid*). Une étude auprès de 634 médecins et infirmières, menée à Wuhan, montre une fois de plus que les professionnels de la santé hésitent à parler franchement du cancer ; que les patients sont conscients qu'ils ne sont pas suffisamment informés de leur état de santé ; et que les médecins ont tendance à laisser les membres de la famille, plutôt que les patients, prendre des décisions importantes (Zeng, Li, Chen et Fang, 2007).

Comme il ressort de la seconde partie du présent chapitre, certains signes montrent que les attitudes des professionnels de la santé de la Chine continentale évoluent. En 2009, à l'occasion d'une conférence que j'ai donnée à une classe de 50 étudiants en médecine au centre des sciences de la santé de l'Université de Pékin, une grande école de médecine en Chine, située à Pékin, j'ai demandé aux étudiants s'ils informeraient les patients du diagnostic et du pronostic de leur maladie en phase terminale. La grande majorité a répondu « oui » en levant la main.

D'autres études confirment la disparité entre les souhaits des patients, d'une part, et la réticence des membres de la famille, d'autre part. Dans une étude menée auprès de 175 patients et de 238 membres de la famille visitant un dispensaire (He, Wang, Tian, Zhou et Wang, 2009), 42% des patients voulaient être informés immédiatement après la confirmation d'un diagnostic de cancer, 31,4% voulaient que les patients et les membres de la famille soient conjointement informés, et 26,3% préféraient que seuls les membres de la famille soient informés. Par contre, seulement 2,1% des membres de la famille voulaient que le diagnostic soit communiqué directement au patient –, bien que 16,4% voulaient que les patients autant que les membres de la famille soient informés. Les contrastes de cette étude sont saisissants : alors que près des trois quarts des patients voulaient être informés, seuls ou avec des membres de leur famille, plus des trois quarts des membres de la famille préféraient être les seuls à être informés par les médecins. Dans une autre étude menée auprès de 194 membres de la famille de patients cancéreux récemment diagnostiqués et hospitalisés, 57,7% n'étaient pas d'accord et 42,3% étaient d'accord pour que les patients soient ou devraient être informés (Sun, Li, Sun et Chang 2007). Une autre étude menée auprès de 382 patients et de 482 parents à Chengdu, dans le sud-ouest de la Chine, indique que les patients atteints de cancer sont plus susceptibles que les membres de la famille d'estimer que les patients devraient être informés (le stade précoce, 90,8% contre 69,9% ; la phase terminale, 60,5% contre 34,4%) et que la plupart des participants préféraient être informés immédiatement après le diagnostic (Jiang, Li et Li et al., 2007).

La question éthique soulevée par le désaccord entre les patients, leurs familles et les prestataires de soins, révélée par ces études est la suivante : que faut-il faire lorsque les patients veulent être informés sur leur maladie, alors que les professionnels de la santé et les proches préfèrent leur cacher l'information et même leur mentir ? Dans la culture chinoise, la règle d'or enseignée par Confucius est largement connue et respectée : « N'imposez pas aux autres ce que vous ne voudriez pas qu'on vous fasse » (*jishuo buyu, wushi yuren*). Si le fait que le peuple chinois préfère généralement connaître la vérité sur la maladie en phase terminale est interprété comme un désir qu'on ne vous mente pas ou qu'on ne reste pas dans l'ignorance, alors, selon la règle d'or, il est éthiquement inacceptable que les professionnels de la santé et les proches imposent aux patients ce qu'ils considèrent être dans leur meilleur intérêt, quelles que soient les préférences des patients eux-mêmes.

Une autre question éthique se pose au sujet de la proportion importante de patients qui préfèrent ne pas connaître leur pronostic. En résumé, on ne devrait pas imposer la vérité désagréable à ce groupe. Ignorer le désir de ne pas savoir est aussi mauvais que de rejeter le désir de savoir. Peut-être qu'un consentement éclairé précédant le diagnostic est requis pour aborder cette question.

6. Les préjudices causés par le secret et le mensonge

Comme le montrent si clairement *La Mort d'Ivan Ilitch*[6] de Léon Tolstoï et *Le Pavillon des cancéreux*[7] d'Alexandre Soljenitsyne, les patients ressentent souvent la gravité de leur maladie, même si les professionnels de la santé et les membres de la famille s'efforcent de leur cacher la vérité. Ma propre expérience en tant que stagiaire dans un hôpital départemental chinois dans les années 1980 confirme la réalité de cette conscience instinctive qu'ont les patients de leur maladie. En fait, une difficulté pratique majeure de cacher la vérité dans ces circonstances est qu'il est presque impossible de la mener à bien. Les humains communiquent entre eux non seulement par le langage, mais aussi à travers leur contexte social, leur langage corporel et bien d'autres moyens. Les services spécialisés et les hôpitaux dans lesquels se trouvent les patients, ainsi que les gestes des professionnels de la santé, des proches et des amis, peuvent facilement révéler la vérité, malgré tous les efforts pour la cacher. Pour les patients concernés, quoi que les autres puissent leur dire, le secret entourant leur traitement révèle une vérité d'une importance capitale – la gravité de leur maladie.

Même s'il était possible de cacher la vérité aux patients, la pratique de la non-révélation – la norme actuelle en Chine – devrait être inversée parce qu'elle est nuisible aux patients. D'une part, les partisans de la non-révélation n'ont fourni aucune preuve probante de ses avantages pour les patients ou leurs familles. D'autre part, ils minimisent ou ignorent souvent les énormes préjudices que la pratique de la non-révélation et de la fuite des responsabilités a causé aux patients, aux familles, à la profession médicale et à la société en général. Outre le rejet du désir des patients de savoir, la pratique de la non-révélation augmente le sentiment d'abandon de ceux qui souffrent de maladies en phase terminale et sape les liens de confiance sociale, notamment entre les patients et les professionnels de la santé.

Pour l'argument des différences culturelles, la justification éthique de la révélation repose sur la question des droits individuels et de l'autonomie personnelle. Donc, la norme de la vérité médicale ne s'applique peut-être pas aux sociétés et aux cultures où le langage des

---

[6] Léon Tolstoï, *La Mort d'Ivan Ilitch* (1886), trad. fr. par Boris de Schloezer, Paris, Bibliothèque de la Pléiade, éditions Gallimard, 1960 [Le traducteur].

[7] Alexandre Soljenitsyne, *Le Pavillon des Cancéreux* (1967), trad. fr. par Alfreda et Michel Aouturier, Lucile et Georges Nivat et Jean-Paul Semon, Paris, Julliard, 1968 [Le traducteur].

droits et de l'autonomie de la personne est largement absent. Il est vrai que, d'un point de vue politique, le passage de la non-révélation à la révélation, qui a eu lieu dans la plupart des pays occidentaux autour des années 1970, a joué un rôle important dans le mouvement des droits des patients. Et, en bioéthique, la révélation de la vérité et le consentement éclairé sont souvent théoriquement justifiés par respect de l'autonomie du patient, un principe fondamental de la discipline. Il est toutefois erroné de considérer la justification éthique de la révélation directe comme entièrement fondée sur les notions de droits et d'autonomie de la personne. Il existe d'autres bonnes raisons éthiques justifiant la révélation directe, par exemple, le principe de la bienfaisance, une valeur fondamentale pour la quasi-totalité des systèmes de guérison et des traditions d'éthique médicale dans le monde entier.

Bien que souvent négligé dans les discussions interculturelles sur la révélation de la vérité et le consentement éclairé, un facteur important dans le passage historique à la révélation en Occident a été la nécessité pratique d'une intervention thérapeutique efficace (mais pas trop agressive). *Le Monde silencieux du médecin et du patient*, de Jay Katz, un classique de la bioéthique, a mis en lumière ce point crucial. La pratique de la révélation de la vérité et du consentement éclairé est fondée non seulement sur le principe d'autonomie ou d'autodétermination, mais aussi sur une bonne gestion thérapeutique face au problème de l'incertitude en médecine et aux nouveaux défis résultant des soins de patients gravement malades et mourants. La non-révélation et le mensonge ne sont pas justifiables sur le plan éthique parce que « la privation iatrogénique d'information contribue puissamment au sentiment d'abandon chez les patients » (*ibid*, p. 212).

Le fait que les médecins se retranchent derrière le silence - apparent aux patients par l'attitude des médecins quand ils gardent la plupart de leurs pensées pour eux-mêmes, privent les patients d'informations vitales, ou tapent sur le dos des patients et les assurent que tout ira bien et qu'ils n'ont pas à s'inquiéter - donne aux patients le sentiment d'être négligés, ignorés, traités avec condescendance et rejetés. (*ibid*, p. 209-210) Selon deux autres auteurs, « imposer tacitement le silence, le déni, la tromperie et l'isolement, au patient mourant peut lui-même causer des souffrances et provoquer un sentiment de deuil chez les mourants, un état de solitude pré-mortem, d'abandon affectif et de repli sur soi-même » (cité dans Katz, 2002, p. 222). La pratique de la non-révélation sert donc plus les intérêts des professionnels de la santé que ceux des patients. D'autre part, la révélation de la vérité et le consentement éclairé « cherchent à protéger les patients contre les ravages et les souffrances de l'abandon » (*ibid*, p. 208). À la fin du XIXe siècle, Tolstoï a rendu avec imagination les effets néfastes du mensonge chez le patient en phase terminale :

> Ce qui tourmentait Ivan Ilitch le plus, c'était le mensonge. Le mensonge de tous ceux qui s'accordaient à dire, pour une quelconque raison, qu'il n'était pas mourant, mais simplement malade, et que s'il restait calme et suivait son traitement il pourrait mieux se remettre. Mais il savait bien que tout ce que l'on entreprendrait n'aboutirait qu'à des souffrances encore plus atroces et à la mort. Ce mensonge le torturait. Il souffrait de voir qu'ils lui cachaient ce que chacun savait et qu'il savait lui-même ; il souffrait de voir qu'ils voulaient mentir à propos de sa terrible maladie et le forcer à prendre part à ce mensonge, un mensonge à la veille de sa mort. Ce mensonge, qui rabaissait l'acte redoutable et solennel de sa mort au niveau de leurs visites de courtoisie, de leurs rideaux, et des esturgeons qu'ils mangeaient pour le dîner..., faisait souffrir terriblement Ivan Ilitch. Et, curieusement, bien souvent, quand ces gens lui mentaient ainsi en face, il était sur le point de leur crier : « Arrêtez de mentir ! Nous savons, vous et moi, que je meurs. Alors arrêtez au moins de mentir ! » (Tolstoï, 1981, p. 102-103).

Reconnaître aux patients la gravité de leur maladie ne peut être un acte de soins ou de guérison en soi (bien que l'on puisse dire qu'il l'est), mais c'est au moins le point de départ de tout bon régime de soins et de guérison. Les professionnels de la santé et les autres soignants n'ont peut-être pas la capacité de soulager réellement les souffrances des patients gravement malades et mourants, mais, comme l'a demandé Ivan Illich, ils peuvent « au moins arrêter de mentir ».

Ceux qui défendent la pratique de la non-révélation en Chine peuvent contester le fait que les patients chinois ne se sentent pas dans un état d'abandon, de solitude et d'agonie qu'Ivan Ilitch ou les patients occidentaux éprouvaient lorsqu'ils étaient privés d'informations médicales cruciales. Mais, à moins que l'on fournisse des preuves empiriques probantes en faveur de cette différence culturelle imaginaire, on doit supposer que les patients chinois ne diffèrent pas radicalement de leurs homologues occidentaux à cet égard.

La préoccupation majeure dans la Chine contemporaine, comme en Occident il y a quelques décennies, est que la révélation ouverte et directe peut nuire aux patients. Pourtant, dans les pays occidentaux où la révélation de la vérité médicale est désormais bien établie, il a été démontré que les préoccupations concernant les prétendus préjudices psychologiques et physiques causés aux patients sont, dans la plupart des cas, sans fondement. Et il n'est nul besoin d'ajouter que de telles attitudes paternalistes sous-estiment gravement la perspicacité, la ténacité et la détermination des patients atteints de maladies mortelles face aux réalités de la mort et du mourir.

Le mensonge a un autre effet néfaste grave – le préjudice causé à la relation entre le médecin et le patient. La confiance sociale est le fondement de toute bonne vie commune. Mentir aux patients ébranle leur confiance dans les professionnels de la santé, tout comme mentir dans la vie publique cause des dommages fatals au maintien et à l'entretien de la confiance sociale. La non-révélation et le mensonge ne peuvent donc guère être justifiés par les valeurs « individualistes » ou « communautaires ».

7. La question de la famille

Comme nous l'avons vu, un élément clé de la vision de la différence culturelle qui défend la pratique chinoise de non-révélation découle d'une préoccupation hautement légitime et importante – les intérêts et l'intégrité de la famille. Cependant, un certain nombre d'hypothèses et d'affirmations qu'on utilise pour défendre cette préoccupation sont empiriquement problématiques et éthiquement trompeuses. Bien que la discussion détaillée du rôle de la famille par rapport à la bioéthique dans une perspective de comparaison entre la Chine et l'Occident exige un examen beaucoup plus approfondi, je souhaite au moins soulever quelques questions sur ce sujet.

D'abord, l'argument des différences culturelles, fondé sur la dichotomie populaire de la Chine et de l'Occident comme « radicalement différents », établit une distinction interculturelle, affirmant que la famille tient une place centrale ou même unique dans la culture chinoise, mais pas en Occident. Ceux qui formuleraient cette affirmation sont très sélectifs et arbitraires dans leur choix des traditions culturelles en Chine et en Occident. Plusieurs grands courants de pensée et mouvements socio-politiques chinois, tels que le Taoïsme, le

Maoïsme, le Mouvement de la Nouvelle Culture au début du XXe siècle et le socialisme chinois – tant dans leur idéologie que dans leur système politico-économique – ont tous remis en question la primauté de la famille. Parallèlement, le rôle essentiel de la famille dans la civilisation occidentale (par exemple, dans la tradition judéo-chrétienne), ainsi que dans la bioéthique occidentale, a été très souvent minimisé et même rejeté. En fait, la famille, à la fois comme institution sociale essentielle et comme valeur morale fondamentale, a toujours été un élément vital de toute société ou culture, que ce soit en Orient ou en Occident.

Ensuite, la pratique de la non-révélation en Chine a été attribuée à la valeur qu'accorde le confucianisme à la primauté de la famille. Pourtant, comme je l'ai montré ailleurs (Nie, 2011), la tradition chinoise bien établie de révélation ouverte et directe sur les questions médicales a été approuvée par l'un des principaux idéaux moraux confucéens, celui de Cheng (véracité, sincérité).

Enfin, et c'est le point le plus important, l'argument concernant la famille suppose que la pratique de la non-révélation ou de la révélation indirecte est plus bénéfique à la famille que celle de la révélation directe. Cependant, il n'existe aucune preuve empirique étayant cette supposition. Le secret et le mensonge peuvent être très préjudiciables aux relations familiales, comme l'illustre de façon frappante, une fois de plus, *La mort d'Ivan Ilitch* de Tolstoï. Au contraire, on peut très bien soutenir que la révélation directe peut mieux servir les familles touchées, et les valeurs familiales, que la non-révélation et la tromperie.

En s'inspirant de l'œuvre classique de Sissela Bok (1989, [1978]), qui condamne la tromperie dans la vie publique, dont le mensonge aux patients mourants, comme à la fois éthiquement injustifiable et pratiquement nuisible, certains chercheurs occidentaux ont contesté la vision de la « différence culturelle » concernant la révélation de la vérité aux malades et aux mourants dans le contexte chinois (par exemple, Wear, 2007). Pourtant, nous sommes priés d'« éviter soigneusement de prétendre prendre une position ferme » pour soutenir la pression en faveur de la révélation de la vérité, en règle générale, dans la société chinoise, car les données prétendument disponibles ne permettent pas de dégager une image claire sur deux points essentiels situés au cœur du dilemme éthique : ce que veulent les patients chinois généralement, et la question de savoir si la révélation de la vérité médicale porte atteinte à la famille chinoise traditionnelle (*ibid*).

Cependant, comme nous l'avons indiqué plus haut, nous disposons de données fiables qui établissent que la majorité des Chinois préfèrent connaître la vérité sur les maladies en phase terminale. Quant à la relation entre la révélation de la vérité et la famille, la pratique de la révélation directe en Occident au cours des dernières décennies montre que la révélation en soi ne nuit pas nécessairement à la famille comme institution sociale ou lieu de valeurs morales. La révélation de la vérité peut permettre aux membres de la famille de mieux soutenir les patients mourants, de répondre aux besoins et au bien-être de leurs proches, et de diminuer le sentiment d'abandon et de solitude vécus par leur proche souffrant. En ces temps difficiles où, selon un dicton chinois, toute la famille souffre quand un seul membre souffre (*yiren xiangyu, mandang bule*), la révélation de la vérité peut renforcer, plutôt qu'affaiblir, les liens d'amour et d'interdépendance entre les membres de la famille.

8. La morale confucéenne de la véracité et ses conséquences éthiques sur la pratique médicale

La pratique chinoise contemporaine de la non-révélation ou de la révélation indirecte a été présentée et considérée comme justifiable et préférable selon le confucianisme (par exemple, Fan et Li, 2004). Cependant, cette interprétation du confucianisme est dénuée de fondement historique (voir Nie, 2011, chap. 6), et fausse et trompeuse sur le plan normatif. En d'autres termes, la pratique contemporaine dominante en Chine - bien que contestée - ne peut être justifiée par les principes et les idéaux éthiques des grandes traditions morales, politiques et spirituelles chinoises, telles que le confucianisme.

Dans le confucianisme, les plus grands idéaux ou principes moraux sont le *ren* (la compassion humaine), le *yi* (la droiture) et le *li* (la bonne exécution des rites), bien que les savants soient en désaccord sur le principe qui a la primauté sur les autres (pour un examen de l'éthique professionnelle confucéenne de la médecine, voir Nie, 2011, chap. 11 et 12). Alors que le *chengxin* (véracité, honnêteté, loyauté ou sincérité), autre vertu qui jouit d'une grande considération par le confucianisme, est souvent utilisé en une seule expression dans le chinois moderne, le *cheng* et le *xin* sont, dans le chinois classique, deux concepts étroitement liés mais différents, en particulier dans la tradition confucéenne. Confucius lui-même a souvent examiné le *xin* dans les *Entretiens*. Bien qu'il apparaisse rarement dans les *Entretiens*, le *cheng* est un terme fondamental dans le néoconfucianisme et dans deux autres classiques confucéens, *Le Grand Apprentissage* et *La Doctrine des Moyens*.

La nécessité d'acquérir le *xin* est un thème majeur dans les *Entretiens*. Selon un érudit chinois contemporain, le terme – qui signifie honnêteté, fidélité et véracité - apparaît au moins 24 fois dans la « Bible de Chine » (Yang 1980, p. 257). Les autres concepts confucéens fondamentaux le *ren*, le *li* et le *yi*, apparaissent respectivement 108, 74 et 24 fois dans les *Entretiens* (*ibid*, p. 221, 311, 291). Depuis la première dynastie des Han (vers le IIe siècle av. J.-C.), lorsque le confucianisme a été établi comme l'idéologie officielle de l'État, le *xin* a été considéré comme la cinquième des cinq vertus cardinales (*wuchang*) du confucianisme. Confucius a utilisé la métaphore du joug ou du harnais pour montrer l'importance de l'honnêteté et de la véracité aussi bien pour les individus que pour la vie sociale (II, p. 23).

Le Maître a dit : « Je ne sais pas comment un homme peut vivre sans vérité. Comment un grand chariot peut-il se passer de la barre transversale pour atteler les bœufs, ou un petit chariot de l'arrangement pour atteler les chevaux ? » (Legge, 1971 [1893], p. 153)

Confucius a accordé une très grande importance au *xin* (XII, p. 7), en affirmant que « personne ne peut survivre sans vérité » (XII, p. 7) et, dans *Le Grand Apprentissage* (III, p. 3), il écrit « Dans ses communications avec les gens, il [c'est-à-dire, la personne véridique] demeure fidèle. »

Bien que le terme *cheng* (sincérité, authenticité ou véracité) soit rarement évoqué dans les *Entretiens*, il s'agit d'un concept crucial chez d'autres classiques confucéens et le confucianisme en général. Le terme incarne un ensemble complexe de significations métaphysiques, éthiques, psychologiques et spirituelles, comme l'indique la citation suivante tirée de *La Doctrine des Moyens* (XX, p. 18) :

« La sincérité (la véracité) est la voie du Ciel. L'accomplissement de la sincérité est la voie des hommes. Celui qui possède la sincérité est celui qui, sans effort, atteint ce qui est juste et saisit sans l'exercice de la pensée ; – il est le sage qui incarne naturellement et aisément la bonne voie. Celui qui atteint la sincérité est celui qui choisit ce qui est bien et le maintient fermement. » (Legge, 1971 [1893], p. 413 ; souligné dans l'original)

D'un point de vue philosophique, ce passage est comparable à la discussion de « la bonne volonté » par Kant. Cependant, si sophistiquées que soient les ramifications du terme, au niveau le plus élémentaire, le *cheng* équivaut, comme le *xin*, à l'une des maximes morales les plus fondamentales approuvées par la plupart, sinon toutes, des sociétés humaines et des systèmes éthiques: être honnête et, du moins, ne pas tromper.

Il est important de souligner que, bien que le principe éthique de la véracité soit essentiel pour le confucianisme, cette valeur n'est pas absolue. Dans certaines situations, dissimuler la vérité est certainement une voie acceptable, voire louable. Selon une histoire racontée dans les *Entretiens* (XIII, p. 18) :

Le duc de Sheh [Ye], a informé Confucius, en lui disant : « [...] certains parmi nous ici peuvent être qualifiés de droits [ou justes] dans leur conduite. Si leur père vole un mouton, ils en témoigneront. »

Confucius a dit : « Dans notre partie du pays, ceux qui sont droits parmi nous sont différents de ceux-là. Le père dissimule la mauvaise conduite du fils, et le fils dissimule la mauvaise conduite du père. C'est là qu'il faut chercher la droiture (ou la justice) » (Legge 1971 [1893], p. 270).

Dans l'un des premiers dialogues de Platon, *Euthyphron* (ou Sur la piété), Socrate a contesté une croyance similaire selon laquelle il est juste d'inculper son père pour avoir commis un homicide involontaire. De nombreux commentateurs, anciens, modernes et contemporains, ont débattu de la raison qui sous-tend la position adoptée ici par Confucius. Aux fins de notre discussion, le fait est que l'honnêteté n'est pas une valeur absolue dans le confucianisme, ce qui est en contraste frappant avec l'éthique déontologique de Kant.

Quelles sont les conséquences de la morale confucéenne de la véracité sur la pratique médicale par rapport à la question de savoir si les professionnels de la santé devraient informer les patients de la gravité du diagnostic et du pronostic ? Tout d'abord, en tant que maxime générale de la pratique médicale, les professionnels de la santé devraient être aussi honnêtes qu'ils le peuvent, en suivant le consensus établi par l'éthique médicale traditionnelle chinoise au cours des siècles. Tromper les patients pour des raisons d'intérêt personnel est toujours absolument mauvais et moralement corrompu. Même en cas de mauvaises nouvelles, comme dans le cas du diagnostic et du pronostic des maladies en phase terminale, l'honnêteté ne devrait pas être facilement écartée et les médecins devraient en principe pratiquer la révélation ouverte et directe, selon les anciens sages médicaux chinois.

En outre, à l'instar du texte systématique du chinois moderne sur l'éthique professionnelle de la médecine (Nie, 2011, chap. 6), il convient de distinguer soigneusement entre le mensonge (ou la tromperie) et la dissimulation de la vérité. D'un point de vue éthique, il y a une différence subtile mais importante entre les deux ; selon un dicton chinois, « une erreur de la largeur d'un seul cheveu peut égarer quelqu'un de mille milles ».

Le principe de véracité ne devrait être violé que dans des circonstances exceptionnelles, par exemple lorsque la sincérité totale entraînerait un grave danger pour le patient, comme le risque avéré de suicide suite à de mauvaises nouvelles. Pour l'éthique médicale confucéenne, l'idéal suprême est le *ren*, tel qu'il est formulé dans la définition éthique de guérison : « la médecine comme l'art de la compassion humaine ». Néanmoins, la charge de la preuve devrait incomber à ceux qui estiment que le principe de la révélation ouverte et directe devrait être violé afin d'éviter au patient les risques perçus par le médecin. J'ai présenté des preuves accablantes dans ce chapitre, en montrant que la grande majorité des patients chinois veulent obtenir des informations sur leur maladie. Et nous avons vu qu'une conspiration du silence ou une tromperie totale par les membres de la famille et les professionnels de la santé peut causer beaucoup de tort aux patients. Ainsi, si les cas où il faut cacher la vérité sont susceptibles d'être rares, les cas où il faut mentir aux patients devraient être encore plus rares.

Pourtant, alors que la plupart des patients chinois préfèrent connaître la vérité sur leur maladie, nombreux sont les patients qui préfèrent toujours ne pas connaître leur pronostic. Ce qui soulève une question morale ainsi qu'un défi médical. Comme il a été indiqué à la section 5, la réponse brève à cette question est qu'il ne faut pas imposer la vérité désagréable à ce groupe ; et ignorer le désir d'un patient de ne pas savoir est aussi injuste que de rejeter son désir légitime de savoir. D'un point de vue interculturel, les patients qui souscrivent au mode de pensée selon lequel « moins on en sait, mieux on se porte » se trouvent non seulement en Chine, mais aussi en Occident. Sur ce point, il convient aussi de souligner que, en ce qui concerne le confucianisme, le concept de *cheng* implique une critique et même une condamnation de l'auto-illusion.

Le niveau du profond désaccord révélé par les résultats de l'étude hospitalière cités plus haut apporte la preuve d'un véritable dilemme moral pour les Chinois contemporains : comme il a été indiqué à la section 5, que faut-il faire lorsque les patients veulent connaître la vérité sur leur maladie mais les professionnels de la santé et les proches préfèrent leur cacher les informations et même leur mentir ? Selon la règle d'or du confucianisme : « N'imposez pas aux autres ce que vous ne voudriez pas qu'on vous fasse », les professionnels de la santé ne devraient pas faire obstruction au désir des patients de réaliser ce qu'ils croient être dans leur intérêt.

En faisant porter la responsabilité de la révélation aux membres de la famille dans le cas d'une maladie en phase terminale, une pratique courante en Chine et favorablement approuvée par les partisans de l'argument des différences culturelles, soulève d'autres questions éthiques. Par exemple, est-ce vraiment dans l'intérêt du patient, ou pour la commodité des professionnels de la santé ? Dire aux patients la vérité sur leur maladie grave est un art ; aussi attentionné et expérimenté soit-il, aucun médecin ne sera parfait. Comme le recommande le Code de déontologie de l'*American Medical Association* de 1847, il n'est pas éthiquement sain pour les médecins de confier entièrement cette tâche difficile aux membres de la famille. Outre leur manque évident de formation systématique en médecine et en soutien psychologique, le plus important est que les proches profanes ne gardent pas toujours la distance professionnelle et personnelle nécessaire, souvent essentielle, pour communiquer des informations sensibles de manière empathique. Les professionnels médicaux chinois doivent changer leur pratique à cet égard. Sur le plan éthique et professionnel, il est inacceptable de se dérober à une obligation professionnelle uniquement en raison de sa difficulté. Si la motivation réelle de la pratique « consistant à motiver les familles » est tout simplement la commodité des professionnels de la santé, alors la pratique a manifestement besoin d'être réformée. Pour les médecins chinois, l'exigence fondamentale de l'idéal médical confucéen, « la médecine comme art de compassion », est de s'acquitter de ses obligations professionnelles, aussi difficiles soient-elles.

9. La tyrannie de la culture contre la primauté de la morale

Le respect des différences culturelles apparentes constitue une pierre d'achoppement éthique majeure à la mise en œuvre de la pratique de la révélation médicale directe et honnête dans les sociétés non occidentales (et les groupes non européens au sein des pays occidentaux). Selon cette logique, la pratique culturelle courante actuelle est présentée comme une raison éthique suffisante pour rejeter la révélation de la vérité médicale. En d'autres termes, les partisans de la « différence culturelle » tentent de contourner les difficultés morales en question en substituant des déclarations sur les pratiques culturelles à un examen éthique sérieux. En cette ère d'hégémonie culturelle occidentale, il est extrêmement important de respecter les différentes pratiques culturelles, en particulier les pratiques non occidentales. Toutefois, un dilemme éthique se pose lorsque les pratiques culturelles entrent en conflit avec les impératifs moraux. L'argument de la différence culturelle privilégie les pratiques culturelles par rapport aux exigences éthiques ; il implique, voire affirme, que tout ce qui est culturellement authentique est automatiquement défendable sur le plan éthique. Cette tyrannie de la culture sur l'éthique peut facilement mener au relativisme moral et même au nihilisme éthique. Selon la logique de la vision de la différence culturelle, l'esclavage dans l'histoire humaine ; la discrimination sexuelle et de nombreuses autres formes de discrimination, que l'on retrouve dans presque toutes les sociétés humaines ; la colonisation occidentale du monde non occidental ; le Troisième Reich en Allemagne ; et le bandage des pieds dans l'histoire chinoise – pour ne citer que quelques exemples – sont tous justifiables d'un point de vue éthique, car toutes ces pratiques étaient ou sont toujours culturellement authentiques et même uniques.

Plus important encore, le respect des normes et des pratiques culturelles peut en fait réellement aller à l'encontre des valeurs fondamentales d'une culture et d'une société données. Pour le confucianisme et le taoïsme, qui sont les deux grandes traditions morales et politiques chinoises autochtones, on devrait privilégier tout ce qui est moralement juste, et non les pratiques culturelles existantes. Pour le confucianisme et le taoïsme, la valeur la plus fondamentale est précisément la primauté de l'éthique et de la morale sur les pratiques sociales et culturelles existantes, plutôt que l'inverse. L'impératif moral de Dao (Tao, littéralement « la Voie ») ou le *Tianming* (ce qu'exige le Ciel) est supérieur aux prétentions de toute pratique culturelle et sociale, qu'elle soit occidentale ou orientale. La tâche fondamentale de l'éthique et sa plus haute vocation consistent avant tout à identifier les pratiques socioculturelles qui sont moralement justifiables et celles qui ne le sont pas.

10. Conclusion

En adoptant une position éthique universaliste sur les droits de l'homme et les droits des patients, d'autres bioéthiciens ont soutenu avec force l'importance de la révélation de la vérité et du consentement éclairé dans le monde entier et également en Chine (Macklin, 1999). Ce qui peut être considéré comme une sorte de point de vue extérieur. Dans cet article, ma position vient de l'intérieur.

Mon but n'est pas de contester l'existence de différences culturelles largement reconnues en Chine et en Occident en matière de révélation de la vérité médicale. Pour moi, la question fondamentale est plutôt de savoir *comment cette différence culturelle prima facie – la révélation directe contre la non-révélation ou la révélation indirecte – devrait être interprétée du point de vue historique, sociologique et éthique*. J'ai démontré en particulier que, malgré sa popularité et sa plausibilité apparente, l'argument des différences culturelles contre la révélation de la vérité médicale en Chine est sérieusement défectueux au niveau aussi bien descriptif que normatif. Il a trop simplifié et déformé les réalités à la fois historiques et socioculturelles, y compris le rôle de la famille, tant en Chine qu'en Occident. Il a mal présenté et mal interprété les points de vue des grandes traditions chinoises sur le sujet, telles que le confucianisme. Du point de vue historique, il a ignoré l'ancienne tradition chinoise de la révélation de la vérité directe ; du point de vue sociologique, il a rejeté les souhaits de la grande majorité des patients chinois qui veulent connaître la vérité sur leurs perspectives de santé. Du point de vue éthique, il a occulté les grands problèmes moraux liés à la non-révélation et à la tromperie par les professionnels de la santé, et il favorise la tyrannie des pratiques socioculturelles existantes sur l'éthique et la morale acceptable.

Par conséquent, la pratique chinoise contemporaine qui consiste à dissimuler la vérité et même à mentir aux patients au sujet de leur maladie en phase terminale, aussi répandue soit-elle, devrait être examinée de manière critique, contestée avec vigueur et réformée de manière systématique. Sur le plan culturel, l'évolution vers la révélation honnête et directe qui se produit actuellement en Chine n'est pas tant – ou du moins elle ne consiste pas seulement à suivre une voie occidentale, mais constitue un retour à une tradition autochtone négligée (pour une analyse détaillée de cette tradition chinoise oubliée, voir Nie, 2011, chap. 6). Plus important encore, même s'il s'avérait qu'elle était culturellement étrangère à la Chine, comme on le suppose universellement, la norme de la révélation de la vérité devrait être établie en fonction des impératifs éthiques présentés dans cet article.

Quant à la bioéthique interculturelle, si j'avais paru soutenir que toutes les cultures étaient fondamentalement identiques et que les différences culturelles n'étaient pas importantes, je voudrais dire que ce n'est pas mon intention. Ce que je veux dire, c'est que les cultures chinoise et occidentale *sont* différentes, mais pas comme le suggèrent les stéréotypes populaires, pas dans le sens où elles sont « radicalement différentes » l'une de l'autre. Comme l'ont montré cette étude de la révélation de la vérité médicale en Chine et d'autres projets de recherche, les différences culturelles entre la Chine et l'Occident sont beaucoup plus complexes, subtiles, intrigantes - et donc plus difficiles à appréhender et à définir - que les généralisations faciles. Plutôt que d'être homogène et statique, la culture chinoise, comme toute autre culture humaine, a toujours été intrinsèquement hétérogène, pleine d'éléments contradictoires, évoluant dans le temps, influencée et nourrie par des cultures étrangères, ouverte à de nouvelles possibilités, sujette à un examen éthique et développant des idéaux moraux. La complexité des différences culturelles, comme il était indiqué dans la révélation de la vérité médicale en Chine par rapport à l'Occident, exige une bioéthique interculturelle plus adéquate ou une « bioéthique transculturelle » : une éthique qui résiste aux stéréotypes culturels, chérit l'humanité commune, défend la primauté de la morale et souligne la richesse, la diversité intérieure, le dynamisme et l'ouverture de l'éthique médicale dans chaque culture, que ce soit en Chine, en Occident ou ailleurs (Pour ces points généraux, voir Nie 2005, 2007, 2009 et surtout 2011).

11. Une note personnelle

Je voudrais conclure cet article par une note personnelle. À la fin des années 1980, le père d'un ancien camarade de classe de la faculté de médecine et un bon ami souffrait d'un cancer du poumon en phase terminale. Étant lui-même psychiatre, sans aucune connaissance de la nouvelle pratique de la révélation en Occident, mon ami a informé son père du diagnostic et du pronostic – ce que les médecins et les infirmières de son père n'ont jamais fait. Ce faisant, mon ami a bravement défié la norme sociale et médicale dominante de la non-révélation et a parcouru, sans le savoir, un chemin que les anciens sages médicaux chinois avaient parcouru il y a plus de vingt siècles. À l'époque, j'aurais dû l'interroger davantage sur sa décision courageuse de choisir cette voie peu orthodoxe. Mais nos discussions étaient brèves – après tout, il n'est jamais facile de parler de la mort d'un être cher. Il n'était plus possible pour moi de poursuivre la discussion. Venant juste de célébrer son 31e anniversaire, et en travaillant comme médecin visiteur au Japon en 1994, mon ami a été renversé par une voiture, alors qu'il conduisait sa bicyclette, et a succombé à ses blessures.

Cet article est humblement dédié au Docteur Zou Xinxin (1963-1994), brillant médecin et ami. Si seulement j'avais pu profiter de son approbation et de sa critique.

12. Remerciements

La version élargie du présent chapitre sera intégrée à mon prochain livre, *L'Éthique médicale en Chine : une interprétation transculturelle*, qui sera publié chez Routledge. Ce travail fait partie d'un projet de recherche plus vaste sur l'éthique médicale en Chine, soutenu financièrement par une bourse de recherche de l'Université d'Otago. Je suis très reconnaissant à Monsieur Li Hongwen à Pékin pour son aide dans la quête des documents chinois et au Dr. Paul Sorrell à Dunedin pour son édition professionnelle. Des parties de documents ont été présentées au 7e Forum de Pékin, lors d'un symposium organisé par Giuliana Fuscaldo, Lynn Gillam et Sarah Russell pour le 10e Congrès mondial de bioéthique, et lors du deuxième séminaire du ministère néo-zélandais de la Santé, Direction du *Pacific Health.* Je remercie les organisateurs et le public de ces événements pour l'intérêt qu'ils portaient à mon travail et pour leurs questions et commentaires utiles.

13. Références

Akabayashi A. and B.T. Slingsby. (2006). Informed Consent Revisited: Japan and the U.S. *American Journal of Bioethics*, Vol. 6, No. 1(Jan-Feb 2006), pp. 9-14, ISSN 1526-5161, eISSN 1536-0075.

Bok. S. (1978). *Lying. Moral Choice in Public and Private Life*. New York: Vintage Books. ISBN-10: 0375705287, ISBN-13: 978-0375705281

Chen, Menglei. (1991). [1723]. *Gujin Tushu Jicheng Yibu Quanlu* (A Collection of Ancient and Modern Books, Section on Medicine), Book 12: General Discussions (Volumes 501-520 in original), Beijing: People's Health Press. (In Chinese)

Fan, R. and B. Li. (2004). Truth Telling in Medicine: The Confucian View. *Journal of Medicine and Philosophy*, Vol. 29, No. 2, (April 2004), pp. 179-193, ISSN 0360-5310, eISSN 1744-5019.

Fielding, R. and J. Hung. (1996). Preference for Information and Involvement in Decisions during Cancer Care among a Hong Kong Chinese Population. *Psycho-Oncology*, Vol. 5, No. 4, (December 1996), pp. 321-329, ISSN: 1057-9249, eISSN 1099- 1611.

Gao, B., D. Zou, and L. Yang. (2006). A Study of Methods and Timing with Regard to Informing Elderly Cancer Patients. *Nursing Journal of Chinese People's Liberation Army*. No. 10. (in Chinese)

Gongal, R. P. Vaidya, R. Jha, O. Raijbhandary & M. Watson. (2006). Informing patients about cancer in Nepal: what do people prefer. *Palliative Medicine*, Vol. 20, No. 4, (June 2006), pp. 471- 476, ISSN 0269-2163, eISSN 1477-030X.

Hancock, K. et al. (2007). Truth-telling in discussing prognosis in advanced life- limiting illness: a systematic review. *Palliative Medicine*, Vol. 21, No. 6, (September 2007), pp. 507-517, ISSN 0269-2163, eISSN 1477-030X.

He, R., Y. Wang, Y. Tian, C. Zhou, H. Wang. (2009). The Preferences of Chinese Patients and their Relatives Regarding the Disclosure of Cancer Diagnoses. *Chinese Journal of Clinical Oncology and Rehabilitation*. No. 3. (in Chinese)

Hern, H.E. Jr., B.A. Koenig, L.J. Moore, & P.A. Marshall. (1998). The Difference That Culture Can Make in End-of-Life Decision Making. *Cambridge Quarterly of Healthcare Ethics*, Vol. 7, No. 1, (Winter 1998), pp. 27-40, ISSN 0963-1801, eISSN 1469-2147.

Huang, X., X. Wang, Y. Zhang, B. Lü, and T. Li. (2001). Information Needs of Cancer Patients: Whether and How to Disclosure the Diagnosis of Cancer. *Chinese Journal of Mental Health,* No. 4. (in Chinese)

Jiang, Y., C. Liu, J-Y Li, et al. (2007). Different attitudes of Chinese patients and their families toward truth telling of different stage of cancer. *Psycho-Oncology*, Vol. 16, No. 10, (October 2007), pp. 928-936, ISSN: 1057-9249, eISSN 1099-1611.

Jotkowitz, A., S. Click and B. Gezundheit. (2006). Truth-telling in a Culturally Divers World. *Cancer Investigation* 24:786-789.

Kagaw-Singer, M. and L.J. Blackhall. (2001). Negotiating Cross-Cultural Issues at the End of Life: "You Got to Go Where He Lives". *Journal of American Medical Association*, Vol. 286, No.23, (December 2001), pp. 2993-3001, ISSN 0098-7484, eISSN 1538-3598.

Katz, J. (2002) (first edition 1984). *The Silent World of Doctor and Patient* (with a new foreword by A. M. Capron). Baltimore and London: Johns Hopkins University Press. ISBN 978-4020-8603-8, eISBN 978-4020-8604-5, Springer.

Kleinman, A. 1988. *The Illness Narratives*. New York: Basic Books. ISBN 0-465-03202-8, ISBN 0-465-03204-4. United States of America.

Legge, J. (tran) (1971) [1893], *The Confucian Analects, The Great Learning and The Doctrine of the Mean*, New York: Dove.

Li, S., and J-L Chou. (1997). Communication with the Cancer Patient in China. *Annals of New York Academy of Sciences*, Vol. 809,(February 1997), pp. 243-248 ISSN 0077-8923, eISSN 1749-6632.

Macklin, R. (1999). *Against Relativism: Cultural Diversity and the Search for Ethical Universals in Medicine*. New York and Oxford: Oxford University Press, ISBN 0-19-511632-J, NY.

Mitchell. J. (1998). Cross-cultural Issues in the Disclosure of Cancer. *Cancer Practice* 6(3): 153-160.

Moberireek A.F. et al. (2008). Information disclosure and decision-making: the Middle East versus the Far East and the West. *Journal of Medical Ethics*, Vol. 34, No. 4, (April 2008), pp. 225-229, ISSN 0306-6800, eISSN 1473-4257.

Mystakidou, K., E. Parpa, E. Tsilika, E. Katsouda, and L. Vlahos. (2004). Cancer information disclosure in different culture context. *Support Care Cancer*, Vol. 12, No. 3, (March 2004), pp. 147-154, ISSN 0941-4355, eISSN 1433-7339.

Nie, JB. (2011) (forthcoming). *Medical Ethics in China: A Transcultural Interpretation*. London and New York: Routledge.

Nie, JB. (2009). The Discourses of Practitioners in China, in Robert Baker and Larry McCullough, eds., *The Cambridge World*

History of Medical Ethics, New York and London: Cambridge University Press. Chapter 21, pp. 335-344.

Nie, JB. (2007). The Specious Idea of an Asian Bioethics: Beyond Dichotomizing East and West, in R.E. Ashcroft, A. Dawson, H. Draper and J.R. McMillan, eds. *Principles of Heath Care Ethics, Second Edition*, London: John Wiley & Sons. pp. 143-149.

Nie, JB. (2005). *Behind the Silence: Chinese Voices on Abortion.* Lanham and Oxford: Rowman & Littlefield.

Pang, M.S. (1998). . *Nursing Ethics*, Vol. 5, No.4, (July 1998), pp.347-361, ISSN 0969-7330, eISSN 1477-0989.

Pang, M.S. (1999). Protective truthfulness: the Chinese way of safeguarding patients in informed treatment decisions. *Journal of Medical Ethics*, Vol. 25, No. 3, (June 1999), pp. 247-253, ISSN 0306-6800, eISSN 1473-4257.

Surbone, A. (1992). Letter from Italy: Truth Telling to the Patient. *JAMA*, Vol. 268, No.13, (October 1992), pp. 1661-2 ISSN 0098-7484, eISSN 1538-3598.

Surbone. A. (2004). Persisting differences in truth telling throughout the world. *Support Care Cancer*, Vol. 12, No. 3, (March 2004), pp.143-146. ISSN 0941-4355, eISSN 1433-7339.

Surbone, A. (2006). Telling the Truth to Patients with Cancer: What is the Truth. *Lancet Oncology*, Vol. 7, No. 11 (November 2006), pp. 944-50, ISSN 1470-2045, eISSN 1474-5488.

Surbone, A. (2008). Cultural Aspects of Communication in Cancer Care. *Support Care Cancer*, Vol. 16, No. 3 (March 2008), pp. 235-240, ISSN 0941-4355, eISSN 1433-7339.

Sun, Y., Z. Li, M. Sun, L. Chang. (2007). A Study of Attitudes of Family Members of Cancer Patients regarding Truth-Telling and Possible Influencing Factors. *Chinese Journal of Nursing*. No. 6. (in Chinese)

Tang, S. T. and S-Y. C. Lee. (2004). Cancer Diagnosis and Prognosis in Taiwan: patient References versus Experiences. *Psycho-Oncology*, Vol. 13, No. 1, (January 2004), pp. 1-13 ISSN: 1057-9249, eISSN 1099-1611.

Tang, S. T. et al. (2008). Patient awareness of prognosis, patient-family caregiver congruence on the preferred place of death, and caregiving burden of families contribute to the, equality of life for terminal ill cancer patients in Taiwan. *Psycho-*

Oncology, Vol. 17, No. 12, (December 2008), pp.1202-1209, eISSN: 1099-1611.

Tolstoy. L. translated by L. Solotaroff. (1986). *The Death of Ivan Ilyich*. New York: Bantam Book.

Tse, C.Y., A. Chong, and S.Y. Fok. (2003). Breaking Bad News: A Chinese Perspective. *Palliative Medicine*, Vol. 17, No. 4 (June 2003), pp. 339-343, ISSN 0269-2163, eISSN 1477-030X.

Tuckett. A.G. (2004). Truth-Telling in Clinical Practice and the Arguments For and Against: A Review of Literature. *Nursing Ethics*, Vol. 11, No. 5, (September 2004), pp. 500-513 ISSN 0969-7330, eISSN 1477-0989.

Wear, S. (2007). ***Truth Telling to the Sick and Dying in a Traditional Chinese Culture***. In S.C. Lee, ed., *The Family, Medical Decision-Making, and Biotechnology*. pp. 71-82 Dordrecht: Springer. ISBN 978-1-4019-5220-4, eISBN 978-1-4020-5220-0, The Netherlands.

Yixue Yu Zhexue (Editorial Office of the journal Medicine and Philosophy). (2008). Guiding Principles on Truth-telling to and Consent from Cancer Patients. *Medicine and Philosophy* (Clinical Making Forum Edition) 29 (10): 7-8. (in Chinese)

Zeng, T., Y. Li, Y. Chen, and P. Fang. (2007). An Investigation into the Attitudes of Medical Professional on Disclosing Cancer Diagnoses. *Medicine and Philosophy* (Clinical Decision Making Forum Edition), 28 (11). (in Chinese).

Chapitre VIII.
Les nanotechnologies et l'éthique : l'évaluation de l'imprévisible

Monique Pyrrho
Université de Brasília
Brésil

1. Introduction

La nanotechnologie ne fait pas l'objet d'un consensus. Les tentatives pour répondre à la question « qu'est-ce que la nanotechnologie ? » sont généralement inexactes, et les réponses qui lui ont été apportées sont loin de faire l'unanimité. La définition du concept de ce qu'on appelle la nanoscience, l'établissement de ses limites, ainsi que ses effets et son caractère viable, ont toujours fait l'objet de controverses. L'un des rares points sur lesquels s'entendent les scientifiques est que la manipulation de la matière au niveau atomique peut révéler de nouvelles propriétés.

La nanotechnologie émergeante suscite beaucoup d'enthousiasme en raison de son potentiel technologique. Pour analyser ses éventuelles conséquences éthiques, la tâche de commencer par le début, d'introduire le thème du concept d'objet d'étude lui-même, soulève le premier obstacle fondamental à ceux qui se proposent de réfléchir sur l'approche éthique des nanosciences et des nanotechnologies.

Ce sont les différences que l'on constate dans le sens que chaque groupe veut donner au terme nanotechnologie qu'il utilise qui sont à l'origine de ce premier défi. Les objets d'étude, les nanosciences et les nanotechnologies ne semblent pas être organisés de manière consensuelle. En général, les chercheurs et les scientifiques ont tendance à décrire la nanotechnologie du point de vue de leurs propres activités (Petersen et Anderson, 2007).

Le préfixe nano, dérivé du mot grec qui signifie « nain », se réfère à la taille minuscule des particules. En termes scientifiques, il signifie une partie par milliard ; un nanomètre (nm) correspond donc à un milliardième de mètre (10^{-9}). Pour donner une idée de l'échelle réduite à laquelle fonctionne la nanotechnologie, le plus petit point visible à l'œil nu humain est d'environ 10 000 nm, alors que 1 nanomètre correspond à 10 fois le diamètre d'un atome d'hydrogène (Medeiros et al., 2006).

De ce point de vue, on peut considérer la nanoscience comme le domaine de connaissance qui étudie les principes fondamentaux des molécules et des structures (qui mesurent entre 1 et 10 nanomètres dans au moins une dimension) qu'on appelle nanostructures. La nanotechnologie, à son tour, est l'application de ces nanostructures dans des dispositifs fonctionnels à l'échelle nanométrique.

Cependant, même selon les définitions officielles de la *National Science Foundation* (2000), la nanotechnologie n'est pas clairement définie. La NSF la définit comme la recherche et la technologie de nouvelles propriétés grâce à la manipulation de la matière à l'échelle nanométrique - entre 1 et 100 nm. Toutefois, les mêmes propriétés peuvent parfois être inférieures à 1 nm et supérieures à 100 nm.

La manipulation des objets et des dispositifs à cette échelle est aujourd'hui commune à la quasi-totalité des nouveaux domaines de la science expérimentale. Établir ce qui relève et ce qui ne relève pas de la nanotechnologie est difficile et entraîne d'importantes conséquences épistémologiques et éthiques (Ferrari, 2010). En raison du caractère ambigu de ce concept, les laboratoires prétendent que leurs recherches doivent porter le préfixe « nano », avec toutes les ressources et le prestige qu'il apporte. Les limites floues de ce nouveau mouvement technico-scientifique influencent le débat sur son potentiel et ses conséquences.

La nanotechnologie devrait contribuer au progrès, par exemple, de la quasi-totalité des branches de l'industrie technologique actuelle. La littérature aborde la question de l'espoir de progrès en informatique, micro et nanoélectronique, industrie cosmétique et textile, production et stockage d'énergie, télécommunications, industries chimiques et pétrochimiques, agriculture et agro-industrie, industrie automobile, aéronautique et, bien sûr, industrie des armements (Invernizzi, 2008).).

En ce qui concerne les soins de santé, la nanotechnologie montre l'un de ses progrès révolutionnaires, scientifique et technologique, les plus prometteurs qui pourrait profondément affecter la façon dont nous traitons la santé et la médecine dans un avenir proche. Dans le nouveau domaine de la nanomédecine, les dispositifs et les matériaux nanostructurés devraient être appliqués à la surveillance, la réparation, la construction et le contrôle des systèmes biologiques humains (Sahoo et al., 2007). Il existe plusieurs possibilités : la libération contrôlée d'agents thérapeutiques, la production de principes actifs, l'imagerie médicale, les diagnostics de laboratoire, la production de biomatériaux et d'implants, etc. (Wagner et al., 2006).

Les grandes promesses que représente la nanotechnologie ne sont pas nouvelles. Le fait que de nombreux laboratoires investissent de plus en plus dans la recherche présente plus qu'une ressemblance entre la nanotechnologie et les derniers grands progrès de la biotechnologie.

Les grands groupes sociaux n'ont pas attendu l'avènement des progrès scientifiques prometteurs et leurs impacts pour exprimer leurs positions sur la nanotechnologie et la société. Les médias, les scientifiques, les décideurs et les secteurs de la société ont aussitôt défini leurs positions, au motif que les changements scientifiques exigent une prise de décision urgente. Un scénario hâtif de positions extrêmes a été mis en place. Toutefois, la forme de cette innovation exige de procéder à une réflexion équilibrée, plutôt que de prendre une position catégorique sur l'utilisation ou l'interdiction de la nanotechnologie, ou de l'arrêter définitivement, ou d'attendre que cela se produise un jour. À ce stade initial, il est donc opportun de proposer une discussion préalable plus large que la prescience et l'évaluation des effets bénéfiques ou des risques imprévisibles.

Comme l'établissement des thèmes de discussion semble déjà être difficile, il est vivement recommandé d'adopter une stratégie autre que celle de la discussion des risques qui ne peuvent être totalement prévus et évalués. C'est ainsi que nous aborderons et développerons ici ce thème.

La première difficulté concerne les différentes appropriations du vocabulaire et la diversité des dispositifs et des techniques utilisés dans les différents domaines de recherche. D'où l'idée que la nanotechnologie n'est pas une entité unique à laquelle un seul jugement de valeur peut être attribué. En fait, il faut tenir compte non pas d'une, mais de plusieurs nanotechnologies. Il serait donc extrêmement difficile et également inapproprié de proposer une approche globale pour l'ensemble des domaines et des produits concernés.

Le terme « nanotechnologie » peut avoir des interprétations différentes dans des situations différentes ; il peut finalement être utilisé pour des objectifs différents, entraînant des conséquences différentes. Il y en a même qui remettent en question le caractère innovant des nanotechnologies, les regroupant avec d'autres domaines de la biotechnologie. Cette attitude peut diminuer le battage médiatique qui entoure cette prétendue innovation ; cependant, elle souligne également la nécessité d'analyser les différents objectifs et définitions sur lesquels porte le débat (Ferrari, 2010).

Par conséquent, plutôt que d'établir principalement des concepts et de discuter d'éventuels risques liés à l'utilisation de produits nanotechnologiques, nous avons là une piste plus longue et peu explorée. D'abord, il y a certains points de référence importants concernant ce phénomène scientifique qui restent à définir. Il convient aussi d'identifier les innovations par rapport aux progrès biotechnologiques et scientifiques antérieurs, et d'évaluer dans quelle mesure elles [les innovations] exigent un débat spécifique sur leur éthique.

2. Quoi de neuf ?

Les nanotechnologies représentent, à un égard au moins, quelque chose d'assez nouveau dans les révolutions technoscientifiques : les implications éthiques de leurs éventuelles découvertes sont devenues une source de préoccupation avant même que les découvertes elles-mêmes n'aient été faites. En effet, plus que les progrès technologiques eux-mêmes, ce qui est le plus innovant dans les nanotechnologies, c'est l'examen même de leur sens de l'éthique, qui a lieu en même temps ou avant que ne surviennent les événements scientifiques sur lesquels il porte. Bien avant que les scientifiques puissent envisager la possibilité de la manipulation et de la formation des composés aux niveaux atomique et moléculaire, c'est l'attente de la transformation de notre rapport au monde, de l'exploration en profondeur de la structure de la matière, qui a motivé le visionnaire Feynman (1961) dans les premières références au thème. Les éventuels effets précèdent et occultent les faits réels. Les débats sur l'éventuelle transformation du monde, et des humains en post-humains, ont lieu avant que la science fondamentale ne soit établie. Les scénarios apocalyptiques sont représentés avant même que les méthodes et les procédures des nanotechnologies ne puissent être clairement établies (j'avoue que cela n'est pas différent de certaines formes de génétique).

Ainsi, selon Schummer (2007), l'exploration technologique des propriétés à l'échelle nanométrique n'est pas la véritable innovation. Il affirme que l'aspect novateur réside dans la façon dont les nanotechnologies, et leurs représentations, reflètent les rapports entre la société, la science et la technologie. Cette innovation affecte les frontières préétablies entre les organismes vivants et non vivants, entre le naturel et l'artificiel.

Il est important qu'un débat sur les implications ait lieu avant que les rogrès scientifiques eux-mêmes ne se produisent réellement. Une pproche éthique, plutôt qu'une tentative d'exploration de la science-ction, pourrait peut-être affirmer que les nanosciences, leurs structures t leurs approches scientifiques constituent une rupture caractéristique ntre les nouveaux paradigmes et le modèle scientifique classique.

Les innovations ébranlent souvent les attitudes morales établies, en réant un malaise ou un conflit entre les coutumes et la nouvelle réalité ui s'impose, et en exigeant une discussion plus approfondie. En outre, e traitement de la nouveauté suscite, dans une certaine mesure, le esoin d'explorer les sentiers de l'inconnu qui sont difficilement révisibles (Swierstra & Rip, 2007).

Dans le cas des nanotechnologies, les nouveautés sont caractérisées on par la taille des particules qu'elles traitent, mais par les propriétés himiques et physiques nouvelles et inconnues qui découlent de leur aille (Ratner & Ratner, 2003). Le grand intérêt de travailler à l'échelle anométrique réside dans les propriétés physiques et chimiques ouvelles et inhabituelles qui ne se trouvent pas dans la même matière l'échelle microscopique et macroscopique. Il est donc irréaliste de ouloir connaître toutes les possibilités de leur utilisation et de prévoir eurs conséquences. Les caractéristiques spécifiques de la dimension anométrique sont différentes des lois physico-chimiques qui régissent e comportement de la matière aux échelles macroscopiques « normales ».

3. Le paradigme scientifique et ses implications

Dans la mesure où les nanosciences portent sur le comportement divers et imprévisible de la matière manipulée à l'échelle nanométrique, elles donnent un rôle central à l'inconnu et à l'imprévu. Les connaissances scientifiques, insuffisantes en elles-mêmes pour apporter des solutions morales, se sont également révélées incapables de fournir des informations suffisamment fiables pour mener une véritable réflexion sur les impacts sanitaires, écologiques, éthiques et sociaux des nanotechnologies.

La littérature sur les nanotechnologies et l'éthique est récente par rapport à ce qui a été produit au niveau international sur leurs aspects scientifiques et techniques. Il est à noter toutefois que les implications éthiques qui ont été identifiées et les solutions qui ont été proposées varient en fonction de l'approche personnelle de l'auteur sur l'activité scientifique.

Les scientifiques ont tendance à adopter une approche introspective qui définit l'activité scientifique par rapport à ses méthodes et ses résultats techniques, créant ainsi ce que l'on pourrait appeler une image scientifique des nanotechnologies. Le discours éthique découlant de cette image souligne les implications éthiques étroitement liées aux conséquences directes des applications des nanotechnologies.

En ce qui concerne les questions pratiques relatives à la santé et l'utilisation prévue de la nanomédecine, les questions éthiques découlant des applications des nanotechnologies sont trop nombreuses et complexes pour être traitées de façon satisfaisante par les seuls scientifiques.

Si, par le passé, l'analyse par les scientifiques des questions éthiques entourant les progrès technologiques s'avérait limitée et parfois biaisée une nouvelle science qui permet de déceler des ruptures épistémologiques avec les caractéristiques scientifiques fondamentales de la reproduction et de la prédictibilité semblerait présenter un sujet d'analyse encore plus complexe.

Un autre facteur à prendre en compte est que la plupart des médias scientifiques définissent les nanosciences non par rapport à leurs points de référence conceptuels ou à leurs propriétés, mais par rapport aux attentes liées à leurs applications. Les nanosciences se transforment essentiellement en attentes placées en elles [dans leurs applications] dans les choses qu'elles sont censées promettre. Ce discours devient une apologie du progrès scientifique, au lieu de clarifier certains aspects particuliers des nanotechnologies (Swierstra & Rip, 2007). Faisant l'objet soit d'un immense optimisme soit d'un grand pessimisme, les nanotechnologies sont définies soit comme la solution future aux problèmes de santé mondiaux, soit comme la cause future d'une grande catastrophe écologique. De ce point de vue, une évaluation raisonnable est impossible.

Une nouvelle approche éthique est nécessaire ; une approche qui utilise le langage de ce nouveau paradigme scientifique. Il est particulièrement important de savoir engager le dialogue sur une science fondée sur l'imprévisible et l'inconnu.

Ce débat éthique sur les nanotechnologies souligne l'oscillation entre l'approche conséquentialiste et l'approche déontologique, bien connue en bioéthique. La pertinence de l'approche conséquentialiste est évidente, en raison du rôle central de l'analyse des risques des nanoparticules dans ce débat (Ferrari, 2010). Ceci est tout à fait compréhensible, car ce type d'analyse est nécessaire pour orienter les règles politiques et éthiques, mais il doit être fondé sur des preuves scientifiques, qui sont particulièrement problématiques en nanotechnologies (Shrader-Frechette K., 2007). Les discours sur les risques deviennent importants, en partie parce que les mécanismes actuels de régulation et de contrôle sont insuffisants, parfois même inadéquats, pour aborder les aspects incertains et imprévisibles de ce domaine (Grunwald, 2005).

Ceux qui veulent établir leur approche éthique en examinant uniquement les impacts et les analyses détaillées de risques fondés sur une connaissance approfondie des possibilités techniques se trouvent contrariés. Cet échec se produit principalement parce que les paramètres scientifiques de risques diffèrent de la perception de ces risques dans la société (Slovic, 1987). Le public a le sentiment que les progrès biotechnologiques comportent des risques inconnus qui peuvent prendre du temps avant qu'ils deviennent apparents ou peuvent ne pas être totalement observables. Il s'oppose généralement au discours scientifique fondé sur les calculs des risques et des avantages. Mais ce calcul n'est pas encore possible (et pourrait ne jamais l'être), car les risques et les avantages ne sont pas encore bien connus (Savadori et al., 2004). Le principe de précaution est souvent présenté comme une solution à la difficulté de prédire l'orientation du développement scientifique. Il est considéré comme un guide pour les décisions prises dans des conditions incertaines. On suppose que les effets négatifs sont connus, mais il est impossible de mesurer les risques, faute de données (Ferrari, 2010).

Il est non seulement impossible de mesurer les risques posés par les nanotechnologies, mais même leurs effets sont imprévisibles. La raison en est que les nanotechnologies impliquent un nouveau scénario épistémique, dont le fondement inhérent est l'incertitude et l'ignorance (Stirling, 2007). La prise de décision en nanotechnologies est donc également complexe en raison de sa nature épistémique, ainsi que d'autres facteurs, tels que la grande variété de ses applications (Rip, 2006). Par conséquent, les précautions prises contre des risques inconnus ne rencontrent pas le succès dans la vie pratique et dans ses interactions avec le marché. Les paramètres de l'analyse doivent donc être révisés. Le sujet doit être analysé sur une base interdisciplinaire, en tenant compte de la complexité des relations entre différents niveaux de la réalité, englobant ainsi à la fois les phénomènes scientifiques et sociaux (Victoriano, 2006). Un nombre croissant d'auteurs critiquent l'analyse des risques comme la seule approche dans les débats sur l'éthique des nanotechnologies. Ils suggèrent que les réflexions éthiques devraient aller au-delà des risques et des avantages pour aborder aussi la façon dont la science se fait, y compris ses objectifs et ses méthodes. Ces approches seraient plus complètes, en tenant compte de questions telles que la propriété intellectuelle, l'opinion publique et les générations futures (Ferrari, 2010).

Au cours des dernières années, notamment en Europe, un nombre croissant d'initiatives plaident pour un engagement mieux représenté de l'opinion publique dans les débats sur le contrôle et la gestion des nouvelles technologies. Ce mouvement s'est renforcé à la suite des réactions négatives aux aliments dérivés d'organismes génétiquement modifiés. Ces initiatives visent à rétablir la confiance dans la science, à établir des innovations politiques, à éviter les effets indésirables, à démocratiser la gouvernance des nouvelles technologies et à promouvoir des pratiques scientifiques plus responsables et plus fiables. Cependant, l'engagement du public peut être entravé par de nombreux facteurs : une méconnaissance de ce que les nanotechnologies impliquent réellement ; le caractère prospectif et prometteur des nanotechnologies, qui confère un rôle particulier à la science-fiction dans la formation de l'imagination morale des nanoscientifiques et de la politique en matière de nanotechnologies elles-mêmes ; et l'étrangeté même des nanotechnologies par rapport à la vie quotidienne, introduisant une dimension qui n'est pas bien comprise ou même perçue. En outre, les conceptions ou les discours qui orientent et définissent le développement des sciences nanotechnologiques, bien que cruciaux, varient entre les nombreuses branches des nanotechnologies et les différents scénarios culturels. Cette discordance rend nécessaire l'analyse de ces discours afin de permettre une véritable participation du public. (Macnaghten, 2010).

Une approche éthique signifierait donc que les nanotechnologies font partie d'un scénario culturel, qu'elles définissent et se définissent par lui en même temps. Ainsi, la question des différentes perceptions des sciences, des discours et des attentes qui leur sont liées revêt une grande importance, car la façon dont l'avenir est décrit influe sur la manière dont il se révèle. L'approche éthique doit donc être appliquée à d'autres niveaux, en surmontant la précaution et la recherche des conséquences pour comprendre la science comme un phénomène global, dans toutes les dimensions scientifiques, culturelles, économiques et politiques (Dupuy et Grinbaum, 2004). Le réductionnisme n'est plus acceptable.

L'une des possibilités est de comprendre les nanosciences et les nanotechnologies, avec leurs résultats prometteurs et leurs risques imprévus, dans un contexte plus large, comme un segment pratique d'un nouveau paradigme scientifique fondé sur sa capacité à contrôler et à manipuler la matière à des échelles atomiques et moléculaires (Kearnes & Macnaghten, 2006).

Dans *La Structure des révolutions scientifiques* (1962), Kuhn décrit l'évolution de la science moderne et définit les paradigmes scientifiques comme les modèles successifs qui constituent les fondements des théories scientifiques. La science normale signifierait une recherche fondée sur des réalisations scientifiques considérées, pendant un certain temps, comme la base d'une pratique ultérieure. La science normale serait donc basée sur des paradigmes, c'est-à-dire des modèles qui structurent et ordonnent l'état actuel des connaissances scientifiques, définissant ainsi les méthodes et les objets d'étude. Les paradigmes sont donc la base de la science normale, qui est généralement développée pour élaborer et vérifier les théories et les concepts partagés par les scientifiques.

Dans le cas du vaste domaine des nanosciences, le paradigme précédemment appliqué était connu sous le nom de mécanique newtonienne. Il trouve son origine dans l'hypothèse cartésienne qui l'a perfectionné et parachevé à certains égards, et décrit les interactions des corps macroscopiques. La révolution scientifique qui donnera naissance au prochain paradigme peut être structurée par la science normale en cours. C'est pourquoi la recherche normale, fondée sur le modèle scientifique cartésien d'analyse, d'étude et de synthèse, a influencé l'étude des corps et des interactions. Les tentatives visant à appliquer le paradigme en cours à la miniaturisation pourraient être à l'origine de sa crise très spécifique.

Les tentatives visant à vérifier un paradigme théorique, c'est-à-dire le but ultime de la « science normale », ont détecté des imperfections et des incohérences entre la théorie et les phénomènes (Kuhn, 1962). La recherche de l'explication ultime de la loi universelle qui régit tous les corps dans leurs plus petites unités est interrompue à cause de son grand écart par rapport au monde macroscopique. Au niveau atomique ou moléculaire, les lois régissant les interactions sont liées à la nature ondulatoire des électrons, ainsi qu'à la fréquence et à la longueur d'onde de leurs vibrations. Contrairement aux phénomènes prédits par la théorie scientifique classique, le problème de la physique quantique est l'observation du comportement à l'échelle nanométrique (Ratner & Ratner, 2003).

L'accueil du paradigme scientifique va au-delà du changement du paradigme de la science physique. Les nanotechnologies représentent la « convergence de la physique quantique, de la biologie moléculaire de l'informatique, de la chimie et de l'ingénierie » (Mehta, 2002). [Cette convergence] diffère donc des connaissances scientifiques cartésiennes. Alors que ces dernières cherchent la spécialisation, les nanotechnologies résultent d'une convergence de concepts interdisciplinaires, permettant des interactions entre les méthodes, les applications et les fondements théoriques dans différents champs de compétence (Garrafa, 2006).

Un tel scénario est proche des paradigmes scientifiques complexes actuels dans lesquels les interactions transcendent les divisions classiques entre les sciences naturelles, les sciences humaines et la biomédecine. Les nanosciences diffèrent donc de la méthode scientifique dans laquelle la production de la connaissance est fondée sur l'analyse. Une telle analyse orientée vers l'objet, dans la pratique scientifique, a abouti à une coupure entre les sciences humaines et les sciences naturelles (Morin, 1988).

Morin (1988) a affirmé qu'une telle coupure rendait impossible l'observation de la nature complexe du monde, réduisant la réalité à des règles et des lois « mathématiques » qui sembleraient expliquer parfaitement le monde, en ignorant les événements imprévus ou en les considérant comme des erreurs. La réalité était considérée comme la somme des phénomènes observables, sans que l'on tienne compte des chevauchements possibles entre la science et la philosophie ou entre les sciences humaines et biologiques (Morin, 2008).

Partant d'une perception des réalités dans toute leur complexité, les nouvelles technologies et un nouveau paradigme scientifique ont des implications pratiques qui dépassent les limites de leurs sujets d'origine. Cette réflexion complexe se présente comme un réseau qui cherche à analyser les interactions possibles entre plusieurs niveaux de réalité et les répercussions des événements. Cette nouvelle réflexion permet également de prendre conscience du fait que les événements imprévus sont caractéristiques des phénomènes ; ils ne sont pas seulement le résultat d'erreurs et ne doivent pas être négligés (Morin, 1988).

Du point de vue de la complexité, la rupture entre l'écologie et la sociologie, dans laquelle l'analyse scientifique a pour objet l'environnement sans l'homme et l'homme en dehors de son environnement, est artificielle et ethnocentrique. Une analyse des éventuelles conséquences des nanotechnologies devrait donc éviter la coupure entre ces dimensions (Victoriano, 2006). Ceci est d'une importance capitale pour une analyse adéquate des influences réelles et de la répartition des prestations sociales apportées par la réduction de l'énergie et des matériaux nécessaires dans l'industrie des nanotechnologies (Schnaiberg, 2006).

De nouveaux paradigmes apparaissent généralement comme des réponses plus adaptées aux questions qui restent sans réponse dans le cadre des précédents paradigmes. Ils permettent aux scientifiques d'expliquer un plus grand nombre de phénomènes ou d'accroître la précision de leurs explications actuelles. C'est pour cette raison que l'application de nouvelles technologies peut être controversée, car elles donnent l'impression qu'elles apportent une solution théorique aux problèmes du monde, et elles révèlent un ensemble de phénomènes inconnus qui pourraient susciter l'incrédulité et parfois même l'affolement (Kuhn, 1962).

C'est dans ce sens que les nanotechnologies sont paradigmatiques. Elles sont parfois présentées comme une technologie révolutionnaire qui va changer la façon dont nous vivons par leurs effets sur l'industrie, les communications et les technologies de l'information. Elles semblent repousser les limites de la médecine, en promettant une chirurgie moins invasive, plus efficace, des médicaments plus spécifiques, des traitements pour des maladies incurables comme le cancer, et même la possibilité d'améliorations des processus de cognition et de mémoire (Freitas, 2005).

D'un autre côté, le manque actuel de connaissances sur la portée potentielle des nanotechnologies provoque des réactions extrêmes qui ont tendance à mettre l'accent sur les risques environnementaux et les transformations profondes de notre mode de vie. Le débat sur la soi-disant « gelée grise » est un scénario dans lequel des dispositifs nanométriques auto-réplicants appelés nanorobots gouverneraient le monde. Hors du contrôle humain, ils finiraient par éliminer notre espèce de la planète (Drexler, 2004).

Les progrès réalisés dans le domaine des nanotechnologies ont suscité des débats sur les implications éthiques de leurs applications. Les questions éthiques discutées comprenaient l'équité, la répartition des avantages, l'accès aux avancées scientifiques, l'impac environnemental (l'utilisation de nouveaux matériaux et de nouvelle propriétés de matériaux déjà connus peut les rendre insolubles ou le transforme en substances polluantes), les conséquences en matière d respect de la vie privée et de sécurité (équipement de surveillanc invisible et possibilités infinies de l'industrie de l'armement), l modification de la constitution des entités vivantes (organisme génétiquement modifiés) et les dispositifs auto-réplicants (Salvarezza 2003).

Dans ses méthodes et dans la façon dont il est conçu, géré er pratiqu le nouveau paradigme scientifique des nanotechnologies représente un rupture avec le modèle scientifique actuel. Le modèle scientifiqu universitaire actuel, conçu en Europe au XVIIIe siècle, en particulie dans les universités françaises et allemandes, a subi de profonde transformations. La science postuniversitaire partage les objectifs d modèle précédent – la production de connaissances conformément au normes épistémiques, aux lois scientifiques et aux valeurs – et pourtan elle en diffère dans au moins trois aspects : comment la connaissanc est produite (en mettant l'accent sur la transdisciplinarité) ; comment l connaissance est évaluée (par rapport à ses potentiels économiques) ; e la grande importance accordée à l'application de ces connaissances autrement dit le fait que les connaissances soient produites de maniè à servir certains objectifs technologiques (Jotterand, 2005).

Le fait que les nanotechnologies soient communément perçue comme une révolution est donc compréhensible. Les nanotechnologie entraînent non seulement une rupture épistémique, comme l'ont fait le autres révolutions scientifiques qui les ont précédées, mais elle introduisent de nouvelles lois et structures de connaissances ou d nouvelles catégories cognitives. Changer la façon dont nous expliquon les catégories entraîne des changements dans la façon dont nous vivon le monde.

Les nanotechnologies sont toutefois plus qu'une révolutio scientifique ; elles sont probablement une révolutio technoscientifique, car elles ne portent pas sur les propriétés de l matière, mais sur sa manipulation et sa transformation.

Ni le concept de science ni le concept de technologie ne peuven donc parfaitement décrire, de façon tout à fait révolutionnaire, le savoir-faire des nanotechnologies. Nordmann (2004) affirme que le nanosciences ne sont pas structurées à partir d'un sujet mais définie par rapport à un but. Elles ne visent pas les manifestations de la nature, les machines, ou les substances présentant de nouvelles propriétés. Leur efficacité épistémique n'est pas mesurée en fonction de leurs dispositifs ni des fonctions des matières. En fait, les nanosciences sont une tentative visant à explorer un territoire inhospitalier et à coloniser un monde nouveau, ou une région encore inexplorée du monde. Le succès épistémique est désormais une réalisation technique : la capacité d'agir dans des scénarios à l'échelle nanométrique, de voir, de déplacer des choses, de graver un mot dans une molécule. Cela signifie que la nanoscience n'est pas une « science » traditionnelle en soi, et qu'il n'y a aucune distinction entre son expression théorique et son intervention technique, ou entre la compréhension de la nature et sa transformation. C'est pourquoi, il serait désormais plus approprié que le débat soit axé sur les nanotechnosciences.

Ce scénario particulier de la révolution technoscientifique établit non seulement le développement scientifique et technologique des nanotechnologies, mais influence également le développement de réflexions morales sur les implications sociales et éthiques des nanotechnologies. La révolution technoscientifique engendrée par les nanotechnosciences est un mouvement scientifique post-académique plus large dans lequel la science, la technologie, la politique et l'économie ont des objectifs sociaux convergents. Ces relations permettent une meilleure intégration entre les réflexions éthiques et philosophiques et la pratique scientifique dans le contexte post-académique, en raison de leur caractère interdisciplinaire et de la pression politique et sociale croissante sur le processus de production des connaissances scientifiques.

Sotolongo (2006) a souligné deux questions éthiques importantes qui nécessitent une attention particulière, qui sont toutes les deux liées à l'état actuel de la science illustré par les nanosciences. D'abord, en raison de la grande capacité de l'homme à intervenir dans les phénomènes naturels et de sa capacité sans précédent à interagir avec la matière et l'énergie et à les manipuler, nos capacités physiques et intellectuelles peuvent être améliorées grâce à des systèmes autonomes et intégrés. Plus la science maîtrise les conditions environnementales, plus elle révèle son potentiel pouvoir de destruction. La deuxième question est l'étendue des connaissances acquises, ce qui rend impossible l'identification de toutes les utilisations possibles et les interactions pratiques des technologies résultantes. En ce qui concerne la complexité naturelle et sociale, on ne peut connaître, prédire ou manipuler toutes les implications pratiques ; au contraire, il y a une incertitude inhérente aux implications.

Bien que l'on puisse s'attendre à de nombreux résultats négatifs par rapport aux nanotechnologies, résultats négatifs qui ne se limitent pas à la menace immédiate de la nanotoxicité pour l'homme, il est préoccupant de constater que très peu d'études ont été réalisées sur les implications éthiques, environnementales, politiques et sociales des nanotechnologies. Même si l'on avait réfléchi sur leurs impacts potentiels avant que les nanotechnologies n'entrent dans la pratique scientifique, la croissance rapide de la recherche dans ses aspects techniques et scientifiques au cours des dernières années contraste avec le manque d'investissement et de production scientifique concernant ses aspects éthiques et sociaux. On constate en effet une distance croissante entre les connaissances techniques et scientifiques en expansion et les réflexions sociopolitiques et philosophiques nécessaires (Mnyusiwalla et al., 2003).

La convergence des efforts et des investissements dans les domaines techniques est clairement liée à la représentation sociale de la science : il s'agit du phénomène culturel dans lequel la science interprétative, qui cherche des significations, cède le terrain à la science empirique, qui cherche des lois et des règles (Franklin, 1995).

Face à l'innovation et à l'ampleur des défis soulevés par le débat éthique sur les nanotechnologies, il y a ceux qui proposent la nanoéthique, un sujet qui serait exclusivement consacré à l'analyse de ces défis. Cependant, des questions immédiates se posent quant à savoir si un domaine d'étude éthique consacré exclusivement aux nanotechnologies est vraiment nécessaire. Par conséquent, des comparaisons entre la bioéthique et la nanoéthique sont fréquemment faites. Les nanotechnologies n'exigent pas une approche éthique véritablement nouvelle, mais plutôt une approche différente et renouvelée par rapport au répertoire des approches précédentes. Donc, au lieu de déclarer que ces questions ont déjà été posées et qu'il n'y a rien de nouveau en nanotechnologies, on peut souligner que si les questions sont les mêmes qu'avant, c'est parce qu'elles n'ont pas encore trouvé de réponses. Il convient de poser à nouveau ces mêmes questions, car elles pourraient contribuer à élucider le phénomène (Khushf, 2007).

Les mêmes réponses et méthodes qui n'ont pas permis d'illustrer complètement le phénomène analysé sont donc superflues, mais pas la préoccupation éthique elle-même. Comme je l'ai déjà souligné, le développement des nanotechnologies jette un doute sur le fait que les évaluations de risques et d'autres analyses couramment utilisées suffiront de nos jours lorsqu'il s'agit d'évaluer les nanotechnologies. Bien que les approches éthiques traditionnelles puissent convenir à certains sujets, les nanotechnosciences ont des implications sociales et éthiques d'une ampleur telle qu'elles nécessitent le développement d'approches alternatives qui peuvent créer les conditions du développement des nanotechnologies (Meaney, 2006).

Par conséquent, que l'on se place du point de vue de la nanoéthique ou de celui d'autres disciplines, la discussion sur les implications éthiques des nanotechnologies révèle que les questions ne relèvent pas seulement des sciences sociales : les scientifiques commencent à remettre en cause leurs propres pratiques.

Malgré la manifestation de leur intérêt initial à réfléchir sur leurs pratiques, les discours des sciences naturelles et des sciences sociales ne sont pas les mêmes. Cela s'explique notamment par deux facteurs. D'abord, suite aux événements de la Seconde Guerre mondiale, les scientifiques sont devenus plus sensibles à leurs impacts technologiques. Cette sensibilité porte essentiellement sur l'impact des dispositifs, en accordant une attention particulière aux questions d'environnement et de santé. Un autre facteur qui distingue leurs discours est le lecteur différent des articles de sciences naturelles par rapport aux sciences sociales et humaines.

4. Quelques approches éthiques : une typologie

Le but du scénario qui a fixé le cadre des nanotechnologies est de montrer comment les concepts des nanotechnologies et les considérations morales correspondantes des différents acteurs, y compris les scientifiques, sont hétérogènes. L'approche proposée part donc de cet effort initial pour identifier les concepts, leurs origines et leurs effets (Kaiser, 2006).

Soucieux d'éviter le dualisme qui est si répandu aujourd'hui, Kaiser (2006) a suggéré que la stratégie pour éviter l'utopie ou la dystopie dans le débat est d'adopter une attitude d'observation, plutôt que de considérer l'éthique d'un point de vue participatif. Selon lui, il ne serait pas nécessaire de définir les nanotechnologies, compte tenu de leur caractère incertain et imprévisible, pour pouvoir en débattre. La stratégie proposée consisterait à prendre du recul par rapport au sujet et à observer le scénario dans lequel les acteurs élaborent leur perspectives et concepts des nanotechnologies, afin d'orienter l'analys éthique.

Grunwald (2005) soutient, par exemple, que le caractère innovan des nanotechnologies est surestimé et que l'analyse éthique devrait s concentrer sur les différentes représentations qui sous-tendent l discussion. Ce n'est pas l'échelle nanométrique et ses processus qui on des conséquences éthiques et sociales. La réflexion éthique devrai englober la science dans le cadre des relations humaines, avec leur images, leurs significations et leurs attentes.

En conséquence, pour comprendre les technologies afin d'élabore une approche éthique appropriée, il faut examiner en détail l'univers de conceptions, des images, des idées et des représentations de la nature et intégrer l'être humain dans la discussion (Ferrari, 2010). Cett perspective est liée à l'argument du philosophe Karl Popper, qui affirme que toute théorie scientifique est fondée sur un ensemble de valeurs e de visions du monde. D'une manière générale, ces visions du mond constituent ce qu'il appelle un programme de recherche métaphysique Elles ne sont pas empiriquement testables et ne sont pas falsifiables, e ne constituent pas des connaissances proprement scientifiques, mais elles définissent quels problèmes, méthodes de recherche et solutions sont considérés comme scientifiques (Popper, 2009).

Dupuy (2006) affirme que dans le domaine des nanotechnologies, comme dans d'autres technologies de convergence, le programme de recherche métaphysique se caractérise par un manque de distinction entre le savoir et la pratique. Cette similitude, qui semble atteindre son apogée en nanotechnologies, est clairement illustrée par les instruments qui la rendent techniquement possible.

En 1981, on a mis au point le microscope à effet tunnel[8]. Grâce à une pointe très fine et à un biais de tension, il a permis d'analyser les

[8] En 1981, le microscope à effet tunnel a été inventé par le chercheur suisse Heinrich Rohrer (1933-2013) et son collègue allemand Gerd Binnig. Ce microscope est composé d'une pointe mobile très fine, appelée « palpeur » qui permet de balayer (scanner) la surface d'un objet. La hauteur de cette pointe est réglée par un ordinateur pour maintenir un courant constant. En mesurant cette hauteur, on arrive à reconstituer la surface étudiée. Le microscope à effet tunnel (*scanning tunneling microscope*, STM) repose sur un phénomène quantique, « l'effet tunnel », d'où son nom, qui désigne la propriété d'un objet quantique de franchir une barrière de potentiel même si son énergie est inférieure à l'énergie nécessaire pour franchir cette barrière. Cette invention valut aux deux scientifiques le prix Nobel de physique en 1986 [Le traducteur].

dimensions et les dispositions atomiques, et on a découvert plus tard que ce même instrument, avec une légère modification, était capable de manipuler et de repositionner les atomes avec une grande précision (Cao, 2006).

Dupuy (2006) soutient que le programme de recherche métaphysique va au-delà de cette métaphore explicative du microscope. Les nanotechnologies rendraient possible l'ingénierie de l'évolution, permettant à l'homme d'être le concepteur dans la production de la vie. Selon Dupuy, un projet d'une telle ampleur ne pouvait être analysé à l'aide de doctrines éthiques préétablies. Un nouveau défi éthique exige un exercice méticuleux de dévoilement des conceptions, des idées et des images sur lesquelles repose la théorie scientifique, pour procéder ensuite à une analyse critique ou à un jugement normatif du progrès technologique.

À la question « Qu'est-ce que la science ? », nous avons apporté différentes réponses, mais toutes s'inscrivent toujours dans un certain contexte. Les différentes formes d'interprétation de cette question donnent naissance à au moins deux images différentes de la science.

En examinant les différentes représentations de la science, Olivé (2006) affirme que « l'image scientifique » et « l'image philosophique » de la science découlent toutes les deux de la question « Qu'est-ce que la science ? ». Alors que l' « image scientifique » est généralement la manière dont les scientifiques décrivent leurs propres activités, l' « image philosophique » cherche à caractériser la production scientifique dans les contextes donnés.

L'image scientifique consiste à décrire les faits scientifiques et à préciser les règles régissant les modèles, sans tenir compte de la critique sociale de son propre processus de construction des connaissances (Franklin, 1995). L'image philosophique étudie l'histoire, la sociologie et la philosophie de la science, et relie les activités scientifiques aux pratiques et aux institutions sociales, aux conditions du développement de la science et aux interactions entre la société et la science (Olivé, 2006).

Ce n'est donc pas précisément la dimension des nanoparticules qui est importante pour les études et les débats qui en résultent sur les interactions entre la technologie et la société. L'analyse dépend des points de vue des différents acteurs sur les nanotechnologies. Ce qui importe, c'est la transformation après l'intervention humaine, et non la dimension nanométrique en soi, étant donné qu'une telle dimension se trouve dans la nature indépendamment de l'intervention des dispositifs humains. Il convient de souligner, toutefois, qu'aucune valeur morale intrinsèque ne découle de l'intervention humaine. Qu'un composé de carbone soit nanostructuré ou non ne le rend pas éthiquement supérieur à un autre. C'est dans les relations entre les hommes, dans la société, et dans le milieu naturel, que les produits et leurs utilisations se révéleront plus ou moins convenables.

Certaines implications éthiques semblent donc être clairement démontrées, comme dans l'exemple d'un composé toxique ou polluant. D'autres défis éthiques ne deviennent évidents qu'au sein d'interactions sociales complexes, telles que les répercussions sur l'économie mondiale et les inégalités sociales résultant de l'introduction et de l'appropriation des nanotechnologies par le marché.

En supposant que l'approche éthique des nanotechnologies parte de l'imprévisibilité paradigmatique de ce phénomène technique et scientifique, un examen schématique des questions possibles est présenté ici. Les dilemmes résultant de l'interaction entre un nouveau paradigme scientifique et la dynamique sociale globale complexe, ainsi que l'image des nanosciences sur laquelle repose la perspective éthique, produisent un schème de classification des implications des nanotechnologies qui comporte deux catégories : autogène (interne) et hétérogène (externe) (Pyrrho, 2008).

4.1 Les implications éthiques autogènes

Les nanotechnologies sont des technologies typiquement évolutives, c'est-à-dire que, comme de nombreuses technologies de convergence, elles affinent et améliorent les outils et les matériaux qui seront utilisés dans d'autres domaines. Elles modifient non seulement les composants et les dispositifs existants, mais en développent également de nouveaux. C'est l'aspect le plus étroitement lié aux conséquences scientifiquement observables, qui ont parfois des implications considérables. Bien que les nanoparticules ne soient pas des inventions d'aujourd'hui, la capacité de les structurer systématiquement pour l'exploitation industrielle de leurs propriétés est certainement nouvelle. Les produits ainsi développés pour le sport, la nutrition, l'automobile, la cosmétique, l'information technologique, et bien d'autres fins, sont désormais disponibles sur le marché. Cette production à l'échelle industrielle est essentielle car elle peut causer des dommages considérables à l'environnement, aux travailleurs et aux populations nombreuses avides de produits technologiques.

Le manque partiel de connaissances sur les propriétés des matériaux va de pair avec le retard dans lequel se trouvent les organismes réglementaires nationaux et internationaux : les réglementations prennent en compte la composition chimique des composants, mais pas leur structure. Il est possible, par exemple, qu'un nouveau composant nanostructuré arrive sur le marché pharmaceutique sans subir de nouveaux tests de toxicité, même si les réactions de l'organisme peuvent être complètement différentes.

De tels développements sont généralement accompagnés d'arguments biaisés caractérisés par l'hypothèse selon laquelle l'application des nanotechnologies est inévitable, une fascination pour sa mise en œuvre, et une réduction du débat éthique à l'analyse des risques toxicologiques et environnementaux. Le point de vue de ceux qui avancent de tels arguments est que les avantages de la recherche sont généralement tirés plus ou moins automatiquement, que tous les effets négatifs peuvent être attribués à des erreurs commises par d'autres, et qu'il est impossible de prédire comment la technologie sera utilisée une fois qu'elle aura été développée (Ferrari, 2010). Cette vision attribue clairement la neutralité morale à la science. Les risques et les effets négatifs sont extérieurs à l'activité scientifique, celle-ci ne peut donc en être responsable. Cette vue crée également une perspective commune dans le discours bioéthique – la recherche de solutions techniques aux problèmes moraux.

Selon Schummer (2004), les scientifiques distinguent trois interprétations différentes des « implications sociales et éthiques des nanotechnologies ». Les chercheurs en informatique associent ces implications à de profonds changements de la société, dans lesquels tout est possible avec la programmation de logiciels. Les chercheurs en sciences naturelles semblent maintenir une position plus modeste, mais toujours visionnaire, sur les révolutions industrielles et d'autres changements profonds, comme dans les pratiques biomédicales liées aux nanotechnologies. Parallèlement, les toxicologues et les écologistes estiment que les implications éthiques et sociales représentent des risques pour la santé et pour l'environnement.

Malgré l'ignorance commune concernant les nanotechnologies et leurs risques, l'image scientifique semble aboutir à une perspective positive sur les impacts des nanotechnologies. Dans une autre étude, fondée sur des entretiens avec des chercheurs, de nombreuses personnes interrogées ont souligné la difficulté d'analyser les risques en raison du manque de recherche et de connaissances sur les aspects importants des nanomatières. Elles ont souligné les difficultés de prévoir le comportement des particules dans certains environnements, le peu d'investissements dans les analyses des risques, et l'incertitude quant aux méthodes actuelles d'analyse des risques concernant les nanoparticules. Ils ont décrit la nanoscience comme la science qui traverse une période de latence entre l'introduction des technologies et l'évaluation des effets indésirables. Cependant, elles considéraient toujours que les nanotechnologies sont positives pour la société (Petersen & Anderson, 2007).

On n'a pas souligné les implications éthiques autogènes, car on pense qu'elles sont inhérentes aux nanotechnologies. Une telle vue pourrait, à tort, accorder une valeur aux applications de cette technologie. Les implications sont considérées comme autogènes, car elles sont associées à un effet causal. Ce sont des implications conçues dans un cadre technique. Elles résultent généralement de l'application de telles approches, sans analyse complexe d'interférences d'autres facteurs. Ce sont les effets qu'on invoque le plus souvent dans les débats, car ils sont proches du modèle éthique dominant de la science, qui se limite généralement à l'évaluation de l'impact des produits et des dispositifs sur l'environnement et la santé. Toutefois, au moment où une telle utilisation semble présenter des risques plus mesurables et plus analysables, il convient de s'assurer que la même technologie qui les rend possibles soit en mesure de fournir des instruments suffisamment précis pour évaluer les éventuelles défaillances et proposer des solutions (Pyrrho, 2008).

4.2 Les implications éthiques hétérogènes

Le terme « hétérogène » fait référence au fait que les études sur les dispositifs nanotechnologiques et leurs implications sont conçues à travers différentes « images » de la science. Alors que les dispositifs résultent de l' « image scientifique », l'interprétation sociale de leur utilisation se rapporte à un point de vue « métascientifique » sur les nanotechnologies.

Les éventuelles répercussions de l'utilisation des nanotechnologies qui sont traitées ici découlent des interactions des différents aspects culturels, sociaux, économiques, environnementaux et politiques. Elles sont hétérogènes car elles résultent d'interactions complexes et non d'évaluations effectuées par la science elle-même. Elles nécessitent une évaluation éthique qui diffère de la recherche de relations de cause à effet et d'analyses de risques qui s'enchaînent (Pyrrho, 2008).

Les attentes de solutions techniques aux problèmes sociaux, telles que la perspective que certaines des principales applications des nanotechnologies puissent faciliter la réalisation des objectifs de développement des Nations unies par la production d'énergie et l'augmentation de la productivité agricole (Salamanca-Buentello et al., 2005), ont soulevé des questions environnementales, politiques, économiques et de santé publique qui, en raison de leurs implications mutuelles, suscitent un débat qui ne comporte pas des solutions simples.

La compréhension assez répandue est que les nanotechnologies représentent une révolution technologique qui pose de nouveaux défis à la conception traditionnelle de la science et de l'acquisition de la connaissance ; son caractère intrinsèquement imprévisible sert à remettre en question le rôle de la science dans la recherche de la vérité. Les nouvelles facettes acquises par la science sont fortement influencées par l'avidité du marché pour la technologie. Ce processus par lequel la science se transforme en technoscience est suivi par des reconfigurations du pouvoir économique, et donc également du pouvoir politique. Cette politisation de la science, et particulièrement des nanotechnologies, qui représente la convergence de la science, de la technologie, de la politique et de l'économie à des fins sociales et gouvernementales, offre la possibilité d'une meilleure intégration des réflexions éthiques et philosophiques avec le développement scientifique et technologique (Jotterand, 2006).

Ce type d'analyse met l'accent sur les nanotechnologies en tant que système sociotechnique et souligne les valeurs culturelles insufflées dans les technologies. Les spécialistes des sciences sociales et les consultants en éthique qui se consacrent à l'étude des nanotechnologies peuvent donc influencer les nanotechnologies, en s'associant avec d'autres acteurs. En conséquence, lorsque l'on interprète les nanotechnologies comme une technologie émergente, il est important d'aborder les systèmes/réseaux de personnes et de choses. Alors que la technologie n'est pas encore totalement développée, on assiste à la répartition du pouvoir et de l'autorité, à la contestation et à la consolidation des significations et l'établissement des pratiques sociales impliquant des droits et des responsabilités. Ces arrangements sociaux sont un sujet qui devrait faire l'objet d'un examen à la lumière de l'éthique, en utilisant les concepts, le langage, les principes, les normes et les théories de l'éthique (Johnson, 2007).

L’image philosophique des nanotechnologies comporte une critique prédominante du prétendu engouement pour les nanotechnologies et du débat dualiste et réductionniste auquel elle a conduit. Les visions dystopiques et utopiques provoquent souvent des réactions extrêmes : les premières produisent souvent un rejet généralisé, tandis que les secondes conduisent souvent à une profonde déception par rapport à l'écart entre les attentes et la réalité, comme dans le cas des organismes génétiquement modifiés. Il est tout à fait probable que l'engagement social se fasse d’une manière efficace et non comme une façon d'éviter le refus du public.

Bien que certaines implications éthiques hétérogènes, telles que le contrôle social, la propriété intellectuelle, l'économie de la connaissance et la (l’in) justice sociale, n'aient pas attiré l'attention des médias ou du public de la même façon que les cyborgs[9] cinématographiques et les panacées promises, les implications qui sont souvent oubliées sont celles qui représentent les aspects les plus tangibles et les plus importants d’une analyse de l’éthique en matière de nanotechnologies.

Tout en reconnaissant la possibilité de problèmes de classification, les catégories proposées ici peuvent mettre en évidence les possibilités d'évaluation des risques résultant des nanotechnologies et des interdépendances complexes qui leur sont socialement liées. Les catégories désignent la dynamique sociale comme le lieu où les différentes réflexions éthiques et les débats publics sont de plus en plus nécessaires.

5. Conclusion

Le caractère difficile des nanotechnologies est illustré par leur nature interdisciplinaire et l'impossibilité de vérifier toutes leurs applications et implications. Même les fondements théoriques des nanosciences reposent eux-mêmes sur leurs aspects innovants. L'impossibilité d'acquérir cette connaissance globale des nanotechnologies, et

[9] Cyborg est un mot d’origine anglaise, il est l’abréviation de « *cybernetic organism* », qu’on peut traduire par « organisme cybernétique » ; il désigne un être humain fictif dont les capacités physiques dépassent les limites humaines normales, grâce à l’intégration d’éléments technologiques dans son corps. Ce terme a été inventé en 1960 par les chercheurs Manfred Clynes, né en 1925, et Nathan S. Kline (1916-1983) [Le traducteur].

l'imprévisibilité inhérente aux propriétés qu'elles étudient, sont à l'origine non seulement de l'émergence de nouveaux enjeux éthiques, mais aussi de la nécessité d'une approche diversifiée.

Il est clair qu'il peut y avoir une distinction entre l'éthique traditionnelle, qui cherche des réponses aux questions déjà posées, et une conception qui entame des réflexions éthiques sur les éventuelles implications morales de l'application de cette nouvelle technologie. Cette différence, conjuguée à une compréhension de la complexité de la réalité, traduit la nécessité d'un type d'analyse innovante. Ainsi, pour débattre et finalement trouver des réponses morales concernant les nanotechnologies, il est nécessaire d'avoir une perspective ayant une base suffisamment dynamique qui ne se limite pas à une éthique strictement codifiée.

L'approche nécessaire à l'analyse d'une technologie émergente est celle qui tient compte non seulement de la complexité de la réalité dans son ensemble, mais aussi des questions morales spécifiques à un contexte socio-culturel donné. Les valeurs éthiques requises ne sont donc plus celles qui sont épistémologiquement fondées sur des principes qui manquent à la fois d'une base théorique suffisamment solide et d'une applicabilité à des contextes complexes. Elles ne doivent pas reposer sur des connaissances scientifiques segmentées accumulées, mais sur des connaissances (des faits) qui tiennent compte de la complexité. De là, il est peut-être possible de générer des règles applicables à un dialogue moral caractérisé par la tolérance envers les différences, [règles] qui permettent peut-être la formulation de décisions dans différentes situations socio-économiques et culturelles.

Loin d'attribuer des valeurs morales intrinsèques, en proposant une distinction entre les implications autogènes et hétérogènes pour l'élaboration d'une approche éthique des nanotechnologies, qui tienne compte de la faillibilité qui caractérise toutes les classifications, mon attention est de distinguer ces perspectives des interactions abordées selon cette approche.

Les processus de recherche, de production et d'application des nanotechnologies sont abordés comme des thèmes autogènes. Les réflexions éthiques impliquant une analyse des risques, qui n'est pas toujours possible, exigent une double capacité : l'amélioration technique, avec la mise au point de dispositifs adéquats pour ces évaluations, et aussi la recherche de nouvelles questions éthiques qui soient durables, même si les connaissances ne sont pas acquises de façon immédiate.

Les questions hétérogènes, qui traitent les interactions complexes entre la société, la technologie, l'environnement, la politique et l'économie, dans le débat encore balbutiant sur l'éthique des nanotechnologies, sont celles qui ont reçu le moins d'attention, même si une lecture sobre et attentive montre qu'elles sont extrêmement pertinentes et plausibles.

À la lumière de l'engouement qui stimule la course entre les laboratoires pour caractériser leur recherche par le préfixe « nano » et entre les pays pour occuper la première place dans la production des nanotechnologies de pointe, les acteurs politiques oscillent entre le non-respect des questions éthiques et la réclamation d'un moratoire définitif sur la recherche. Face à ce scénario, la réflexion éthique au sujet des nanotechnologies doit être exempte de toute réaction excessive et immédiate. L'approche adoptée à l'égard des technologies émergentes, comme dans le cas des nanotechnologies, devrait être sobre, critique et dialectique. Une diversité de perspectives et d'intérêts devrait être envisagée lorsque l'on cherche des réponses aux défis éthiques imposés par les nanotechnologies dans le contexte moderne complexe.

6. Remerciements

Ce travail n'aurait pas été possible sans les services de la Bibliothèque centrale de l'Université de Brasilia. Mes remerciements s'adressent également au Dr. Gabriele Cornelli pour son soutien désintéressé et indéfectible.

7. Références

Cao, G. (2006). *Nanostructures & Nanomaterials: Synthesis, Properties & Applications*, Imperial College Press, ISBN 978-981-4322-50-8, London, United Kingdom.

Drexler, E.K. (2004). Nanotechnology: From Feynman to Funding. *Bulletin of Science, Technology & Society*, Vol. 24, No. 1, (February 2004), pp. 21-27, ISSN 0270-4676.

Dupuy, J-P. & Grinbaum, A. (2004). Living with Uncertainty: Toward the Ongoing Normative Assessment of Nanotechnology. *Techné*, Vol. 8, No. 2, (December – March 2004), pp. 4–25, ISSN 1091-9264.

Dupuy, J-P. (2006). Les Défis Éthiques des Nanotechnologies. *Science & Devenir de l'Homme : Les Cahiers du MURS*, No. 47, (January-March 2006), pp. 53-67, ISSN 1950-4527.

Ferrari, A. (2010). Developments in the Debate on Nanoethics: Traditional Approaches and the Need for New Kinds of Analysis. *Nanoethics*, Vol. 4, No. 1, (April 2010), pp. 27-52, ISSN 1871-4757.

Feynman, R.P. (1961). There's Plenty of Room at the Bottom. In: *Miniaturization*, Gilbert, H.D., pp. 282-296, Reinhold Publishing Corporation, ISBN 978-027-8919-12-9, New York, United States of America.

Franklin, S. (1995). Science as Culture, Culture of Science. *Annual Review of Anthropology*, Vol. 24, (October 1995), pp. 163-84, ISSN 0084-6570.

Freitas, R.A. (2005). What is Nanomedicine? *Nanomedicine, Nanotechnology, Biology and Medicine*, Vol. 1, No. 1, (March 2005), pp. 2-9, ISSN 1549-9634.

Garrafa, V. (2006). Multi-inter-transdisciplinaridade, complexidade e totalidade concreta em Bioética. In: *Bases Conceituais da Bioética: Enfoque Latino-Americano*, Garrafa, V.; Kottow, M. & Saada, A., pp. 73-85, Gaia, ISBN 85-7555-077-2, São Paulo, Brazil.

Grunwald, A. (2005). Nanotechnology — a New Field of Ethical Enquiry? *Science and Engineering Ethics*, Vol. 11, No. 2, (April 2005), pp. 187–201, ISSN 1353-3452.

Invernizzi, N. (2008). Visions of brazilian scientists on nanosciences and nanotechnologies. *Nanoethics*, Vol. 2, No. 2, (August 2008), pp. 133-148, ISSN 1871-4757.

Johnson, D.G. (2007). Ethics and Technology 'in the Making': an Essay on the Challenge of anoethics. *NanoEthics*, Vol. 1, No. 1, (March 2007), pp. 21-30, ISSN 1871-4757.

Jotterand, F. (2005). *Nanotechnology, Bioethics and the Techno-Scientific Revolution: Philosophical and Ethical Assessment of Nanotechnology and Its Applications in Medicine* [PhD Thesis], Rice University, Houston, United States of America.

Jotterand, F. (2006). The Politicization of Science and Technology: Its Implications for Nanotechnology. *Journal of Law, Medicine and Ethics*, Vol. 34, No. 4, (December – March 2006), pp. 658-666, ISSN 1748-720x.

Kaiser, M. (2006). Drawing the Boundaries of Nanoscience: Rationalizing the Concerns? *Journal of Law, Medicine and Ethics*, Vol. 34, No. 4, (December – March 2006), pp. 667-674, ISSN 1748-720x.

Kearnes, M. & Macnaghten, P. (2006). "Re-imagining Nanotechnology". *Science as Culture*, Vol. 15, No. 4, (December 2006), pp. 279- 290, ISSN 1470-1189.

Khushf, G. (2007). Open Questions in the Ethics of Convergence. *Journal of Medicine and Philosophy*, Vol. 32, No. 3, (June 2007), pp. 299 – 310, ISSN 1744-5019.

Kuhn, T.S. (1962). *The Structure of Scientific Revolutions*, University of Chicago Press, ISBN 978-022-645-808-3, Chicago, United States of America.

Macnaghten, P. (2010). Researching Technoscientific Concerns in the Making: Narrative Structures, Public Responses, and Emerging Nanotechnologies. *Environment and Planning A*, Vol. 42, No. 1, (January 2010), pp. 23- 37, ISSN 1472-3409.

Meaney, M.E. (2006). Lessons from the Sustainability Movement – Toward an Integrative Decision-Making. *The Journal of Law, Medicine & Ethics*, Vol. 34, No. 4, (December – March 2006), pp. 682-688, ISSN 1748-720x.

Medeiros, E.S.; Paterno, L.G. & Mattoso, L.H.C. (2006). Nanotecnologia. In: *Nanotecnologia: Introdução, Preparação e Caracterização de Nanomateriais e Exemplos de Aplicação*, Durán, N.; Mattoso, L.H.C. & Morais, P.C., pp.14-29, Artliber, ISBN 978-858-8098- 336, São Paulo, Brazil.

Mehta, M. (2002). Nanoscience and Nanotechnology: Assessing the Nature of Innovation in these Fields. *Bulletin of science, technology & Society*, Vol. 22, No. 4, (August 2002), pp. pp. 269-273, ISSN 0270-4676.

Mnyusiwalla, A.; Daar, A.S. & Singer, P.A. (2003). 'Mind the Gap': Science and Ethics in Nanotechnology. *Nanotechnology*, Vol. 14, No. 3, (March 2003), pp. R9-R13, ISSN 1361-6528.

Morin, E. (1988). Le Défi de la Complexité. *Revue Chimères*, No. 5-6, pp. 79-94, ISSN 0986- 6035.

Iorin, E. (2008). Blind Intelligence. In: *On Complexity*, Morin, E., pp. 1-5, Hampton Press, ISBN 978-157-2738-010, New Jersey, United States of America.

ational Science Foundation (NSF). (2000). Nanotechnology Definition, In: *National Science Foundation*, March 30, 2010, Avaiable from: <http://www.nsf.gov/crssprgm/nano/reports/omb_nifty50.jsp>

Iordmann, A. (2004). Molecular Disjunctions: Staking Claims at the Nanoscale. In: *Discovering the Nanoscale*, Baird, D.; Nordmann, A. & Schummer, J. (Eds.), pp. 51-55, IOS Press, ISBN 978-158-6034-672, Amsterdam, Netherlands.

)livé, L. (2006). *El Bien, el Mal y la Razón: Facetas de la Ciencia y de la Tecnologia,* Paidós, ISBN 978-968-8534-533, Mexico City, Mexico.

'etersen, A. & Anderson, A. (2007). A Question of Balance or Blind Faith? Scientists and Science Policymakers Representations of the Benefits and Risks of anotechnologies. *NanoEthics*, Vol. 1, No. 3, (December 2007), pp. 243-256, ISSN 1871-4757.

'opper, K. (2009). Darwinism as a Metaphysical Research Programme. In: *Philosophy After Darwin: Classic and Contemporary Readings*, Ruse, M., pp. 167-174, Princeton University Press, ISBN 978-0691135540, Princeton, United States of America.

'yrrho, M. (2008). Nanociência e Bioética: Novas Abordagens Éticas para Novos Paradigmas Científicos. *Revista Brasileira de Bioética*, Vol. 4, No. 3-4, (October – December 2008), pp. 222-235, ISSN 1808-6020.

Ratner, M. & Ratner, D. (2003). *Nanotechnology: a Gentle Introduction to the Next Big Idea*, Prentice Hall, ISBN 978-013-1014-008, New Jersey, United States of America.

Rip, A. (2006). Folk Theories of Nanotechnologists. *Science as Culture*, Vol. 15, No. 4, (December 2006), pp. 349- 365, ISSN 1470-1189.

Sahoo, S.K.; Parveen, S. & Panda, J.J. (2007). The Present and the Future of Nanotechnology in Human Health Care. *Nanomedicine, Nanotechnology, Biology and Medicine*, Vol. 3, No. 1, (March 2007), pp. 20-31, ISSN 1549-9634.

Salamanca-Buentello, F.; Persad, D.L.; Court, E.B.; Martin, D.K Daar, A.S. & Singer, P.A. (2005). Nanotechnology and tl Developing World. *Plos Medicine*, Vol. 2, No. 5, (Ma 2005), pp. 383-386, ISSN 1549-1676.

Salvarezza, R.C. (2003). Why is Nanotechnology Important fo Developing Countries? *Proceedings of the Third Session o the World Commission on the Ethics of Scientif Knowledge and Technology*, Rio de Janeiro, Brazi December 2003, pp. 134-36, Avaible from: <http://unesdoc.unesco.org/images/0013/001343/134391e pdf>

Savadori, L.; Savio, S.; Nicotra, E.; Rumiati, R.; Finucane, M. & Slovi P. (2004). Expert and Public Perception of Risk fror Biotechnology. *Risk Analysis*, Vol. 24, No. 5, (Octobe 2004), pp. 1289-1299, ISSN 1573-9147.

Schnaiberg, A. (2006). Contradições nos Futuros Impacto Socioambientais Oriundos da Nanotecnologia. Ir *Nanotecnologia, Sociedade e Meio-ambiente*, Martins P.R.(org.), pp. 79-86, Xamã, ISBN 85-7587-056-4 , Sã Paulo, Brazil.

Schummer, J (2004). "Societal and Ethical Implications o Nanotechnology": Meanings, Interest Groups, and Socia Dynamics. *Techné*, Vol. 8, No. 2, (December – March 2004), pp. 56-87, ISSN 1091-9264.

Schummer, J. (2007). Identifying Ethical Issues of Nanotechnologies In: *Nanotechnologies, Ethics and Politics*, Ten Have H.A.M.J. (ed.), pp. 79–98, UNESCO Publishing, ISBN 978-923-1040-511, Paris, France.

Shrader-Frechette, K. (2007). Nanotoxicology and Ethical Condition for Informed Consent. *Nanoethics*, Vol. 1, No. 1, (March 2007), pp. 47-56, ISSN 1871-4757

Slovic, P. (1987). Perception of Risk. *Science,* Vol. 236, No. 4799 (April 1987), pp. 280-286, ISSN 1095-9203.

Sotolongo, P.L. (2006). O Tema da Complexidade no Contexto da Bioética. In: *Bases Conceituais da Bioética: Enfoque Latino-Americano*, Garrafa, V.; Kottow, M. & Saada, A., pp. 93-113, Gaia, ISBN 85-7555-077-2, São Paulo, Brazil.

Stirling, A. (2007) *Risk,* Precaution and Science: Towards a More Constructive Policy. *EMBO Reports*, Vol. 8, No. 4, (April 2007), pp. 309–315, ISSN 1469-3178.

ʋierstra, T. & Rip, A. (2007). Nano-Ethics as NEST-Ethics: Patterns of Moral Argumentation about New and Emerging Science and Technology. *NanoEthics*, Vol. 1, No. 1, (March 2007), pp. 3-20, ISSN 1871-4757.

ıctoriano, J.M.R. (2006). Intersecções entre Sociologia e Ecologia: a Pesquisa como Fenômeno Social Total a partir da Perspectiva Crítica de Jesús Ibáñez. In: *Nanotecnologia, Sociedade e Meio-ambiente*, Martins, P.R.(org.), pp. 87-109, Xamã, ISBN 85-7587-056-4 , São Paulo, Brazil.

'agner, V.; Dullaart, A.; Bock, A-K. & Zweck, A. (2006). The Emerging Nanomedicine Landscape. *Nature Biotechnology*, Vol. 24, No. 10 (October 2006), pp.1211-1217, ISSN 1546-1696.

Chapitre IX.
L'éthique spéculative : une initiative valable ou un cul-de-sac tragique ?

Michael King, Maja Whitaker et Gareth Jones
Centre de bioéthique et Département d'anatomie, Université d'Otago Nouvelle-Zélande

1. Introduction

L'enthousiasme suscité par les progrès scientifiques majeurs conduit presque inévitablement à d'intenses spéculations sur les utilisations qui en seront faites. Dans la mesure où certaines d'entre elles seront accompagnées de défis éthiques, il convient que les bioéthiciens explorent leurs implications éthiques potentielles. Si les aspects éthiques de tels progrès scientifiques pouvaient être définis et analysés à l'avance, ce serait une contribution précieuse à tout débat public qui pourrait en résulter. Cependant, les spéculations vont de celles qui pourraient se concrétiser dans un proche avenir et représenteraient un changement progressif des pratiques actuelles, à celles qui sont beaucoup moins susceptibles de se réaliser et d'entraîner de grands changements de paradigmes. Le défi pour les bioéthiciens est de savoir s'ils devraient consacrer leur attention à de telles possibilités spéculatives extrêmes, ou à des spéculations plus circonscrites, ou même s'il est en effet préférable de mettre l'accent sur les problèmes existants plutôt que sur ceux qui sont simplement possibles.

Un exemple de spéculation plus circonscrite est fourni par une autorité scientifique aussi éminente que Francis Collins dans sa conférence Shattuck de 1999, où il a spéculé sur les conséquences médicales et sociétales du projet du génome humain en 2010, onze ans à peine dans le futur. Il a décrit cela comme une rencontre clinique hypothétique dans laquelle un jeune de 23 ans subit une batterie de tests génétiques. En effet, Collins a formulé l'hypothèse que le domaine de la pharmacogénétique aurait été développé, en 2010, à tel point qu'un traitement prophylactique fondé sur des données génétiques personnelles pourrait être prescrit pour réduire le taux de cholestérol et le risque de maladie coronarienne (Collins, 1999). En jetant un regard rétrospectif sur l'année 2010, nous pouvons constater que ces objectifs n'ont pas encore été atteints au niveau supposé par Collins. La question est donc de savoir si la recherche en bioéthique sur les perspectives offertes par la médecine génomique a été affaiblie par cet optimisme excessif.

Fait intéressant, Holtzman et Marteau (2000) ont soutenu, en même temps, que la nouvelle génétique ne révolutionnerait pas la façon dont les maladies courantes sont identifiées ou prévenues. En voulant que les gens dépassent la frénésie de la génétique, ils ont souligné l'importance des problèmes existants, tels que les structures sociales, le mode de vie et l'environnement, pour un grand nombre de maladies. Ils se sont également interrogés sur le degré d'intérêt porté aux tests génétiques que l'on subit, et même plus sur les choix de vie appropriés que l'on fait. Ce sont aussi des considérations qui interpellent les bioéthiciens.

Il est donc évident que même une spéculation relativement ciblée comporte certains problèmes. Qu'en est-il d'une spéculation plus exploratoire et agressive ? Garreau (2005) considère que nous sommes à un tournant de l'histoire, puisque nos technologies sont désormais capables de modifier nos esprits, nos mémoires, nos métabolismes, nos personnalités et notre progéniture, et des conjectures similaires inspirent la « biologie de libération » de Bailey (2005). De telles perspectives ont conduit des spécialistes sérieux à déployer des efforts considérables pour contrecarrer ce qu'ils considèrent comme une dérive dangereuse vers l'auto-modification humaine, la perfectibilité génétique et les aspirations eugéniques (Habermas, 2003). Le résultat final de ces technologies biomédicales, affirme-t-on, est l'émergence de personnes programmées, caractérisées par le manque de responsabilité morale, puisqu'elles ne sont plus les auteurs d'elles-mêmes. Ces préoccupations émanent directement du fait de prendre au sérieux des visions futuristes hautement spéculatives des exploits médicaux et de les confondre souvent avec la réalité actuelle.

La question que nous abordons ici est de savoir si les bioéthiciens devraient consacrer du temps et des efforts à ce genre de possibilités spéculatives. Dans ce chapitre, nous décrivons et analysons certains domaines de l'éthique appliquée (en particulier la bioéthique) où la spéculation se montre très audacieuse, comme la nanotechnologie, la technologie génétique, la médecine régénératrice et la cryonie. Le domaine le plus spéculatif de tous est peut-être la cryonie, qui s'appuie sur ces autres domaines pour réaliser sa vision. En raison de ces qualités, la cryonie sera examinée plus en profondeur en tant qu'étude de cas en éthique spéculative.

Les technologies qui sous-tendent ces domaines nécessitent une tention et une analyse éthiques ; elles offrent de nouvelles capacités à ux qui cherchent à les utiliser, et la réflexion éthique permet de définir nature et l'étendue de l'utilisation responsable qu'on peut en faire. Il eut y avoir des cas où cela conduit à une interdiction de l'utilisation une technologie particulière, comme ce fut le cas du génie génétique. n outre, une nouvelle technologie peut avoir des conséquences nprévues qu'un examen éthique peut aider à révéler et à évaluer.

Pour évaluer les technologies nouvelles et émergentes, l'un des roblèmes majeurs consiste à comprendre la nature des technologies et manière dont elles pourraient être développées à l'avenir. Ceci, omme nous l'avons vu, est un chemin entouré d'incertitudes, mais les omprendre autant que possible est essentiel pour leur évaluation norale. En effet, les jugements qui reposent sur de fausses croyances oncernant les nouvelles technologies peuvent avoir des conséquences ernicieuses sur l'utilisation de ces technologies et sur la crédibilité de éthique appliquée. À mesure que la spéculation devient plus radicale t que notre incertitude dans la prédiction augmente, le statut pistémique de l'éthique appliquée devient moins sûr et sa valeur est lus discutable. Pour explorer ces questions, nous abordons les rguments pour et contre le rôle de la spéculation dans l'analyse éthique e la technologie, et nous proposons certaines limites à l'engagement thique dans les questions spéculatives. D'abord, nous examinerons ertains domaines de la science et de la technologie, en mettant l'accent ur le rôle que la spéculation a joué dans leur développement.

2. La médecine génomique

La génétique a toujours joué un certain rôle dans les soins de santé nodernes, mais on pensait en 2003 que le décryptage du génome humain fournirait une compréhension inédite des fonctions et des nteractions de l'ensemble du génome, produisant une révolution dans le domaine des soins de santé sous le nom de médecine génomique (Guttmacher et Collins, 2002). On espérait qu'une meilleure connaissance du génome humain transformerait particulièrement le traitement des troubles multifactoriels, tels que le cancer du sein et le cancer colorectal, ainsi que les maladies d'Alzheimer et de Parkinson, où le risque héréditaire a depuis longtemps été supposé, mais peu compris. La génomique devrait découvrir les mécanismes des maladies complexes, y compris l'asthme, l'hypertension et le diabète. D saynètes ont été fréquemment proposées, représentant un patient visite chez un médecin, qui ordonnerait des tests génétiques qui révèle certaines prédispositions génétiques, permettant au médecin d'élabor une approche personnalisée de soins, assurant une prévention, diagnostic et un traitement optimisés. Il ne fait aucun doute que c affirmations confiantes en la médecine génomique ont été avancées bonne foi. Cependant, il s'agissait d'une foi en une vision tr réductrice et déterministe de la génétique, et en la capacité d scientifiques biomédicaux et de leurs collègues cliniciens à traduire promesse espérée de la science génétique en réalité clinique. Le foss entre la génomique et la médecine personnalisée s'est révélé beaucou plus grand que prévu, donnant lieu à un optimisme exagéré (Guttmach & Collins, 2002 ; van Ommen et al., 1999) qui, comme nous l'avor indiqué, a entraîné ce qui semble aujourd'hui avoir été des échéanc tout à fait irréalistes (Collins, 1999).

Il s'est avéré que, même si les marqueurs de la variation humain (polymorphismes mononucléotidiques) peuvent être associés à prédisposition de la maladie dans de grands échantillons de populatio ils contribuent peu au risque héréditaire apparent et ont un faibl pouvoir prédictif au niveau individuel (Kraft & Hunter, 2009). L séquençage du génome d'un individu peut fournir de nombreuse informations, mais les données sont difficiles à interpréter, et médecine génomique n'a donc que peu d'effet sur les soins de santé de personnes (Collins, 2010 ; Hall et al., 2010).

L'effort visant à décoder le génome a donné une impulsion l'exploration des implications éthiques, juridiques et sociales, de nouvelles connaissances en génétique. Ainsi, le Projet du Génom Humain a consacré 5% de son budget à cette cause. Le programme étai axé sur l'intégration clinique de la technologie génétique, l'éducatio publique et professionnelle, ainsi que sur l'utilisation équitable d l'information génétique, en particulier dans le domaine de l'emploi et d l'assurance maladie (Collins, 1999). L'aspiration à anticiper ce implications avant qu'elles ne se manifestent a permis de formuler de orientations et des lois appropriées, même si les délais prévus attendu ne se sont pas avérés fiables (Ginsburg et Willard, 2009).

En matière d'éthique spéculative, la médecine génomique est don considérée comme une source d'espoir. Il y a eu des spéculations, don certaines se sont égarées. Néanmoins, la portée de ces spéculations a été limitée et des efforts concertés ont été déployés, et continuent de tre, pour lier les progrès scientifiques aux contributions et aux ıentations éthiques. La liaison qui en résulte entre la science et thique a profité aux deux.

La nanotechnologie

Le terme « nanotechnologie » a été inventé en 1974 par Norio ıniguchi[10] (Taniguchi, 1974) et popularisé en 1986 par Eric Drexler[11] ui ignorait peut-être son usage antérieur) dans son livre « *Engines of* *reation : The Coming Era of Nanotechnology* » (Drexler, 1986). La « ınotechnologie » désigne la manipulation de la matière au niveau omique. À cette échelle, les particules ont différentes propriétés écaniques, électriques, thermiques, optiques et magnétiques, ermettant éventuellement le développement de toute une gamme de atériaux et de dispositifs avec de nouvelles applications dans des omaines aussi variés que la médecine et la production énergétique. On ıppose que les nanomachines seraient un jour responsables de la oduction alimentaire, de la réparation biologique, du traitement des ıux usées, de la fabrication des produits de base et du nettoyage à omicile (Milburn, 2002).

Les premières discussions sur la fabrication moléculaire se sont oncentrées sur les nanomachines auto-réplicantes (capables de se produire elles-mêmes), et la perspective que le monde soit transformé n gelée grise par ces nanorobots, un scénario esquissé par Drexler dans on ouvrage précurseur (Drexler, 1986). Ainsi, un scénario spéculatif pocalyptique a caractérisé le domaine de la nanotechnologie depuis ses ébuts. Malheureusement, cela continue à dominer la perception opulaire de la nanotechnologie (Sheetz et al., 2005), à tel point que

---

En 1974, la société japonaise de la mécanique de précision a organisé une onférence internationale sur « l'ingénierie de production ». Dans le cadre de cette onférence internationale, Norio Taniguchi (1912-1999), qui était professeur à Université des Sciences de Tokyo, a donné une conférence intitulée « Sur le concept ondamental de nanotechnologie », où il a défini pour la première fois le terme de nanotechnologie » : « La nanotechnologie consiste principalement à traiter la éparation, la consolidation et la déformation des matériaux par un atome ou une ıolécule » [Le traducteur].

Kim Eric Drexler, né le 25 avril 1955 à Oakland, en Californie, est un ingénieur méricain connu pour avoir popularisé le terme de « nanotechnologie » [Le raducteur].

Drexler souhaite ne jamais avoir inventé le terme (Giles, 2004). Il éc : « Les craintes liées à cet ancien scénario entravent la recherc actuelle (…). Les chercheurs m'en veulent et je veux mettre de l'orc » (Giles, 2004).

Drexler reconnaît désormais que la fabrication à l'éche nanométrique ne nécessite pas de dispositifs auto-réplicants, et danger spéculatif peut donc être évité par leur prohibition (Phoenix Drexler, 2004). Le domaine de recherche le plus fructueux à ce jou été la production de particules à l'échelle nanométrique, comme l nanotubes de carbone, pour la fabrication de matériaux caractéristiqu destinés aux circuits électriques, aux textiles et aux cosmétiques (Coy et al., 2007 ; Mu & Sprando, 2010).

Cependant, les craintes provoquées par le scénario de la « gel grise » ont persisté, et ont apparemment été manipulées par certai groupes écologiques pour susciter un soutien à leurs préoccupatio actuelles concernant les abus de profits technologiques (Giles, 2004 En revanche, dans les milieux informés, le débat sur l nanotechnologies s'est limité à des questions moins spectaculaires, ma plus importantes, telles que l'éventuelle toxicité des nanomatériau (Xia et al., 2009), leurs effets sur les systèmes biologiques (Navarro al., 2008) et les effets d'une éventuelle révolution nanotechnologiq sur l'économie mondiale.

La pertinence de ce domaine pour le présent travail est le rôle c l'éthique appliquée dans ce débat actuel. Dans quelle mesure l'analys bioéthique continue-t-elle à faire face à des scénarios spéculati alarmistes ? Il est probable que les possibilités de la « gelée grise » o occupé l'attention qui aurait pu autrement être dirigée vers l problèmes sur lesquels les éthiciens se concentrent désormais, ce q est beaucoup plus avantageux. Cependant, il semble que la menac dramatique et catastrophique décrite par le scénario de Drexler doiv être abordée. Ces menaces caractérisent les problèmes posés par de questions spéculatives en éthique appliquée, que nous explorerons plu tard.

4. La médecine régénérative

Le terme « médecine régénérative » est apparu pour la première foi dans la littérature en 1992 comme une technologie hypothétique futur qui pourrait révolutionner le traitement clinique (Kaiser, 1992). L'idé pris de l'élan lorsque les cellules souches embryonnaires ont été solées en 1998 (Thomson et al., 1998), et que la signification clinique ossible de leur potentiel de croissance et de leur pluripotence a été ppréciée. En théorie, les tissus et les organes endommagés pourraient tre régénérés par l'introduction de cellules souches, la stimulation de ellules souches endogènes, ou la transplantation de tissus ou d'organes ultivés *in vitro* à partir des cellules souches du patient lui-même Mironov et al., 2004). On espère que ces techniques feront progresser le manière radicale le traitement de maladies aussi variées que les naladies d'Alzheimer et de Parkinson, le diabète et les lésions de la noelle épinière.

Comme c'est souvent le cas à la pointe du développement cientifique, des perspectives passionnantes suscitent des espoirs njustifiés dépourvus d'une base scientifique réalisable, ce qui a été particulièrement vrai dans le domaine de la médecine régénérative Kirkpatrick et al., 2006). Les perspectives de la médecine régénérative ont captivé l'imagination des commentateurs venants d'horizons lifférents, qui sont trop souvent passés, avec une précipitation excessive, de l'examen de l'utilisation des cellules souches dans le raitement des maladies et des infirmités à l'éventualité d'une ransformation de la nature humaine (Bostrom, 2005 ; Glannon, 2008 ; Ip, 2009b). Certains décrivent la médecine régénérative comme « riche en promesses prométhéennes » (Ip, 2009a, p. 3). C'est là que nous entrons dans le domaine du transhumanisme et du posthumanisme, dont les éthiciens ont examiné les implications, à savoir l'exacerbation des inégalités sociales, l'équité intergénérationnelle, l'éthique environnementale, et les problèmes posés par des durées de vie sans fin, ainsi que la divergence entre espèce humaine améliorée et non améliorée (Agar, 2007).

Loin de ces perspectives hautement spéculatives, dans les laboratoires d'aujourd'hui, le domaine de la médecine régénérative est confronté à des difficultés complexes qui entravent l'application clinique des cellules souches au niveau le plus fondamental. Par exemple, les scientifiques doivent encore déterminer comment diriger de manière efficace la différenciation cellulaire vers la lignée désirée et modifier les cellules sans augmenter le risque de formation de tumeurs (Kirkpatrick et al., 2006). Bien qu'il s'agisse d'un domaine de recherche qui évolue rapidement, il est probable que les solutions à ces problèmes fondamentaux viendront progressivement et que la frénésie devrait être tempérée par la prudence (Daley, 2010).

La médecine régénérative soulève des défis bioéthiques à différents niveaux. La discussion qui confond sans critique la médecine régénérative et ses perspectives probables avec des affirmations grandioses sur la redéfinition de ce que signifie être humain (par exemple, Ip, 2009b) est fortement trompeuse. La répugnance pour ces dernières allégations peut injustement entacher la médecine régénérative, avec le résultat final de décourager ce qui pourrait s'avérer être des interventions médicales extrêmement utiles. Bien que ce ne soit pas l'intention de ces commentateurs, ce risque ne sera évité qu'en distinguant clairement la frénésie spéculative de la science sérieuse. En clinique, la médecine régénérative n'est pas guidée par un programme qui considère le corps humain comme infiniment plastique, ou qui nie la finitude et la mortalité humaines, et pourtant c'est la préoccupation de certains qui ont été emportés par la frénésie spéculative (par ex. Song, 2009). Une bioéthique spéculative de cette nature perpétuera simplement des erreurs fondamentales.

La préoccupation du débat éthique sur les cellules souches et sur le statut moral des embryons est également inquiétante. Il est vrai que les embryons sont détruits dans le processus d'obtention des cellules souches embryonnaires. Il s'agit donc d'un sujet légitime de débat qui ne devrait pas être évité. Cependant, ce n'est pas le seul domaine de débat bioéthique sur le potentiel des cellules souches, surtout en médecine régénérative. Lysaght et Campbell ont soutenu de façon convaincante que les bioéthiciens doivent aussi prêter attention aux questions largement négligées des processus de consentement éclairé, à l'exploitation des femmes, à la réification des tissus humains, à la communication scientifique et à la propriété des lignées cellulaires immortelles (Lysaght & Campbell, 2011). Ce sont des considérations éthiques fondamentales pour la médecine régénérative, quand elle cherche à entrer dans la clinique. Le fait que l'attention accordée à la question du statut moral de l'embryon a conduit à négliger d'autres questions importantes montre le manque de la réflexion morale disponible, et soulève la question de savoir comment cette réflexion devrait être utilisée. Les scénarios spéculatifs, qui ont peu ou pas de rapport avec la pratique clinique actuelle, comme la transformation de la nature humaine par la médecine régénérative, menacent de détourner davantage l'attention des problèmes pressants actuels et émergents.

. La cryonie

En termes simples, la cryonie est la pratique qui consiste à conserver très basse température les corps ou les têtes de personnes légalement écédées (ou d'animaux). On l'appelle la suspension cryonique. La aleur supposée de la suspension cryonique est que la conservation du orps ou de la tête peut permettre à la personne décédée d'être réanimée, ui permettant ainsi de retrouver la vie physique après une période ndéfinie de mort.

S'il existe un ouvrage de référence sur la cryonie, c'est bien celui de obert Ettinger « *The Prospect of Immortality* »[12] (Ettinger, 1965). Il agit d'une tentative d'évaluation systématique et de programme positif u projet cryonique. Au moment de sa publication, aucun corps humain 'avait été cryoconservé, bien que le principe de la congélation et de la éanimation d'animaux entiers ait été démontré avec succès par Audrey mith dans les années 1950 (Parry, 2004). Smith avait réussi à réanimer ertains hamsters après une congélation à - 5° C pendant 50 à 70 ninutes ; une minorité de ces derniers a survécu pendant des durées pprochant la durée de vie normale du hamster. Cependant, Smith a galement établi que ce succès disparaissait si les animaux étaient ongelés pendant plus de 70 minutes.

Voyant vraisemblablement le verre à moitié plein, Ettinger a tenté l'esquisser une approche viable de la cryonie. N'étant pas ryobiologiste (à l'époque, il était professeur d'université de nathématiques et de physique à la retraite), Ettinger a fourni une évaluation semi-scientifique des problèmes auxquels le succès de 'entreprise cryonique est confronté, et une vision optimiste de son éventuel succès. Dans une section intitulée « Après un moment de sommeil » (Ettinger, 1965, p. 5-6), il décrit un vieillard fatigué qui considèrera sa mort comme un simple sommeil sans rêves, comme une anesthésie. Cet homme « se réveillera », ignorant la période potentiellement longue qui s'est écoulée, et se retrouvera soit dans un état rajeuni, soit sur le point de subir un processus de « rénovation ». Ce processus de « rénovation » peut fournir, si on le souhaite, le

---

[12] Robert Wilson Chester Ettinger (1918-2011) est un professeur universitaire de physique et de mathématique américain, il est considéré comme « le père de la cryonie », en raison de l'impact de son ouvrage *The Prospect of Immortality*, écrit en 1962. Il est à noter que ce livre a été traduit en français par France-Marie Watkins sous le titre *L'homme est-il immortel ?* Il est paru en 1964 chez Denoël [Le traducteur].

« physique de Charles Atlas ». Sa « femme lasse et fanée » peut aus choisir un physique pour « rivaliser avec Miss Univers », si elle souhaite. Mieux encore, « ils seront progressivement améliorés da leur mentalité et leur personnalité ». Il imagine un monde futur, q ressemble à un « présent, embelli et agrandi », dans lequel « l ressuscités ne seront pas seulement ranimés et guéris, mais agrandis améliorés, rendus aptes au travail, aux jeux, et peut-être au combat, s une grande échelle et dans un style magnifique. » (Ettinger, 1965, p.

Avec des prétentions aussi fantaisistes dans un docume fondamental sur la cryogénie, il n'est pas surprenant que le mouveme se soit tourné en ridicule. Ettinger reconnaît, toutefois, que, « pou éliminer la perspective de l'immortalité du domaine de la spéculatio ou des rêveries peu réalistes et vagues, et l'ajuster au domaine de conviction, de l'émotion et de la politique de tous les jours ..., on do tenir compte des objections, [et] répondre à une foule de question troublantes » (Ettinger, 1965, pp. 6-7) C'est l'objectif que visait so livre.

Nombreuses sont les objections et les questions troublantes qu peuvent avoir une importance éthique. Par exemple, la cryonie est-ell impossible, peut-être même en principe ? Dans l'affirmative, le entreprises offrant des services de cryonie sont-elles, au mieux trompeuses et, au pire, frauduleuses ? Quel est le statut juridique e moral des corps dans le processus de cryoconservation ? Si le prétentions des cryonistes sont confirmées dans le futur, de quelle vi les patients seraient-ils conscients, et pourrait-on raisonnablement dir qu'ils y ont consenti, compte tenu de ce qu'ils savaient avant leur mort La cryonie devrait-elle être davantage considérée comme une procédur médicale ou mortuaire ?

Afin d'évaluer la cryonie d'un point de vue éthique, il faut savoir en quoi consisterait le processus. À ce titre, quelle est la probabilité qu l'une quelconque de ces étapes actuellement impossibles du processus se produira dans un avenir prévisible ?

La cryonie peut être divisée en quatre étapes : la préparation et la congélation du patient, la conservation, la rénovation et la réanimation et la vie. La première étape est la préparation et la congélation du patien cryonisé. Ici, le corps d'un patient est préparé pour la congélation, et rapidement refroidi à une température inférieure à - 120° C. Différentes procédures sont effectuées par les cryonistes dans le but de minimiser les dommages post-mortem causés au corps (voir Best, 2008). Ces dommages sont en partie ce qui pourrait arriver à tout organisme après rrêt de la respiration et de la circulation sanguine (que l'on appelle néralement lésion ischémique (Kerrigan & Stotland, 1993), et en rtie la lésion qui peut résulter du processus de refroidissement incipalement la formation de cristaux de glace (Best, 2008)).

Une fois que le corps est convenablement préparé, on procède à son froidissement à des températures inférieures à - 120° C. L'objectif des yonistes à ce stade est de réaliser un refroidissement par vitrification ns le but d'éviter les dommages cellulaires causés par la congélation issique à travers la formation de cristaux de glace (Best, 2008). Le froidissement d'un grand système biologique comme le corps humain un état proche de l'état vitreux n'est pas réalisable à l'heure actuelle ce que les cryonistes semblent admettre sans difficulté (Fahy et al., 90 ; Fahy, 2004). L'objectif principal de la cryonie est la réanimation la personne décédée (c'est-à-dire son identité ou sa conscience), et on seulement son corps. Par conséquent, la cryonie a eu tendance à ettre l'accent sur la réalisation de la vitrification principalement dans partie du corps qu'ils estiment nécessaire à l'identité de la personne, savoir le cerveau (Best, 2008), en espérant que sa plus petite taille igmentera les chances de succès. De nombreuses installations yogéniques proposent une conservation pour les soi-disant patients ii subissent la « neuro-suspension ou la neuroconservation » (Parry, 004, p. 394), à savoir la préservation des têtes (y compris le cerveau) ceux qui sont morts.

La deuxième étape est la conservation du patient cryonisé refroidi à asse température jusqu'à ce que les progrès scientifiques permettent ne réanimation réussie. Le principal problème ici semble être la onservation du patient à une température suffisamment basse pour que vitrification soit maintenue, mais suffisamment élevée pour iinimiser la fissuration et la fracturation du tissu vitreux qui peuvent produire à des températures très basses (Parry, 2004). Un second roblème dans la phase de conservation est le maintien du patient dans n état constant de refroidissement pendant une période indéfinie. Cela épend des installations cryogéniques qui sont opérationnelles pour ette période, et aussi de la conservation financée par le patient pour ne durée indéfinie – questions difficiles à régler avec certitude.

La troisième étape est la rénovation et la réanimation du patient. Ici, a spéculation est poussée à l'extrême. Bien qu'il y ait des problèmes onsidérables liés aux étapes précédentes, ceux-ci sont modestes par apport aux problèmes rencontrés lors de la décongélation, la remise en tat, la réanimation et peut-être l'amélioration du patient cryonisé.

Cependant, la cryonie dispose d'un moyen de défense pour se prému contre ces problèmes – le potentiel apparemment illimité pour fa avancer la science et la médecine et surmonter les obstacles, si e dispose de suffisamment de temps. La force de la cryonie est que patients cryoconservés ont beaucoup de temps libre.

Ainsi, alors que les cryonistes donnent l'impression de prendre sérieux le défi de réduire les obstacles à une réanimation réussie, il toujours possible de faire appel, comme solution, aux possibili spéculatives qu'offre la science future. Cela signifie que les limi scientifiques ne doivent pas être abordées de façon trop direc Néanmoins, les problèmes potentiels sont légion. Ceux-ci incluent : réparation de tout dysfonctionnement ou lésion ayant causé la mort patient, et les dommages survenus entre ce moment et la congélatio la réparation de tout dommage causé par les première et deuxièn étapes de l'intervention cryonique, tel que les effets toxiques d cryoprotecteurs, les dommages causés par la glace ou la fracturation tissu vitrifié ; la décongélation du corps, en évitant ou en traitant dévitrification (affaissement cellulaire) et tout autre dommage l'élimination des cryoprotecteurs et la remise du sang dans le corps, to en évitant les lésions induites par cette remise du sang ; en outre, to problème lié à la réanimation de la personne consciente, de son ét décédé à un état sain et éventuellement amélioré.

Les cryonistes soutiennent que ceux-ci semblent être d'énorm problèmes du point de vue de la science et de la technologie actuelle Un thème fort qui sous-tend leur confiance dans le pouvoir de la scien et de la technologie du futur est souvent une vision extrêmeme réductrice de la biologie et de la médecine. Selon cette vision, tous l problèmes évoqués plus haut se réduisent à une simple questio d'atomes qui sont dans la mauvaise configuration au sein d'un systèm biologique; si on met les atomes dans la bonne configuration et le bo état d'énergie, le patient est réanimé. La déclaration la plus évidente e est fournie par Merkle (1992, pp. 6-7) : « ... le but de la médecine est d modifier les 'mauvaises' dispositions d'atomes en 'bonne dispositions d'atomes ».

Selon cette vision réductrice, les développements futurs en médecin permettront de mieux contrôler notre capacité à manipuler les atomes la médecine (en particulier celle impliquée en cryonie) sera un question de nanotechnologie (Merkle, 1992). L'approbation de l nanotechnologie par la communauté cryonique n'est probablement pa une bonne nouvelle pour les scientifiques qui étudient le comportemen e la matière à très petite échelle. En fait, les nanoscientifiques ont ouvent cherché à prendre leurs distances par rapport à ce type de péculation digne de la science-fiction (Milburn, 2002), à peu près de même façon que les cryobiologistes qui ont voulu prendre leurs istances par rapport à la cryonie.

La spéculation va encore plus loin lorsqu'elle envisage la vie en ttendant la réanimation d'un patient cryonisé. Une vision idéaliste est lustrée par l'affirmation d'Ettinger selon laquelle « Vous et moi, en ant que réanimés, nous pouvons nous éveiller encore vieux, mais ientôt nous ferons des gambades avec les agneaux de printemps – sans arler des jeunes poussins, nos femmes » (Ettinger, 1965, p. 63). Des ossibilités moins optimistes, mais tout aussi spéculatives, pourraient nclure la vie dans un état mental ou physique altéré à la suite de echniques imparfaites – une vie avec des souffrances imprévues, que 'on pourrait considérer peut-être comme une vie qui ne mérite pas l'être vécue. Une autre possibilité pourrait être la perte de la continuité le la conscience, en faisant de la personne réanimée une personne ffectivement nouvelle sans aucun souvenir de sa vie antérieure à la éanimation (qu'une telle perte puisse survenir est un fait admis même ar un cryoniste (Best, 2008)).

.1 Qu'est-ce qu'une analyse éthique appropriée de la cryonie ?

Chacune des étapes de la cryonie, telle qu'elle est actuellement pratiquée et envisagée par les cryonistes, est susceptible d'être un objet de l'examen éthique. La cryonie est considérée par ses partisans comme une procédure médicale indéfiniment prolongée. De ce point de vue, elle devrait être analysée en tant que telle. En effet, elle implique de nombreuses considérations éthiques médicales. Par exemple, le consentement accordé par le patient cryonisé est-il adéquat, compte tenu de la nature inconnue d'une bonne partie de ce que la procédure complète pourrait entraîner ? Les patients devraient-ils être en mesure de subir une cryoconservation avant la mort légale, alors que les cryonistes prétendent qu'elle serait plus susceptible d'être efficace ? Une question juridique pratique est le statut de la propriété qu'auraient la personne réanimée et son corps. Puisque la législation en vigueur se trouve dans la plupart des juridictions où les cryonistes opèrent, les droits de propriété sur le corps de la personne décédée sont cédés à la société cryogénique (il est traité comme un cadavre légué). Est-ce réversible si le cadavre revient à la vie ? Quel est le statut moral et juridique du corps congelé, et quels soins l'installation cryogénique doit-elle fournir ? Le prolongement des vies personnelles (qui peut être indéfini, selon la vision que se font les cryonistes de l'avenir de la médecine) est-il moralement inacceptable, justifiable, ou peut-être même nécessaire ? Et dans ce dernier cas, un financement public devrait-il être accordé à la pratique et à la recherche pour favoriser son développement et son utilisation ?

Par ailleurs, la cryonie pourrait être considérée comme une procédure mortuaire complexe et coûteuse. De ce point de vue, il se dégage une analyse largement différente, caractérisée par des problèmes différents. Par exemple, étant donné que la cryonie n'est pas prônée comme une alternative à l'embaumement et à l'inhumation ou à la crémation, les personnes qui concluent le contrat sont-elles victimes d'une fraude ? Que faut-il faire (à ce titre) des croyances erronées de ceux qui pratiquent et entreprennent la procédure ? Les souhaits des patients cryonisés devraient-ils être respectés à titre posthume, surtout lorsque ce sont des souhaits qui peuvent (ou, au mieux, pourraient) ne jamais se réaliser ? La cryonie est-elle une répugnante utilisation d'un cadavre et, dans l'affirmative, cela a-t-il des implications normatives ?

Selon le jugement que l'on se fait du succès futur de la cryonie, deux types d'examen éthique, très différents et fondamentalement incompatibles, seront menés. Il convient de noter que, pour ceux qui font l'objet d'une cryoconservation et pour les cryonistes, la décision de savoir si la cryonie devrait être traitée plus ou moins spéculativement par les bioéthiciens n'est rien de moins qu'une question de vie ou de mort. Les patients cryonisés courent des risques du fait qu'ils soient traités à tort comme des cadavres – par exemple, en sapant la recherche sur leur réanimation, et en ne soutenant pas suffisamment leurs soins durant leur conservation. La qualité de leur vie future est également menacée par une préparation insuffisante à une éventuelle réanimation. Les bioéthiciens devraient-ils examiner ces questions, même s'ils pourraient rester sceptiques quant à la science ? Si les affirmations et les objectifs de la cryonie sont pris au sérieux, le fait de mettre l'accent sur la mauvaise question pourrait être considéré comme une complicité de meurtre (ou peut-être de laisser mourir, ou au mieux de nuire à ces patients (Nordmann, 2007)).

Comment les éthiciens devraient-ils trancher entre ces deux possibilités ? Une option consiste à examiner les deux, cela signifie toutefois que l'on consacre beaucoup de temps à l'examen des possibilités hautement spéculatives, qui peuvent ne jamais se produire.

ɔut-être que la probabilité que l'une ou l'autre soit correcte devrait être ɪtimée, et la probabilité plus faible, le scénario spéculatif, mise de côté ɪ faveur de l'autre. Cela justifie l'analyse éthique par une ɔmpréhension et une attente scientifiques raisonnables et limite ɛthique aux problèmes moraux existants – à savoir la réalité actuelle ɛs personnes ayant leurs cadavres congelés et conservés indéfiniment titre posthume – plutôt qu'aux problèmes moraux qui n'existeront ɛut-être jamais.

. Les problèmes de spéculation en éthique

Il convient de rappeler ce qui pourrait être en jeu, à la fois dans le as de la cryonie, mais aussi pour les questions spéculatives de façon lus globale. Si une grande attention est accordée aux possibilités péculatives comme la cryonie, ce qui est en jeu, c'est la négligence de roblèmes moraux plus actuels dont l'attention pratique et éthique s'est, ans une certaine mesure, détournée (Nordmann, 2007). Quelle que soit a réponse que l'on pourrait donner, il faudra prendre connaissance des riorités concurrentes : à savoir prêter attention aux exigences éthiques les souffrances causées par la famine, les catastrophes écologiques ou a guerre, les besoins des personnes stériles, des malades chroniques ou les malades en phase terminale ; ou bien les exigences éthiques de ceux qui ont librement décidé de subir la cryogénisation dans l'espoir d'une vie meilleure à un moment indéfini dans un avenir indéfini.

Un problème d'éthique spéculative est d'ordre épistémologique : plus les possibilités sont spéculatives et éloignées de l'expérience actuelle, plus notre connaissance est incertaine. Elles auront peu de choses en commun avec la technologie actuelle. Par exemple, les idées spéculatives de Drexler sur les nanomachines capables de se reproduire n'avaient guère de ressemblance avec la nanotechnologie au moment où il a publié *Machines of Creation*. En outre, elles ne ressemblent guère à la nanotechnologie actuelle, qui a considérablement progressé dans la fabrication de produits à l'échelle nanométrique en utilisant des techniques telles que l'auto-assemblage, plutôt que les nanomachines les plus fantaisistes de la spéculation de Drexler. Bien que l'idée générale de Drexler sur la manière dont la nanotechnologie se développera ne soit pas forcément fausse (seul le temps nous le dira), il y a peu de rapports entre ces visions spéculatives et les technologies existantes. Cela peut rendre un mauvais service aux technologi existantes et à la manière dont elles sont perçues (Jones, 2006).

Cependant, comme toutes les prédictions empiriques sur la faç dont une technologie émerge ou se développe, les spéculations comn celles de Drexler peuvent en effet être fausses. Ainsi, les affirmatio spéculatives informant le raisonnement éthique souffrent de la mên faiblesse que celle qui affecte la version empirique des arguments de pente glissante. Les arguments empiriques de la pente glissan reposent sur une prédiction empirique, affirmant que la politiq (acceptable) ou la situation A entraînerait, à la suite de tendanc sociales ou psychologiques, l'émergence d'une politique (inacceptabl ou d'une situation B. Comme toutes les affirmations empiriqu prospectives, elles s'exposent à des difficultés quant à leurs hypothès sur les tendances sociales ou psychologiques ou sur n'importe qu mécanisme utilisé pour justifier l'affirmation.

Un problème fondamental est que ce n'est généralement qu rétrospectivement que nous pouvons savoir avec certitude si no hypothèses ou nos pronostics étaient exacts. La pertinence de cett discussion réside également dans notre incapacité à prédire le développements scientifiques futurs avec une précision fiable. Il suff de penser aux propositions autrefois assurées qui, avec le recu deviennent des obstacles injustifiés à la poursuite de la recherche. On prétendu que le système nerveux central était incapable de se régénére dans une mesure discernable après la naissance ou de remplacer l'un d ses neurones (Ramon y Cajal, 1928). Parallèlement, on peut évoque l'impossibilité présumée du clonage chez les mammifères (McGrath & Solter, 1984). Nous avons déjà examiné le phénomène opposé, qui es l'apparition d'obstacles qui étaient soit non prévus soit sous-estimés. De toute évidence, lorsqu'il s'agit de prédictions, les éthiciens, autant que les autres philosophes, scientifiques et décideurs, doivent être prudents

Un second problème est que ces problèmes épistémologiques ont de conséquences morales. À mesure que l'éthique devient plus spéculative sa relation avec la technologie qu'elle examine est de plus en plus ténue Cela soulève des problèmes que nous avons déjà abordés Premièrement, on détourne l'attention éthique des préoccupation actuelles liées à la technologie des préoccupations qui nécessiten souvent une attention éthique. Deuxièmement, les jugements moraux spéculatifs au sujet d'une technologie peuvent influer sur les perceptions actuelles que nous en avons. Ainsi, une technologie émergente peut être étouffée ou entravée, soit par le poids des attentes

;culatives enthousiastes : on peut soutenir que tel a été le cas de la ;decine génomique (Evans et al., 2011), soit par le poids de la ndamnation morale et sociale en raison des implications néfastes des pects spéculatifs de la technologie (tel que le scénario de la gelée grise s nanotechnologies). Les deux peuvent avoir des conséquences ustement négatives sur la technologie en question.

L'éthique appliquée doit être applicable à certaines questions ou oblèmes éthiques. Malheureusement, l'éthique spéculative est liée à spéculation. Examinons le débat éthique sur les tests génétiques dans ; technologies de procréation médicalement assistée (ART) ncernant la question de savoir si des embryons présentant des mbinaisons génétiques particulières devraient ou non être implantés ıns l'utérus d'une femme pour un développement ultérieur. Alors ı'une grande partie de ce travail a traité des questions pressantes, telles ıe le statut moral de ces types de procédures et les implications que :lles-ci peuvent avoir sur la régulation sociale des choix en matière de production, une grande partie troublante de ce travail anticipe ou ésuppose un avenir où la constitution génétique souhaitée d'un enfant :ut être déterminée, où toute reproduction humaine est manipulée par : tels moyens techniques (Sharma, 2007 ; Steinbock, 2008). La ɔncentration excessive sur cette dernière (l'attention aux problèmes ıturs) au détriment de la première (l'attention aux problèmes présents) :corde plus d'attention aux scénarios spéculatifs, bien éloignés de la ;alité scientifique actuelle, qu'aux considérations éthiques appliquées :tuelles. L'éthique spéculative n'est pas conforme au travail aradigmatique de l'éthique appliquée, en ce sens qu'elle aborde des roblèmes moraux imaginaires (qui peuvent ne jamais se réaliser), des roblèmes pratiques non-existants, voire souvent peu probables.

Cela soulève la question de savoir si les éthiciens devraient être bres d'examiner tout ce qu'ils veulent ou, comme nous le soutenons, i leur attention devrait porter sur des problèmes et des projets articuliers ? La réflexion morale n'est pas une ressource inépuisable, e qui amène à la question de savoir comment elle devrait être mieux épartie. Une manière plausible de répartir des ressources limitées est e le faire de manière à maximiser les avantages. Le cas *prima facie* lécrit ici est que, contrairement à l'éthique appliquée paradigmatique, es avantages de l'éthique spéculative ne sont pas clairs, car elle ne porte as directement sur des problèmes moraux existants (Nordmann, 2007 Nordmann & Rip, 2009).

Nous soutenons que, puisque ceux qui s'engagent dans l'éthiq spéculative le font *au détriment* des problèmes moraux réels (c'est dire non imaginaires), il y a là un problème de justice distributive. C permet la persistance des problèmes moraux, qu'il s'agisse de problèm liés à la famine, à l'exploitation nuisible des personnes vulnérables aux inégalités en matière de santé. Ces torts et les souffrances qu' causent sont immenses et se produisent actuellement. L'obligation recourir à la réflexion morale pour examiner ces problèmes devrait ê une préoccupation pour tous les philosophes de la morale, en motivant à rechercher une répartition aussi juste que possible de le discipline de travail. Si ces problèmes et tant d'autres sont pris sérieux, ils conduisent à un engagement à travailler sur ce type problèmes réels plutôt que sur des problèmes hautement spéculatifs.

Ainsi, l'éthique spéculative peut gaspiller l'avantage que l'on pe tirer de l'application du raisonnement moral aux problèmes actue Cependant, l'éthique spéculative peut aller plus loin, en réduisant potentiel de certaines technologies actuelles et émergentes d'offrir leu avantages à la société, et en réduisant ainsi les moyens disponibles po aborder les problèmes actuels. On a déjà évoqué les exemples de nanotechnologie et des scénarios de nanorobots auto-réplicants et de gelée grise », et de la médecine régénérative avec ses préoccupatio spéculatives au sujet d'une extension radicale de la vie et d'un fut post-humain.

Une autre manière dont l'éthique spéculative peut affect négativement la technologie actuelle et émergente est que cet technologie peut être accablée par un poids d'attentes auxquelles el ne peut répondre. Cela a été sans doute le cas des technologi génomiques, avec leur espoir d'inaugurer une nouvelle ère de médecin personnalisée, caractérisée par sa prévention et son traitemen pharmacologique et comportemental ajustés de maladies (Collin 1999).

Cela soulève une question intéressante, car dans ce cas les problème ont été créés plus par des scientifiques que par des éthiciens. Une grand partie de la frénésie vient des scientifiques du domaine, « qu exacerbent » peut-être l'impact potentiel de leur travail pour tente d'obtenir des subventions de recherche dans un marché de financemen extrêmement compétitif, et cela reflète aussi l'enthousiasme de l promesse que certaines technologies émergentes pourraient teni (Evans et al., 2011). Comme nous l'avons indiqué plus haut, le directeu du *National Human Genome Research Institute* a prévu en 1999 l'effe xtrêmement bénéfique que la génomique aurait sur la médecine en 010 (Collins, 1999). Collins souligne néanmoins que sa vision se heurte à des obstacles entravant sa réalisation, mais les obstacles qu'il identifie ne sont pas scientifiques, mais plutôt éthiques et pratiques. Selon Collins (1999), les obstacles éthiques et réglementaires doivent être examinés de toute urgence pour veiller à ce que l'information génétique ne soit pas utilisée à mauvais escient. Il déclare aussi que les professionnels de la santé, tels que les spécialistes en génétique médicale, doivent être formés pour s'assurer qu'ils sont à même de comprendre et de traiter les patients, quand ils recourent à la médecine génomique.

L'impératif moral que fait valoir Collins est un exemple de ce que Nordmann a appelé « raccourcissement du conditionnel », problème général qui, selon lui, sous-tend une grande partie de l'éthique spéculative (Nordmann, 2007 ; Nordmann et Rip, 2009). Il caractérise de telles affirmations morales spéculatives comme ayant la forme conditionnelle : si les conditions C sont obtenues, alors le scénario spéculatif A se produira, ce qui créera ou exacerbera les questions éthiques 1, 2, etc. Le raccourcissement de cette proposition conditionnelle se produit lorsque le « si » est entendu comme « alors », ce qui crée, selon lui, un mandat d'action par rapport au scénario et aux questions éthiques qui se posent:

Les propositions « si, alors » commencent par suggérer d'éventuels développements technologiques et indiquent ensuite des conséquences qui semblent exiger une attention immédiate. Ce qui ressemble à un futur simplement possible et certainement spéculatif dans la première moitié de la phrase (le « si ») se transforme en quelque chose d'inévitable dans la seconde moitié (le « alors »). Alors que l'hypothétique est écrasé par un supposé réel, le futur imaginé submerge le présent (Nordmann & Rip, 2009, p. 273).

Ainsi :

Le conditionnel vrai et parfaitement légitime « si nous étions en mesure de vaincre le processus naturel de vieillissement et de devenir immortels, alors nous serions confrontés à la question de savoir si le refus de l'immortalité équivaut à un meurtre » se raccourcit en « si vous remettez en question le fait que la recherche biomédicale puisse engendrer l'immortalité dans un délai approprié, vous êtes complice de meurtre » – aussi éloignée que puisse être la possibilité que cette recherche soit couronnée de succès, nous avons l'obligation morale de la soutenir (Nordmann, 2007, p. 36).

La vision spéculative de la médecine génomique personnalisé qu'avait Collins en 2010 était fausse. À la suite de prédictions trè optimistes comme celle-ci et d'autres (Epstein, 2004), beaucoup d promesses de la médecine génomique restent non tenues (Evans et al. 2011) malgré les énormes progrès qui sont accomplis. On se demand maintenant si le temps et l'argent consacrés à la médecine génomiqu ont été gaspillés ou auraient été mieux utilisés ailleurs, par ex. dans le stratégies de santé publique sur la population pour réduire le tabagisme l'obésité et la consommation d'alcool à risque (Hall et al., 2010 Holtzman & Marteau, 2000). Nordmann (2009) soutient que de telle promesses dramatiques sont souvent faites dans le cadre de technologies émergentes, et qu'elles appuient les arguments d « raccourcissement conditionnel » qui, selon lui, donnent une grand impulsion à l'éthique spéculative.

(Evans et al., 2011) affirment que des conjectures, comme celles d Collins, au sujet des développements futurs de la science et de l technologie peuvent être – à l'encontre de leur propre intuition – u obstacle à leur développement. Cela est dû au fait que ces conjecture peuvent sous-estimer le nombre et l'ampleur des obstacles qui doiven être surmontés au cours du développement, et surestimer les avantages de leur approche particulière comme moyen de traiter les problèmes. La combinaison de ces facteurs signifie que d'autres approches potentiellement prometteuses peuvent être négligées, entraînant une mauvaise allocation des ressources, qui peut mettre en péril la viabilité du domaine (Evans et al., (2011). En outre, les promesses scientifiques et technologiques qui sont faites ne sont pas souvent tenues, ce qui sape la légitimité de la science en général, et le domaine d'où résulte notamment la spéculation (Nordmann & Rip, 2009). Cela permet d'expliquer la distance que de nombreux scientifiques veulent maintenir par rapport aux interprétations hyperboliques de leur travail (comme ceux qui travaillent dans le domaine de la nanotechnologie et de la science cryogénique). Une évaluation réaliste des développements actuels et futurs de la science, et des promesses faites sur le développement scientifique et technologique, est nécessaire pour obtenir le degré de confiance et de soutien que la science mérite, mais aussi, et peut-être plus important encore, pour permettre l'allocation de ressources de recherche aux domaines les plus prometteurs (authentiques) et les plus pertinents sur le plan moral.

L'application de cette approche à la cryonie attire l'attention sur le nombre et l'énormité des obstacles scientifiques qui doivent être rmontés pour que la réanimation des corps conservés soit possible, en ipposant que cela soit possible, même en principe. Cependant, comme ous l'avons indiqué plus haut, la nature particulière de la cryonie ermet à ses partisans de répondre à ce type d'objections, à savoir que s corps peuvent être conservés jusqu'à ce que la science développe des chniques pour les réparer et les réanimer. Ainsi, le fait que les bstacles scientifiques de longue durée doivent être surmontés ne onstitue pas *en soi* un problème par rapport à la réanimation des corps onservés. Cependant, plus ces obstacles sont longs à surmonter, plus est probable que d'autres facteurs surviendront pour contrecarrer ou upplanter les objectifs cryogéniques, comme la possibilité que les rogrès médicaux prolongent la vie humaine dans la mesure où la ryonie devient sans objet. Cependant, cela suppose que la réanimation es corps cryoconservés est possible, *et* que la continuité d'une forte lentité psychologique personnelle est maintenue dans le corps réanimé · deux hypothèses extrêmement douteuses.

Alors que la cryonie est une illustration extrême de la spéculation, à a fois scientifique et éthique, elle caractérise les problèmes d'éthique péculative. L'exemple de Collins montre que même une spéculation elativement modeste peut être problématique. Ces problèmes plaident n faveur du rejet de l'éthique spéculative, en faveur de l'éthique fondée ur des évaluations réalistes et rigoureuses de la science et de la echnologie, qui met l'accent sur les préoccupations actuelles et très rochaines.

7. L'examen de la position spéculative de Roache

Notre évaluation de l'éthique spéculative serait incomplète si on 'examinait pas sérieusement une contre-analyse en sa faveur. L'article le Roache (2008) a pour but de défendre l'éthique spéculative contre es objections que nous avons soulevées à son encontre jusque-ici. Il est lonc important que nous l'examinions ici. Roache commence par souligner le rôle important des expériences de pensée en philosophie, qui sont très imaginatives et servent à tester et analyser nos intuitions. Elle note toutefois que ce sont des outils analytiques imaginatifs, plutôt que des spéculations au sujet d'événements futurs possibles. En outre, elle soutient qu'une bonne partie de la réflexion éthique nécessite la prévision, l'évaluation et le choix parmi d'éventuels événements futurs – souvent très banals – dont beaucoup ne se réaliseront pas.

L'argument principal de Roache peut se résumer ainsi. (1) Certaines possibilités spéculatives futures peuvent causer de grands dommages ou procurer beaucoup d'avantages. (2) Nous devons déterminer quelles sont les possibilités spéculatives futures qui sont nuisibles ou bénéfiques, afin que les premières puissent être évitées et les dernières recherchées ; une analyse éthique est nécessaire pour porter ces jugements de valeur. Nous devons donc (3) procéder à un examen éthique des possibilités futures.

Cela permet à l'éthique non seulement d'examiner et de résoudre les problèmes actuels et émergents, mais aussi d'orienter le développement social et scientifique loin des dommages futurs ou vers des biens futurs. Agir autrement reviendrait à laisser la science et la société se développer sans aucune orientation morale, ne laissant aux éthiciens que la tâche de résoudre les problèmes une fois qu'ils sont survenus ou sont très proches. Roache soutient qu'un grand nombre de nos projets les plus importants sont le résultat d'une évaluation morale d'un problème et d'une spéculation sur d'éventuelles solutions futures de ce problème. Elle cite comme exemple le développement des technologies de procréation médicalement assistée qui permettent l'implantation sélective d'embryons, en réponse au problème moral des troubles génétiques, et la technologie de la capture du carbone, en réponse au problème du réchauffement climatique de la terre. D'une certaine manière, ces exemples ne servent pas bien sa position. Ce sont deux exemples de problèmes moraux actuels, et non spéculatifs, pour lesquels des réponses technologiques sont élaborées. Le fait de consacrer les ressources limitées de l'attention morale à ceux-ci est donc acceptable pour la position anti-spéculative. Cependant l'élaboration de solutions à ces problèmes moraux peut nécessiter des spéculations sur la nature des solutions possibles, et l'évaluation de celles-ci pour déterminer celles qui devraient être recherchées. Roache soutient que, sans cet engagement moral en faveur des possibilités spéculatives, les ressources scientifiques peuvent être épuisées en recherchant des solutions qui sont moralement problématiques, ou ne sont pas totalement bénéfiques.

Le problème que pose l'argument principal de Roache réside dans les quantificateurs. On peut accepter la première prémisse. Toutefois même si nous acceptons que *certaines* possibilités spéculatives et improbables méritent un examen éthique, nous devons encore déterminer quelles sont ces possibilités. Ceci exige que toutes les éventuelles possibilités futures soient imaginées et évaluées de manière ıique, si improbables soient-elles. Ainsi, la conclusion correcte de rgument présenté plus haut est que nous devrions soumettre *toutes* les ssibilités futures à un examen éthique. Étant donné que les éthiciens nstituent une ressource limitée, il est logique que leur temps soit dicieusement dépensé. Entre les possibilités spéculatives infiniment mbreuses, et le grand nombre de faits sur lesquels les éthiciens urraient porter leur attention, on peut raisonnablement soutenir qu'il rait préférable pour eux de se pencher sur les problèmes les plus portants sur le plan moral et les plus susceptibles de se réaliser. Elle arque son désaccord, en soutenant que sont peu judicieuses les esures visant à limiter la portée aux seules possibilités qui ne sont pas nnues comme étant peu probables. Elle cite deux contre-exemples, et s utilise comme preuve que nous prenons au sérieux les possibilités ès peu probables quand elles laissent augurer un grand préjudice ou 'antage. Le premier est la possibilité que le Grand collisionneur de drons (LHC) crée un trou noir qui détruira la Terre, ce qui a été à origine d'un procès pour mettre fin à son activité (Boyle, 2008) ; le cond est le fait que des efforts héroïques sont souvent déployés pour pporter un bénéfice (par exemple, tenter de sauver une vie), même si est le résultat le moins probable.

L'exemple du procès du grand collisionneur de hadrons est une étition de principe. Bien que cet exemple montre que les plaignants nt pris au sérieux la menace que le Grand collisionneur de hadrons ourrait représenter pour l'avenir du monde, il ne montre pas que uelqu'un d'autre a pris cette menace au sérieux, ou, plus important ncore, que quelqu'un aurait *raison* de le faire. L'argument avancé par s plaignants est un exemple de ce que Stich (1978) appelle un argument de l'Apocalypse ». Il s'agit d'un argument fondé sur le rincipe selon lequel on doit interdire toute activité qui a une chance on nulle de provoquer une catastrophe incroyablement immense. Un l principe interdirait une vaste quantité de travail inoffensif (dans le omaine des sciences et ailleurs). Par exemple, il peut y avoir une ossibilité non nulle qu'une substance synthétisée chimiquement dans n laboratoire puisse provoquer une réaction en chaîne qui anéantit la ouche d'ozone, en détruisant toute vie sur Terre. Cependant, interdiction de toute substance synthétisée chimiquement fondée sur ette possibilité serait ridicule. Van der Burg constate que ces arguments de l'Apocalypse » sont une variante philosophiquement inintéressante des arguments de la pente glissante, dans lesquels le ésultat contesté « est si hautement spéculatif que la force de l'argument

– dans la mesure où elle existe – dépend plus de l'horreur que de probabilité [qu'il se produise] » (van der Burg, 1991, p. 43).

Plus difficile est l'exemple de Roache des tentatives héroïques pc sauver une vie, comme un enfant piégé dans une grotte. Une équipe recherche et de sauvetage est disponible, mais il est très peu probal qu'ils trouvent l'enfant en vie. Nous pouvons, prétend-elle, réagir av horreur à la suggestion que, compte tenu de la faible probabilité succès, il ne vaut pas la peine (en termes de temps, de ressources et risques de blessures) de déployer l'équipe de recherche et de sauvetaş Elle soutient que la valeur de la vie de l'enfant est telle que no estimons qu'il vaut la peine de déployer ces efforts héroïques, malg leurs chances très improbables de succès.

Il est clair que nous *déployons* ces efforts, mais, comme da l'exemple précédent, cela ne montre pas que nous avons toujours rais de le faire, et ne montre pas non plus pourquoi nous pourrions avc raison de le faire. Il convient de noter que, si le sauvetage est entrepri il ne peut être justifié par la valeur du résultat spéculatif, mais par l conséquences de l'engagement *indépendamment du résultat*. P exemple, dans ce cas, l'institution de l'éducation des enfants peut êt négativement affectée par les parents, s'ils croient que l'Ét abandonnera leurs enfants dans les moments de grands besoins, d'où nécessité de poursuivre le sauvetage. À un niveau abstrait, l ressources consacrées à une telle entreprise peuvent générer un meille avantage si elles sont dépensées ailleurs, par exemple en améliorant santé publique dans les pays du tiers monde ou en fournissant de vaccinations. Cependant, l'exemple de Roache est pratique, et l'équip de sauvetage ne peut être déployée dans les pays du tiers monde pour travailler sur les systèmes sanitaires. En d'autres termes, cet exempl n'est pas applicable aux possibilités spéculatives qui méritent d'êt prises au sérieux en matière d'éthique appliquée et poursuivies au sei de la société. Néanmoins, nous pourrions ajuster le scénario pou minimiser ce problème, en ayant d'autres enfants perdus dans d'autre grottes dans la zone du sauveteur. Les différences dans la nature de grottes et des enfants rendent les chances de succès pour les trouver plu grandes que d'autres. Il y a suffisamment de sauveteurs pou entreprendre immédiatement certains sauvetages, tandis que d'autre doivent attendre. Dans cette situation, il est raisonnable d'entreprendr les sauvetages qui ont la plus grande chance de succès, ou du moins d ne pas entreprendre ceux qui sont *connus pour être fortement pe probables* tandis que d'autres attendent.

À la lumière de ces considérations, l'exemple de Roache ne montre pas que nous avons tort d'éviter les options connues pour être fortement peu probables en faveur d'autres options plus probables. Mais l'exemple montre que des possibilités fortement peu probables, mais fort précieuses, peuvent encore nous imposer des exigences morales. Cependant, ce sont des exigences qui doivent être pondérées parmi les nombreuses exigences d'autres options sociales, scientifiques et technologiques. Roache reconnaît que certains projets seront inacceptables sur le plan spéculatif et que, compte tenu des contraintes de ressources, des options plus judicieuses devraient être recherchées à leur place. On pourrait donc penser qu'elle approuve le type de pondération qui privilégie les options traitant des préoccupations actuelles ou très prochaines par rapport à celles qui sont éloignées de la réalité et spéculatives (toutes choses étant égales par ailleurs).

Néanmoins, elle s'oppose à cette priorité que l'on accorde aux résultats « socialement bénéfiques », car ce jugement, selon elle, est hautement faillible, et influencé par des facteurs tels que les modes, les préjugés, les partis pris et les idées fausses. Nous aurions donc des raisons de considérer cette priorité comme une vision de courte vue et peu judicieuse. Pour illustrer ce point, elle utilise l'exemple de la résistance bactérienne aux antibiotiques, qui, affirme-t-elle à juste titre, pourrait rendre tous les antibiotiques inefficaces contre les infections bactériennes. Elle soutient que ce n'est pas un problème actuel, car il existe encore des médicaments qui peuvent traiter les maladies concernées. Elle a raison de dire qu'il existe des médicaments ou des combinaisons de médicaments qui peuvent être efficaces pour traiter les maladies résistantes aux antibiotiques. Elle a également raison d'affirmer que l'émergence de souches bactériennes résistantes à *tous* les antibiotiques et à leurs combinaisons n'est pas un problème actuel, et pourrait donc être exclue d'une attention morale qui privilégie les problèmes actuels par rapport aux problèmes futurs. Toutefois, elle a tort d'en conclure que la résistance aux antibiotiques *en soi* n'est pas un problème actuel, ce qui sape son exemple.

Un bref examen du *Staphylococcus aureus* suffit à le révéler. Le *Staphylococcus aureus* résistant à la pénicilline (SARP) était une comorbidité importante durant la pandémie de grippe de 1957 et 1958 (Kunin, 1993 ; Schoenbaum, 2001) et, plus récemment, le *Staphylococcus aureus* résistant à la méthicilline (SARM) augmentait de 33% la mortalité pendant les années 2003-2004 et 2006-2007. Une méta-analyse de 31 articles publiés entre 1980 et 2000 a révélé que les patients atteints d'une infection de *Staphylococcus aureus* résistant à l[a] méthicilline (SARM) ont une probabilité de mortalité considérablemen[t] plus élevée que les patients autrement similaires atteints d'u[n] *Staphylococcus aureus* sensible à la méthicilline (Cosgrove et al[.,] 2003), bien qu'à cette époque le SARM était uniformément sensible a[u] traitement par la vancomycine (ce qui n'est plus le cas (Hiramats[u] 2001)). Le *Staphylococcus aureus* est l'une des nombreuses bactérie[s] de ce type qui présentent un développement rapide de la résistance au[x] antibiotiques et posent un problème actuel au traitement efficac[e]. Ensemble, ces résultats montrent que l'exemple de Roache échoue e[n] tant qu'exemple d'un simple problème futur. Le développement futu[r] d'alternatives aux antibiotiques est une approche qui serait efficace pou[r] ce problème actuel, *ainsi que* pour la résolution du problème futur de l[a] résistance totale aux antibiotiques des bactéries pathogènes. So[n] exemple montre que, contrairement à son propre argument, l'accent mi[s] sur des problèmes actuels ou très prochains peut apporter des solution[s] qui ne sont pas de courte durée, mais qui sont bénéfiques aujourd'hu[i] et dans un futur probable.

Cependant, l'argument de Roache affirme qu'il existe de grave[s] problèmes futurs et que nous avons raison de les anticiper et d[e] consacrer nos efforts pour les résoudre. Il y a désormais des avantage[s] à tirer d'une alternative aux antibiotiques. Même si tel n'était pas le cas[,] nous aurions raison de consacrer des ressources pour examiner le[s] implications morales de la résistance totale aux antibiotiques, et de nou[s] efforcer d'élaborer des alternatives à l'utilisation d'antibiotiques. Roache a raison d'affirmer qu'une position qui se limite uniquement à examiner des problèmes actuels et très prochains risque de ne pas envisager ou d'éviter certains scénarios futurs nuisibles. Elle risque également ne pas identifier les scénarios futurs bénéfiques ou nuisibles. Malgré leur improbabilité, ces scénarios peuvent toujours être suffisamment importants pour mériter notre attention actuelle. Cependant, étant donné la nature hautement contingente de nombreuses possibilités spéculatives, une préférence *prima facie* pour l'examen des problèmes actuels et très prochains semble raisonnable. Les arguments de Roache contre cette restriction ne sont que partiellement couronnés de succès ; elle ne conteste pas la valeur des problèmes moraux actuels et elle reconnaît que de nombreuses possibilités spéculatives sont tellement improbables que leur traitement serait une perte de temps (Roache, 2008). Nous nous trouvons donc dans une position intermédiaire qui accorde une place légitime aux possibilités éculatives dans la réflexion morale, mais qui exige que celles-ci ient examinées en fonction des problèmes réels ou très prochains.

La façon dont nous pondérons les nombreux problèmes actuels et tentiels qui pourraient être traités est une question difficile. Nous ggérons que les facteurs pertinents comprennent une évaluation aliste et scientifiquement rigoureuse des avantages et des convénients que chaque problème soulève, et de la probabilité que les ssibilités futures puissent être réalisées. Roache suggère que « la flexion sur le fondement de nos valeurs les plus importantes, et sur la çon dont nous pourrions les optimiser, est certainement une étape nportante pour s'assurer que les efforts éthiques, et d'autres ressources écieuses, ne soient pas gaspillées » (Roache, 2008, p. 326). C'est une onne suggestion, qui est compatible avec la position intermédiaire égagée ici. Il convient de noter que les valeurs multiples doivent galement être pesées les unes par rapport aux autres. Établir un ordre e priorités est donc inévitable.

En appliquant cela à la cryonie, nous pouvons décider, après mûre éflexion, que l'une de nos valeurs les plus importantes implique le naintien de la vie des personnes grâce à la poursuite de technologies ermettant de prolonger la vie. Dans ce cas, la véritable cryonie est un njeu éthique actuel, et nous devrions sérieusement envisager de rendre des mesures pour actualiser son potentiel. Cependant, la nature ortement spéculative de la cryonie signifie que nous ne pouvons être ertains qu'elle soit un bon moyen pour poursuivre ce que nous ppréçions. En outre, une valeur qui implique de telles technologies ermettant de prolonger la vie consisterait probablement à promouvoir artout la possibilité de prolonger la vie. L'optimisation de cette valeur xigerait sans doute que l'on accorde une plus grande attention à des noyens plus fiables ou plus susceptibles de prolonger la vie, tels que es mesures de santé publique dans les pays du tiers monde. Le éexamen de notre modification de l'analogie de Roache, à savoir auver l'enfant piégé, peut être utile ici. En cryonie, il est possible que es patients cryoconservés puissent être « sauvés » par la médecine future. Cependant, il s'agit d'un effort de sauvetage dont le succès est très peu probable, alors qu'il existe d'autres efforts où le succès est beaucoup plus probable. Poursuivre l'alternative improbable au détriment de celles qui sont beaucoup plus probables équivaudrait à une allocation irresponsable des ressources.

8. Conclusion

La mesure dans laquelle l'éthique en tant que discipline devr s'engager dans des possibilités hautement spéculatives est une questic importante à un moment où la réalité et la fiction scientifiqu deviennent de plus en plus difficiles à démêler (Jones, 2006). La cryon a été utilisée comme un exemple paradigmatique, dont la natu extrême met en lumière les problèmes qui concernent les bioéthicien Nous avons soutenu que nous devons faire preuve d'une granc prudence lorsque nous abordons l'ensemble des situatio spéculatives ; la réponse doit être d'autant plus prudente que la situatio est plus extrême. Même si l'on admet que la spéculation peut être u outil utile pour le raisonnement éthique, et que la poursuite de possibilités spéculatives peut en principe être légitime, il est loin d'êt évident que la spéculation hautement abstraite, comme la cryonie, offi des avantages suffisamment probables pour mériter d'être examinés. E surtout, il ne faut pas lui donner la priorité sur des possibilités future plus probables et avantageuses. Si tentant qu'il soit pour les bioéthicien d'être emportés par les possibilités apparemment excitantes e séduisantes qui sévissent dans la littérature, on devrait faire preuv d'une extrême prudence dans l'orientation de l'éthique spéculative.

9. Références

Agar, N. (2007). Where to Transhumanism? The Literature Reaches Critical Mass. *Hastings Center Report*, Vol. 37, No. 3 (May-June 2007), pp. 12-7, eISSN 1552 -146X, ISSN 009 0334.

Bailey, R. (2005). *Liberation Biology: The Scientific and Moral Cas for the Biotech Revolution*, Prometheus Books, Amherst ISBN-10: 159-1022274, ISBN-13: 978-1591022275, NY.

Best, B. P. (2008). Scientific Justification of Cryonics Practice *Rejuvenation Research*, Vol. 11, No. 2, pp. 493-503.

Bostrom, N. (2005). A History of Transhumanist Thought. *Journal o Evolution and Technology*, Vol. 14, No. 1, (April 2005), pp 1-25, ISSN 1541- 0099.

Boyle, A. (2008), 'Doomsday Fears Spark Lawsuit over Collider'. In *MSNBC*, April 4 2011, Retrieved from

<http://www.msnbc.msn.com/id/23844529/ns/technology_ and science-science/>.

›llins, F. (1999). Medical and Societal Consequences of the Human Genome Project. *New England Journal of Medicine*, Vol. 341, No. 1, (July 1999), pp. 28-37 ISSN 0028-4793, eISSN 1533-4406.

›llins, F. (2010). Has the Revolution Arrived? *Nature*, Vol. 464, No. 7289, (April, 2010), pp. 674- 675, eISSN 1476 - 4687.

›sgrove, S. E., et al. (2003). Comparison of Mortality Associated with Methicillin-Resistant and Methicillin-Susceptible Staphylococcus Aureus Bacteremia: A Meta-Analysis. *Clinical Infectious Diseases*, Vol. 36, pp. 53-59, eISSN 1537-6591, ISSN 1058-4838.

›yle, S., et al. (2007). Smart Nanotextiles: A Review of Materials and Applications. *MRS Bulletin*, Vol. 32, No. 5, (May 2007), pp. 434-42.

aley, G. Q. (2010). Stem Cells: Roadmap to the Clinic. *The Journal of Clinical Investigation*, Vol. 120, No. 1, (January, 2010), pp. 8-10, ISSN 0021-9738, eISSN1558-8238.

rexler, K. E. (1986). *Engines of Creation*, Anchor / DoubleDay, ISBN 0-385-19972-4, New York

pstein, C. J. (2004). Genetic Testing: Hope or Hype? Genetics in Medicine, Vol. 6, No. 4, pp. 165-72

ttinger, R. (1965). *The Prospect of Immortality*, Sidgwick and Johnson, Retrieved from: <http://www.cryonics.org/book1.html>

vans, J. P., Meslin, E. M., Marteau, T. M., & Caulfield, T. (2011). Deflating the Genomic Bubble. *Science*, Vol. 331, No. 6019, (February, 2011), pp. 861-2, eISSN 1095 -9203.

ahy, G. (2004). Cryopreservation of Organs by Vitrification: Perspectives and Recent Advances. *Cryobiology*, Vol. 48, No. 2, (April 2004), pp. 157-78, ISSN 0011- 2240.

ahy, G., Saur, J., & Williams, R. J. (1990). Physical Problems with the Vitrification of Large Biological Systems. *Cryobiology*, Vol. 27, (October 1990), pp. 492-510, ISSN 0011- 2240.

Garreau, J. (2005), 'Let Humanity Prevail', *The Age*, August 11.

Giles, J. (2004). Nanotech Takes Small Step Towards Burying 'Grey Goo'. *Nature*, Vol. 429, No. 6992, (June 2004), pp. 591, eISSN 1476-4687.

Ginsburg, G. S. & Willard, H. F. (2009). Genomic and Personaliz Medicine: Foundations and Applications. Translatio Research: *The Journal of Laboratory and Clini Medicine*, Vol. 154, No. 6, (December 2009), pp. 277-8 ISSN 1931-5244, ISSN 0022- 2143.

Glannon, W. (2008). Decelerating and Arresting Human Aging, I *Medical Enhancement and Posthumanity*, B. Gordijn a R. Chadwick, pp. 175-89, Springer, ISBN 978-1-402 8851-3, Dordrecht; London.

Guttmacher, A. E. & Collins, F. S. (2002). Genomic Medicine- Primer. *The New England Journal of Medicine*, Vol. 34 No. 19, (November 2002), pp. 1512-20, ISSN 0028-479 eISSN 1533-4406.

Habermas, J. (2003). *The Future of Human Nature*, Polity Press, ISB 0-7456-2986-5, Cambridge.

Hall, W. D., Mathews, R., & Morley, K. I. (2010). Being More Realist About the Public Health Impact of Genomic Medicin *PLoS Medicine*, Vol. 7, No. 10, (October 2010), e1000347, ISSN 1549-1277, eISSN 1549-1676.

Hiramatsu, K. (2001). Vancomycin-Resistant Staphylococcus Aureu A New Model of Antibiotic Resistance. *The Lanc Infectious Diseases*, Vol. 1, No.3, (October 2001), pp. 14 55, ISSN 1473-3099.

Holtzman, N. A. & Marteau, T. M. (2000). Will Genetics Revolutioni Medicine? *New England Journal of Medicine*, Vol. 34 No. 2, (July, 2000), pp. 141-44, ISSN 0028-4793, eISS 1533-4406.

Ip, K.-T. (2009a). Introduction: Regenerative Medicine at the Heart o the Culture Wars, In: *The Bioethics of Regenerati Medicine*, K.-T. Ip, pp. 3-10, Springer, ISBN 978-1-402 8966-4, Netherlands.

Ip, K.-T. (Ed.). (2009b). *The Bioethics of Regenerative Medicin* Springer, ISBN 978-1-4020- 8966-4, Netherlands.

Jones, D. G. (2006). Enhancement: Are Ethicists Excessivel Influenced by Baseless Speculations? *Medical Humanitie* Vol. 32, No. 2, (September 2006), pp. 77-81.

Kaiser, L. R. (1992). The Future of Multihospital Systems. *Topics i Health Care Financing*, Vol. 18, No. 4, pp. 32-45.

errigan, C. L. & Stotland, M. A. (1993). Ischemia Reperfusion Injury: A Review. *Microsurgery*, Vol. 14, No. 3, (October 1993), pp. 165-75, eISSN 1098-2752.

.irkpatrick, C. J., et al. (2006). Visions for Regenerative Medicine: Interface between Scientific Fact and Science Fiction. *Artificial Organs*, Vol. 30, No. 10, (October, 2006), pp. 822-7, ISSN 1525-1594.

.raft, P. & Hunter, D. J. (2009). Genetic Risk Prediction - Are We There Yet? *The New England Journal of Medicine*, Vol. 360, No. 17, (April 2009), pp. 1701-3, ISSN 0028-4793, eISSN 1533-4406.

.unin, C. M. (1993). Resistance to Antimicrobial Drugs - a Worldwide Calamity. *Annals of Internal Medicine*, Vol. 118, No.7, (April 1993), pp. 557-61, ISSN 0003-4819.

.ysaght, T. & Campbell, A. V. (2011). The Ethics of Regenerative Medicine: Broadening the Scope beyond the Moral Status of Embryos, *Third GABEX International Meeting*, Tokyo, February 2001.

McGrath, J., & Solter, D. (1984). Inability of Mouse Blastomere Nuclei Transferred to Enucleated Zygotes to Support Development in Vitro. *Science*, Vol. 226, No. 4680, (December 1984), pp. 1317-9, ISNN 0036-8075.

Merkle, R. C. (1992). The Technical Feasibility of Cryonics. Medical Hypotheses, Vol. 39, pp. 6-16

Milburn, C. (2002). Nanotechnology in the Age of Posthuman Engineering: Science Fiction as Science. *Configurations*, Vol. 10, No. 2 (Spring 2002), p. 261-95, eISSN 1080-6520, ISSN 1063-1801.

Mironov, V., Visconti, R. P., & Markwald, R. R. (2004). What Is Regenerative Medicine? Emergence of Applied Stem Cell and Developmental Biology. *Expert Opinion on Biological Therapy*, Vol. 4, No. 6, (June 2004), pp. 773-81, ISSN 1471-2598, eISSN 1744-7682.

Mu, L. & Sprando, R. L. (2010). Application of Nanotechnology in Cosmetics. *Pharmaceutical Research*, Vol. 27, No. 8, (August 2010), pp. 1-4, ISSN 0724-8741, eISSN 1573-904X.

Navarro, E., et al. (2008). Environmental Behavior and Ecotoxicity of Engineered Nanoparticles to Algae, Plants, and Fungi.

Ecotoxicology, Vol. 17, No. 5, (July 2008), pp. 372-8
ISSN 0963-9292, eISSN 1573-3017.
Nordmann, A. (2007). If and Then: A Critique of Speculati Nanoethics. *NanoEthics*, Vol. 1, pp. 31-46
Nordmann, A. & Rip, A. (2009). Mind the Gap Revisited. *Natur Nanotechnology*, Vol. 4, No. 5, pp. 273-74
Parry, B. (2004). Technologies of Immortality: The Brain on Ic *Studies in the History and Philosophy of Biology c Biomedical Science*, Vol. 35, No. 2, (June 2004), pp. 391 413, ISSN 1369-8486.
Phoenix, C. & Drexler, E. (2004). Safe Exponential Manufacturing *Nanotechnology*, Vol. 15, No. 8, (august, 2004), pp. 869 72, ISSN 0957-4484, eISSN 1361- 6528.
Ramon y Cajal, S. (1928). Degeneration and Regeneration of th Nervous System, Hafner, New York.
Roache, R. (2008). Ethics, Speculation, and Values. *NanoEthics*, Vol 2, pp. 317–27
Schoenbaum, S. C. (2001). The Impact of Pandemic Influenza, wit Special Reference to 1918. *International Congress Series* Vol. 1219, (October, 2001), pp. 43-51.
Sharma, D. (2007). Technogenesis Redesigns Phylogenesis: Or, Whe Liberation Biology Meets Our Posthuman Future *Biotechnology Law Report*, Vol. 26, No. 6, (December 2007), pp. 575-82, eISSN 0730-031X.
Sheetz, T., Vidal, J., Pearson, T. D., & Lozano, K. (2005) Nanotechnology: Awareness and Societal Concerns *Technology in Society*, Vol. 27, No. 3, (August, 2005), pp 329-45, eISSN 0160-791X.
Song, R. (2009). Genetic Manipulation and the Resurrection Body, In: *The Bioethics of Regenerative Medicine*, K.-T. Ip, pp. 27-45, Springer, 978-1-4020-8966-4, Netherlands
Steinbock, B. (2008). Designer Babies: Choosing Our Children's Genes. *The Lancet*, Vol. 372, No. 9646, (October, 2008), pp. 1294-95, eISSN 1474-547X.
Stich, S. P. (1978). The Recombinant DNA Debate. Philosophy & Public Affairs, Vol. 7, pp. 187-205
Taniguchi, N. (1974). On the Basic Concept of 'Nano-Technology', *Proceedings of the International Conference on Production Engineering*, Part II, Tokyo, JSPE 2, pp. 18- 23, 1974.

homson, J. A., et al. (1998). Embryonic Stem Cell Lines Derived from Human Blastocysts. *Science*, Vol. 282, No. 5391, (November, 1998), pp. 1145-7, ISSN 0036-8075

an der Burg, W. (1991). The Slippery Slope Argument. *Ethics*, Vol. 102, No. 1, pp. 42-65

'an Ommen, G. J., Bakker, E., & den Dunnen, J. T. (1999). The Human Genome Project and the Future of Diagnostics, Treatment, and Prevention. *Lancet*, Vol. 354, Suppl. 1, (July, 1999), pp. S5-10, ISSN 0140-6736.

ia, T., Li, N., & Nel, A. E. (2009). Potential Health Impact of Nanoparticles. *Annual Review of Public Health*, Vol. 30, (April 2009), pp. 137-50, eISSN 1545-2093.

Table

Chapitre IV. L'allocation des ressources en matière de soins de santé 11

PHILOSOPHIE
AUX ÉDITIONS L'HARMATTAN

Dernières parutions

.PRÈS-MIDI SERA COURTE
idoyer pour le droit à l'euthanasie
dia Geerts

'out est bien » : telle était ma conviction profonde en accompagnant Maman dans sa demande ıthanasie. Tout est bien quand la loi, comme en Belgique, reconnaît aux individus le droit de ɔoser de leur vie, jusqu' à y mettre fin. Car pourquoi notre vie devrait-elle être sacrée ? Il y a derrière ıuestion de l'euthanasie un véritable enjeu de liberté individuelle, et donc de laïcité. C'est sous cet :le qu'il faut examiner le rôle du médecin : ni simple exécutant, ni volonté se substituant au malade, 'agit de la main amie qui permet l'accomplissement de la volonté mûrement réfléchie et clairement ›rimée de son patient, et ce dans des conditions de dignité.

›ll. Débats Laïques, 170 p., 18 euros)
3N : 978-2-343-16181-5, EAN EBOOK : 9782140105609

ᴀTIONALITÉ EN PHILOSOPHIE DES SCIENCES
ıe démarche zététique en épistémologie, logique et mathématiques
·e Volf, Michel Henry
éface d'Evariste Sanchez-Palencia, de l'Académie des Sciences

:t ouvrage vise à approfondir les fondements de la rationalité en philosophie des sciences pour ›ntrer ce qu'une pensée rationnelle peut apporter à la démarche scientifique, pour mieux analyser un sonnement ou les résultats d'une expérience. Il s'agit d'une étude des différentes méthodes de sonnements. L'histoire des mathématiques fait l'objet d'un chapitre riche montrant l'évolution de la nsée logique. Par leur approche zététique et épistémologique, les auteurs ont souhaité que la pensée :ionnelle ne s'efface pas sous l'attrait de certaines dérives contemporaines.

'oll. Ouverture Philosophique, 242 p., 25,5 euros)
BN : 978-2-343-15576-0, EAN EBOOK : 9782140104763

ᴀ SOCIÉTÉ ÉMANCIPATRICE
harles Maurice

ı culture humaine en ce début de XXIe siècle est marquée de profonds déséquilibres ıvironnementaux et sociaux. La transformation radicale des sociétés sur des bases de justice sociale ›paraît comme la condition pour que le genre humain poursuive son processus de libération et soit ıfin fidèle à la démarche éthique qui le singularise. Pourtant, les révolutions ont toutes échoué. Les lversaires de l'exploitation de l'homme par l'homme sont affaiblis et désorientés. Ils ont du mal à ɔpposer aux politiques libérales antisociales. Comment galvaniser les résistances ? Est-il possible de fonder l'idéal émancipateur ? Que devrait être une société émancipatrice ?

Ͻoll. Ouverture Philosophique, 186 p., 19,5 euros)
;BN : 978-2-343-16150-1, EAN EBOOK : 9782140105159

'ACTE DE PENSER
'impossible définition
'hierry Aymès
'réface de Lili Frikh

La pensée » n'est pas « le penser », et a fortiori, n'est pas « l'acte de penser » même. Il n'est que de se ·encher sur la différence grammaticale qui existe entre un participe passé (bien que substantivé) et un

verbe laissé à la vitalité, au souffle qu'il sous-entend. L'auteur s'est essayé à l'élucidation folle d
problème philosophique aporétique en diable et qui contraint qui s'y colle à déborder du vas
réflexion classique.
(116 p., 13,5 euros)
ISBN : 978-2-343-16086-3, EAN EBOOK : 9782140104367

L'ANGE, LE MAL ET LA CONTINGENCE

Jad Hatem

Une philosophie de l'ange réfléchit sur l'individu le plus proche de la divinité. Proximité qui tie trois facteurs : la génération, les multiples fonctions à remplir, les drames qu'il est susceptible provoquer au ciel comme sur la terre. Cet essai est centré sur Suhrawardî, Qâshânî et la philoso ismaélienne. Il donne également la parole à deux éminents mystiques, Hallâj et Ibn'Arabî sur le suje la tolérance religieuse.
(Coll. La main d'Athéna/ Philosophie, 118 p., 15 euros)
ISBN : 979-10-309-0180-1, EAN EBOOK : 9782140104954

HANNAH ARENDT ET LA CONDITION POLITIQUE

Le réel dans la pensée philosophique du XXe siècle

Beatrice Magni

Cet ouvrage analyse l'enjeu crucial de la revendication - par la philosophe allemande naturali américaine HANNAH ARENDT (1906-1975) - d'une « théorie politique » contre une « philosop politique », avec toutes les conséquences qui s'ensuivent: la volonté de réintégrer le réel dans la pen philosophique; l'exploration du fondement anthropologique de l'existence humaine; un humanis centré autour du concept de politique.
(104 p., 13 euros)
ISBN : 978-2-336-31235-4, EAN EBOOK : 9782140104831

EN CHEMIN AVEC NIETZSCHE

Philippe Granarolo

Voici rassemblés les principaux articles de l'auteur explorant l'oeuvre de Friedrich Nietzsche, auquel i consacré toute son existence : du plus ancien, Le rêve dans la pensée de Nietzsche (1978) au p récent, Le Surhomme : mythe nazi ou image libertaire ? (2016). Ces articles constituent les étapes d'u lecture originale et cohérente. Regroupés en cinq chapitres, « L'Imaginaire », « Le Corps », « Temps », « Le Futur » et « Le Retour Eternel », ces articles constituent une introduction à l'étude l'oeuvre nietzschéenne.
(Coll. La philosophie en commun, 254 p., 26 euros)
ISBN : 978-2-343-15570-8, EAN EBOOK : 9782140102189

L'USAGE DE LA SUBJECTIVITÉ

Foucault, une archéologie de la relation

Mingjie Tang

Les travaux de Foucault sur l'histoire de la subjectivité analysent la manière dont s'est formé et fonctionné le concept d'homme : comment il a agrégé des éléments hétérogènes pour imposer sc évidence dans notre modernité. La subjectivité s'établit dans le rapport à sa propre vérité comn « noeud » de la véridiction, de la gouvernementalité et de la spiritualité. C'est dans ce « jeu de connaissance individuelle » que se mettent en place les dispositifs du sujet et leurs conditions, c'est dar l'archéologie de la relation avec la vérité, le pouvoir et le soi que l'on retrouve, peut-être, l'usage c notre subjectivité.
(Coll. Quelle drôle d'époque !, 282 p., 29 euros)
ISBN : 978-2-343-15461-9, EAN EBOOK : 9782140104138

NE PHILOSOPHIE DE L'ÉCOUTE MUSICALE

uno Deschênes

ans cet ouvrage, Bruno Deschênes met en parallèle la pensée musicale européenne et la pensée :hétique japonaise, une rencontre philosophique par laquelle il propose par transpropriation mment cette pensée venant d'Asie permettrait aux mélomanes d'approfondir leur appréciation de ute musique quelle qu'elle soit.

'oll. Ouverture Philosophique, 222 p., 23,5 euros)

BN : 978-2-343-15835-8, EAN EBOOK : 9782140101991

UELLE ÉTHIQUE POUR LE TRANSHUMANISME ?

es "hommes augmentés" et des "posthumains", demain, en Afrique ?

bénézer Njoh Mouelle

auteur déploie une analyse destinée à clarifier sa position sur divers aspects du transhumanisme. Il alyse des notions éthiques et met en relief des enjeux insoupçonnés, sur la difficile question de la gulation de l'exploitation des résultats des recherches convergentes des Nanotechnologies, otechnologies, informatique et sciences cognitives. S'il met l'accent de manière appuyée sur la gulation destinée à protéger et à sauver l'espèce humaine de tout enfouissement dans des cyborgs, le hilosophe camerounais se soucie tout autant du sort incertain qui pourrait être réservé aux catégories onomiquement faibles face aux augmentations des capacités de toutes sortes sur d'autres continents.

Coll. Harmattan Cameroun, 102 p., 12,5 euros)

SBN : 978-2-343-15916-4, EAN EBOOK : 9782140103391

E RENOUVEAU DE L'IDÉALISME

Giovanni Dotoli, Louis Ucciani

ous la direction de)

Cet ouvrage rassemble des textes qui s'interrogent sur ce que représente l'idéalisme aujourd'hui, en renant appui sur la pensée d'Emmanuel Levinas et sa réflexion autour du problème de l'être et de identité.

(Coll. L'Orizzonte, 200 p., 20 euros)

SBN : 978-2-343-15734-4, EAN EBOOK : 9782140103018

LE PROBLÈME DE LA COMMUNAUTÉ

Marx, Tönnies, Weber

Daniel Alvaro

Traduit de l'espagnol (Argentine) par Pascale Henry. Préface de Jean-Luc Nancy

Gemeinschaft ou la « communauté », est le fil conducteur de cet ouvrage, le nom d'un problème commun à toute une époque en Occident dont nous commençons à peine à entrevoir les limites, une époque où cette évidence de la vie en commun disparaît. Pourtant ce problème de la communauté demeure le nôtre. Pour analyser cette question, l'ouvrage recourt aux pensées de Marx, Tönnies et Weber.

(Coll. La philosophie en commun, 260 p., 27 euros)

ISBN : 978-2-343-13582-3, EAN EBOOK : 9782140103254

BOUDDHISME TIBÉTAIN ET PHILOSOPHIE DE L'EXISTENCE

Michel Dion

Dans le bouddhisme tibétain, tout moi est sans substance qui lui soit intrinsèque. Toute substance qu'il paraît avoir lui vient de liens d'interdépendance avec d'autres réalités qui lui sont extérieures : les autres, la société et la culture ambiantes, la Nature. Tout moi ne dure pas pour toujours, parce que les êtres vivants sont mortels, mais surtout parce qu'ils sont constamment en changement. Le projet, propre à la philosophie de l'existence, de devenir qui nous sommes, de Kierkegaard jusqu'à Sartre, est-il alors incompatible avec la philosophie du bouddhisme tibétain ?

(784 p., 52 euros)

ISBN : 978-2-343-15741-2, EAN EBOOK : 9782140102813

L'EUGÉNISME SOCIAL

Configurations du pouvoir aux temps de la mort en vie

Daniel Fränkel

Traduit de l'espagnol par Valentine Le Borgne de Boisriou

Cette recherche poursuit les travaux de Foucault, en considérant le dispositif asilaire comme paradigme privilégié pour analyser des mécanismes par lesquels la société a traité la folie, ma également comme forme de compréhension du fonctionnement de la logique gouvernementale au se des sociétés occidentales contemporaines. Ici, le concept d'eugénisme social définit une catégo heuristique pour expliquer la logique interne qui régit le destin biopolitique des sociétés nées l'expérience moderne.

(Coll. La philosophie en commun, 180 p., 20 euros)

ISBN : 978-2-343-15755-9, EAN EBOOK : 9782140102776

A LA RECHERCHE D'UNE HUMANITÉ DURABLE

Michel Juffé

Si les maux qui frappent la biosphère s'aggravent, ce n'est pas que l'effet de l'empire de la marchandi et de l'avidité du capitalisme. La volonté de toute-puissance est plus ancienne : elle commence avec l civilisations au IIIe millénaire avant notre ère et leurs dieux inventés pour justifier leurs ambitions. nous voulons un humanisme écologique, nous devons combattre les idéologies de « l'exceptio humaine » et la rage de posséder et de spolier. Si nous voulons protéger notre bien commun, no devons réformer en profondeur nos croyances, institutions et modes de vie, en commençant par trouv notre véritable place dans la Nature.

(194 p., 20 euros)

ISBN : 978-2-343-15719-1, EAN EBOOK : 9782140102134

ESSAI SUR LA LAÏCITÉ

Condition de possibilité de l'émancipation

Laurent Maronneau

Préface de Franck Fischbach

« La laïcité n'est pas « une pensée de répression » (Marx), mais une « pensée de résistance » (idem), e donc de liberté : elle est une arme qui permet de résister aux dispositifs et aux pratiques qui font de la société soit l'espace d'une exclusion réciproque des individus entre eux, soit le lieu d'une simpl coexistence d'individus qui ne font que se tolérer les uns les autres, et qui par là empêchent que la société soit un lieu de coopération entre des individus (...) » (Frank Fischbach)

(254 p., 26 euros)

ISBN : 978-2-343-15879-2, EAN EBOOK : 9782140101700

PENSER L'HUMAIN AUJOURD'HUI

Ce siècle, sera-t-il, enfin, le siècle de l'homme ?

Giscard Kevin Dessinga

Préface de Charles Zacharie Bowao

Comment être pleinement humain à notre époque ? Plusieurs courants de pensée ont annoncé l'auto-libération de l'homme contemporain. Devenir humain devient une espèce de réappropriation de soi, un affranchissement. Pour y arriver, il faut d'abord définir les contours essentiels d'une humanité apaisée et réconciliée. Cet essai comporte trois moments essentiels : d'abord, une synthèse du processus de démolition de la tradition et de la religion par les « maîtres du soupçon » et les propositions d'auto-libération de l'homme par l'homme. Puis une exposition de l'esprit postmoderne comme nouvelle éthique mondiale et enfin une tentative de reconstruction et de reconstitution de l'humain aujourd'hui.

(Coll. Ouverture Philosophique, 112 p., 13 euros)

ISBN : 978-2-343-15308-7, EAN EBOOK : 9782140101267